急诊精神医学临床手册

Clinical Manual of Emergency Psychiatry

（第2版）

声　明

　　我们确保本书在出版时所有的信息都是准确无误的，与综合普通精神病学和医学的相关标准相一致，关于药物剂量、治疗方案和给药途径符合美国食品药品监督管理局（FDA）及全科医学的相关规定。然而，随着医学研究和实践的不断进步，治疗标准可能会有所改变。此外，在特定情况下可能需要本书未涉及的特殊治疗方案。基于上述原因以及有时可能会出现的人为及技术、机器的错误，我们建议读者应遵从直接照料他们或他们家庭成员的医师的指导。

　　本书由美国精神病学出版社出版。本书仅代表作者个人的观点和见解，并不代表美国精神病学出版社或美国精神病学学会的政策和意见。

急诊精神医学临床手册

Clinical Manual of Emergency Psychiatry

（第2版）

原　著　Michelle B. Riba, M.D., M.S.

　　　　Divy Ravindranath, M.D., M.S.

　　　　Gerald Scott Winder, M.D.

主　译　王学义　安翠霞

译　者　（按姓氏笔画排序）

　　　　于鲁璐　王　岚　王学义　王育梅

　　　　安翠霞　宋　美　杨佳佳　赵冉然

北京大学医学出版社

JIZHEN JINGSHEN YIXUE LINCHUANG SHOUCE (DI 2 BAN)

图书在版编目（CIP）数据

急诊精神医学临床手册：第 2 版 /（美）米歇尔·里巴（Michelle B. Riba），（美）迪维·拉文德拉纳特（Divy Ravindranath），（美）杰拉尔德·斯科特·温德（Gerald Scott Winder）原著；王学义，安翠霞主译. —北京：北京大学医学出版社，2020.6

书名原文：Clinical Manual of Emergency Psychiatry

ISBN 978-7-5659-2215-2

Ⅰ. ①急… Ⅱ. ①米… ②迪… ③杰… ④王… ⑤安… Ⅲ. ①精神病－急诊－手册 Ⅳ. ① R749.059.7-62

中国版本图书馆 CIP 数据核字（2020）第 101473 号

北京市版权局著作权合同登记号：图字：01-2017-3995

英文原著：Clinical Manual of Emergency Psychiatry, Second Edition, by Michelle B. Riba, Divy Ravindranath, and Gerald Scott Winder , ISBN 978-1-58562-507-9

First Published in the United States by American Psychiatric Association, Washington DC. Copyright ©2016. All rights reserved.

原著由 American Psychiatric Association, Washington DC. 在美国首次出版，©2016，版权所有。

This edition is published in the People's Republic of China by Peking University Medical Press in simplified character Chinese. Peking University Medical Press is the exclusive publisher of Clinical Manual of Emergency Psychiatry, Second Edition, (Copyright ©2016), authored by: Michelle B. Riba, M.D., M.S., Divy Ravindranath, M.D., M.S., and Gerald Scott Winder, M.D. in simplified character Chinese for distribution Worldwide.

此简体中文版由北京大学医学出版社在中华人民共和国首次出版。北京大学医学出版社享有简体中文版在全球范围内的专有出版权、发行权。

Permission for use of any material in the translated work must be authorized in writing by Peking University Medical Press.

未经北京大学医学出版社书面许可，不得使用此简体中文版任何内容。

The American Psychiatric Association played no role in the translation of this publication from English to the simplified character Chinese language and is not responsible for any errors, omissions, or other possible defects in the translation of the publication.

American Psychiatric Association 未参与原著从英文到简体中文的翻译，对译文中的错误、遗漏或其他可能出现的不足不承担任何责任。

急诊精神医学临床手册（第 2 版）

主　　编：王学义　安翠霞
出版发行：北京大学医学出版社
地　　址：（100191）北京市海淀区学院路 38 号　北京大学医学部院内
电　　话：发行部 010-82802230；图书邮购 010-82802495
网　　址：http://www.pumpress.com.cn
E-mail：booksale@bjmu.edu.cn
印　　刷：中煤（北京）印务有限公司
经　　销：新华书店
责任编辑：药 蓉　　责任校对：靳新强　　责任印制：李 啸
开　　本：880 mm×1230 mm　1/32　印张：10.5　字数：263 千字
版　　次：2020 年 6 月第 1 版　2020 年 6 月第 1 次印刷
书　　号：ISBN 978-7-5659-2215-2
定　　价：55.00 元

主译简介

王学义

河北医科大学第一医院精神卫生中心主任、主任医师、二级教授、博士生导师、享受国务院特殊津贴专家。他担任中国心理卫生协会理事、河北省心理卫生学会理事长、河北省医学会精神病学分会主任委员、河北省中西医结合学会精神心理分会主任委员。他曾获河北省科技进步一等奖1项、二等奖1项、三等奖3项，在国内外发表文章319篇，主编、合编著作46部。

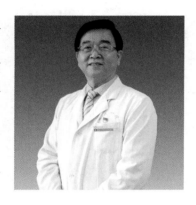

安翠霞

河北医科大学第一医院精神卫生中心副主任兼病区主任、医学博士、主任医师、教授、博士生导师。她先后在美国UCLA附属Cedars Sinai医学中心、哈佛医学院McLean医院访学。她担任中华医学会精神病学分会委员、教育部高等学校精神医学专业教学指导委员会委员、中国老年医学会认知障碍分会常委、中国老年医学会精神医学与心理健康分会常委、中国女医师协会心身医学与临床心理专

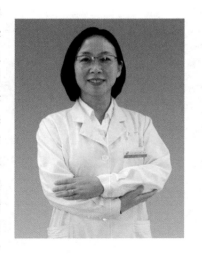

业委员会委员、河北省医学会精神病学分会副主任委员、河北省医师协会精神病学分会副主任委员、河北省心理卫生学会常务理事、河北省神经科学学会副理事长。

原著者名单

James Abelson, M.D., Ph.D.
Professor, Department of Psychiatry, University of Michigan, Ann Arbor, Michigan

Joshua Berezin, M.S., M.D.
Resident (PGY-3), Department of Psychiatry, New York University School of Medicine, New York, New York

James A. Bourgeois, O.D., M.D., F.A.P.M.
Clinical Professor and Interim Vice Chair of Clinical Affairs, Department of Psychiatry, University of California San Francisco School of Medicine, San Francisco, California

Philippe-Edouard Boursiquot, M.D.
Clinical Scholar, Department of Psychiatry and Behavioural Neurosciences, McMaster University, Hamilton, Ontario, Canada

Jennifer S. Brasch, M.D.
Associate Professor, Department of Psychiatry and Behavioural Neurosciences, McMaster University; Attending Psychiatrist, Concurrent Disorders Program, St. Joseph's Healthcare Hamilton, Ontario, Canada

Kirk J. Brower, M.D.
Professor, Department of Psychiatry, University of Michigan Medical School, Ann Arbor, Michigan

Nancy Byatt, D.O., M.B.A., F.A.P.M.
Assistant Professor of Psychiatry and Obstetrics and Gynecology, University of Massachusetts Medical School; Medical Director, Massachusetts Child Psychiatry Access Project for Moms (MCPAP for Moms); Attending Psychiatrist, Women's Mental Health and Psychosomatic Medicine, UMass Memorial Medical Center, Worcester, Massachusetts

Gregory W. Dalack, M.D.
Associate Professor; Chair and Associate Chair for Education and Academic Affairs, Department of Psychiatry, University of Michigan Health System, Ann Arbor, Michigan

Emily Deringer, M.D.
Attending Psychiatrist, Comprehensive Psychiatric Emergency Program, Bellevue Hospital; Assistant Professor, New York University School of Medicine, NYU Langone Medical Center, New York, New York

Charletta Dillard, M.D.
Resident Physician, Department of Psychiatry, Henry Ford Health System, Detroit, Michigan

Renee Garcia, M.D.
Clinical Assistant Professor of Psychiatry, Department of Psychiatry and Behavioral Sciences, Stanford University School of Medicine, Stanford, California

Rachel L. Glick, M.D.
Clinical Professor, Department of Psychiatry, University of Michigan Medical School, Ann Arbor, Michigan

Erick Hung, M.D.
Assistant Clinical Professor of Psychiatry, Department of Psychiatry, University of California—San Francisco, San Francisco, California

Monique James, M.D.
Resident Physician, Department of Psychiatry, University of California—San Francisco, San Francisco, California

B. Harrison Levine, M.D., M.P.H.
Private practice; formerly Assistant Professor, Department of Psychiatry, University of Colorado School of Medicine; Medical Director, Psychiatric Consultation Liaison and Emergency Services, Children's Hospital Colorado, Aurora, Colorado

Kishor Malavade, M.D.
Vice Chair for Acute Care Services, Department of Psychiatry, and Chief Medical Officer for Behavioral Health, Department of Population Health, Maimonides Medical Center, Brooklyn, New York

José R. Maldonado, M.D., F.A.P.M., F.A.C.F.E.
Associate Professor of Psychiatry, Internal Medicine, Surgery, Emergency Medicine, and Law; Medical Director, Psychosomatic Medicine Service; Director, Psychosomatic Medicine Fellowship Program, Stanford University School of Medicine, Stanford, California

Katherine Maloy, M.D.
Associate Director, Comprehensive Psychiatric Emergency Program, Bellevue Hospital; Clinical Assistant Professor, New York University School of Medicine, NYU Langone Medical Center, New York, New York

Tracy McCarthy, M.D.
Resident, Department of Psychiatry and Behavioral Sciences, University of California–Davis Medical Center, Sacramento, California

Adam D. Miller, M.D.
Clinical Instructor, Department of Psychiatry, University of Michigan Medical School, Ann Arbor, Michigan

Julia E. Najara, M.D.
Private practice; formerly Assistant Clinical Professor of Psychiatry, Columbia University; Director, Comprehensive Emergency Service, Pediatric Psychiatry Division, Morgan Stanley Children's Hospital of New York Presbyterian, New York, New York

Robert Neumar, M.D., Ph.D.
Professor and Chair, Department of Emergency Medicine, University of Michigan Health System, Ann Arbor, Michigan

Debra A. Pinals, M.D.
Director, Forensic Education, Law and Psychiatry Program; Associate Professor, Law and Psychiatry Program, Department of Psychiatry, University of Massachusetts Medical School, Worcester, Massachusetts

Ernest Poortinga, M.D.
Adjunct Clinical Assistant Professor of Psychiatry, University of Michigan Medical School; Forensic Psychiatry and Consulting Forensic Examiner, Center for Forensic Psychiatry, Saline, Michigan

Vasilis K. Pozios, M.D.
Assistant Medical Director, MHM Services, Inc., Michigan Department of Corrections, Lansing, Michigan

Divy Ravindranath, M.D., M.S.
Director, Psychiatry Consultation-Liaison Service and Mental Health Evaluation Clinic, VA Palo Alto Health Care System, Palo Alto, California; Clinical Assistant Professor (Affiliated), Department of Psychiatry, Stanford University School of Medicine, Stanford, California

Michelle B. Riba, M.D., M.S.
Professor of Psychiatry and Associate Chair for Integrated Medical and Psychiatric Services, Department of Psychiatry, University of Michigan; Associate Director, University of Michigan Comprehensive Depression Center, Ann Arbor, Michigan

Heather E. Schultz, M.D.
Clinical Instructor, Department of Psychiatry, University of Michigan Hospital and Health Systems, Ann Arbor, Michigan

Patricia Schwartz, M.D.
Psychiatrist, New York City Department of Health and Mental Hygiene (DOHMH) Assisted Outpatient Treatment (AOT), Long Island City, New York; Clinical Assistant Professor, Department of Psychiatry, New York University School of Medicine, New York, New York

Steven Storage, M.D.
Resident in Psychiatry, Stanford Hospital & Clinics, Stanford, California

Mary Weathers Case, M.D.
Attending Psychiatrist, New York University School of Medicine/Bellevue Hospital Center, New York, New York

Gerald Scott Winder, M.D.
Assistant Professor, Department of Psychiatry, University of Michigan Medical Center, Ann Arbor, Michigan

利益冲突声明

本书以下作者均无需要声明的利益冲突：

James Abelson, M.D., Ph.D.
Joshua Berezin, M.S., M.D.
James A. Bourgeois, O.D., M.D., F.A.P.M.
Philippe-Edouard Boursiquot, M.D.
Jennifer S. Brasch, M.D.
Kirk J. Brower, M.D.
Nancy Byatt, D.O., M.B.A., F.A.P.M.
Gregory W. Dalack, M.D.
Emily Deringer, M.D.
Charletta Dillard, M.D.
Renee Garcia, M.D.
Rachel L. Glick, M.D.
Erick Hung, M.D.
Monique James, M.D.
B. Harrison Levine, M.D., M.P.H.
Kishor Malavade, M.D.

José R. Maldonado, M.D., F.A.P.M., F.A.C.F.E.
Katherine Maloy, M.D.
Tracy McCarthy, M.D.
Adam D. Miller, M.D.
Julia E. Najara, M.D.
Robert Neumar, M.D., Ph.D.
Debra A. Pinals, M.D.
Ernest Poortinga, M.D.
Vasilis K. Pozios, M.D.
Divy Ravindranath, M.D., M.S.
Michelle B. Riba, M.D., M.S.
Heather E. Schultz, M.D.
Patricia Schwartz, M.D.
Steven Storage, M.D.
Mary Weathers Case, M.D.
Gerald Scott Winder, M.D.

译者前言

　　精神科急诊工作非常有挑战性，需要构建快速确诊、精确治疗、综合管理、整合治疗的医疗体系。它也是最能锻炼实习医师、住院医师规范化培训（以下简称规培）医师和住院医师，使其快速成长的医疗环境。

　　精神科急诊患者的临床表现形形色色，具有危险性、迷惑性、复杂性。医生需要在最短的时间内做出正确的判断，并给予恰当的处理。在这个过程中，医生还要处理患者可能存在的潜在躯体疾患。如果先入为主地以一种狭隘的思路考虑，有可能会延误治疗，造成不良后果。同时，精神科急诊面临的风险较大。医生需要对激越、兴奋躁动、暴怒、攻击、伤人毁物、自伤、自杀等类似症状具备良好的判断能力、处理能力和指挥能力。在诊疗过程中，不仅要保证患者自身的安全，还要确保医务人员及其他患者的安全，因此急诊精神科医生需要具备较高的专业水平和整合医疗的能力，而本书就是一个很好的学习培训工具。

　　与其他精神病学的书籍不同，本书没有以疾病来划分章节，而是以常见的急诊精神疾病症状及相关的问题加以描述，这样做的益处就是让医生或规培医生、医学生能快速找到临床急需的内容，以指导临床实践。毕竟同一种精神症状可以由多种原因或疾病引起，如果按疾病划分，读者花费的时间要多一些。另外，本书每一章都以一个案例开始，并以同一个案例结束，随着患者的病情变化有针对性地给出每一步的评估与治疗指导意见，相当于问题导向的学习（problem-based learning，PBL）。最重要的是，本书在每一章最后都设有"临床要点"。它对整章内容进行了一个总结,如果医生工作忙碌,仅浏览此部分也会获益。

本书共有 13 个章节,分别阐述了自杀、攻击、抑郁、焦虑、激越、物质相关障碍、认知损害等精神科的常见问题,除此之外,还对约束与隔离的使用、处置过程中的法律与伦理问题进行了详细介绍。书中多次强调病历记录的重要性,无论最终采取哪种处置方式,都必须把处理的理念和过程记录在案,尤其涉及对患者有创伤性的一些操作。我们应该牢记在任何时候都不能侵犯患者的权益。这些内容对我们精神卫生工作者无疑是一个很好的提醒或警示。

本书最后一章是关于教学督导的内容。这一部分给出了几种适合于急诊精神医学的督导方法。在急诊的条件下,如何兼顾教学和患者的诊治问题,阅读这部分内容对我们教学和临床工作非常有益。

希望本书的出版能帮助各位读者成为具备聪明的脑子、敏锐的心灵、富有弹性人格和情怀的优秀精神科医生。最后,衷心感谢河北医科大学第一医院精神科同仁在过去的一年中对本书的翻译、校对所付出的辛勤劳动。译文的偏颇之处,请读者斧正。

王学义　安翠霞

2020 年 4 月 30 日

原 著 序

    医学已进入一个前所未有的快速发展时代。人们越来越重视频繁共病的发生以及精神障碍对各种急慢性躯体疾病的影响。随着精神医学以及其他行为健康管理学逐渐整合到医疗保健系统，人们的健康水平也得到改善。而其中不可避免的，也是最具有挑战性的工作就在急诊科。一直以来，急诊科都是进行评估以及提供临床照料具有挑战性和风险性的科室之一。无论是急症还是慢性疾病，急诊科都可以在危急时刻给患者提供重要支持。同时急诊科也是后续治疗的启动点。这本急诊精神病学的临床手册作为精神科急诊工作指南，能够帮助医护人员详细地识别出急诊患者出现的各种复杂情况。书中使用的处理方法也是独特的：本书重点关注临床表现（而非诊断分类），每一章都结合了优秀精神科住院医生的见解以及业界高年资医生的相关建议。这种结合提供了一种丰富的整合观点。我们相信，无论是接受培训的医生还是督导医生都能够从中获益。

    在每一章节的最后都有建设性的"临床要点"，指出急诊科临床工作的关键点。这些临床要点包括：

- 当你进行鉴别诊断以及制订治疗方案时，要关注患者的主诉并全面考虑患者的整体情况，避免先入为主地认为凡是存在精神病性症状就是原发性精神疾病。这就像把所有的胸痛患者都归类为患有心脏病一样有失偏颇。在许多章节中我们都强调了"医学模拟（medical mimics）"可能会导致目前症状的可能性，包括焦虑、抑郁、精神病性症状、紧张症以及认知损害。实际上，医生能认识到共病的普遍性，是对急诊患者进行全面评估的关键。

- 学会和医务人员以及非医务工作人员合作，查明并了解患者的表现及其他可用的医疗信息。一些心理社会应激源有时会引发或恶化当前的疾病。这本临床手册也多次强调了信息收集的重要性，尤其是涉及虐待、暴力或患者安全问题的时候。有时社会工作者、法律人员或安保人员提供的信息非常重要。与第1版类似，本书也包含了一些有用的指南，例如如何评估患者的暴力风险，考虑约束与隔离的必要性，以及如何正确处理急诊科面对的法律与伦理问题。

精神科急诊服务是连续性治疗链中不可缺少的一环。在诊疗过程中，制订有效的治疗方案，为患者与家属联系个案管理以及其他资源，是解决患者目前的主诉以及减少日后重返急诊科的关键。这本临床手册中还有许多具有教学意义的案例，不仅能帮助患者及其家属，也能帮助在临床中受训的人员。

急诊科是患者寻求医疗救助的常用途径，也是慢性疾病恶化时的避风港。本书中的指导方案及处理方法能够帮助医生从危急患者的临床表现中梳理出内在的复杂性问题，搞清楚所面临的临床状况，并指导临床工作者、教育工作者以及终身学习者提升技能。但愿本书对您能够有所帮助。

Gregory W. Dalack, M.D.

Robert Neumar, M.D., Ph.D.

原著前言

急诊精神科是精神科具有挑战性的诊疗场所之一。及时处理重症患者需要足够的技巧和能力,错误的评估可能带来生死攸关的结局。此外,临床还要面对患者的家属,他们往往非常恐惧和担心。在这种巨大压力且困难重重的工作中,一线医生要面对各种突发的临床状况,唯一的后援只有上级医生的电话督导,而不是现场指导。对于身处繁忙的急诊精神科的第一年和第二年的住院医师来说,他们需要快速识别患者身上各种复杂的临床状况。这确实是一项复杂且具有挑战性的工作。

在第 2 版中,我们依旧致力于以通俗易懂、重点突出的方式向临床一线医生和督导医生提供有关精神科急诊服务的内容。每一章都是由大学医疗中心的受训医生或初级教员与一位高年资教授共同编写的。我们选择的都是一些精神科常见、重要且实用的主题,同时新增了一些日益重要的主题,如激越。我们也将案例解析放在了文中,帮助读者去思考临床实例及处理方案。每一章最后的"临床要点"总结并提炼了本章主要的观点。本书不是教科书,而是呈现了在急诊精神科工作的医生们常常需要面对的第一关是什么。我们期待本书是一本可读性和实用性强的临床手册,能反映各学术中心的普遍做法,同时适合不同学科的规培人员阅读。

基于上述愿望,我们以主诉症状来设置各章节(如自杀观念),而不是以精神疾病诊断(如边缘型人格障碍)进行描述。不同的精神科疾病可能导致同样的精神科急诊问题。此外,急诊科是患者不能实现"预先标记"的少数区域之一。因此,我们认为基于主诉症状编写,可以使读者有更多的机会在看患者之前根据需要来复习关键点。

我们对为本书付出心血的所有工作人员深表谢意。但愿本书能够激励读者提高其临床和教学技能,从而为患者及其家属提供更优质的服务和照料。

Michelle B. Riba, M.D., M.S.

Divy Ravindranath, M.D., M.S.

Gerald Scott Winder, M.D.

致　谢

向以下工作人员、住院医师和专科医师表示感谢，感谢他们给予的专业审查和帮助：

- Lauren Edwards, M.D.　精神科住院医师，密歇根大学
- Peter Jackson, M.D.　精神科住院医师，密歇根大学
- Seth Knight, M.D.　精神科住院医师，密歇根大学
- Brianna Newhouse, M.D.　司法精神病学专科医师，密歇根大学
- Scott Pekrul, M.D.　精神科临床讲师，密歇根大学
- Zhenni Wang, M.D.　精神科住院医师，密歇根大学
- Shinji Yasugi, M.D.　儿童与青少年精神病学专科医师，密歇根大学

Riba, Ravindranath 和 Winder 博士还要向本书的行政经理 Linda Gacioch 表达诚挚的谢意。Linda 出色的组织工作确保了这个项目以高度专业和系统的方式顺利完成。感谢美国精神病学出版社的各位同仁给予的支持和帮助。

目　　录

第 1 章

急诊精神医学的探讨

Katherine Maloy, M.D.
Emily Deringer, M.D.
Kishor Malavade, M.D.

　　绝大多数的精神科实践都是在医院以外发生的，但是越来越多的有精神或行为问题的患者会以各种理由就诊于急诊科（emergency departments，EDs）。2008 年一项消耗医疗资源的研究结果表明，非医保的精神障碍患者的急诊就诊次数及住院次数要高于参保患者（Baillargeon et al. 2008）。虽然国民医疗保险改革应该增加精神疾病的治疗机会，在某些情况下，扩大保险覆盖范围可以降低住院率（Meara et al. 2014），但是门诊服务是否能够满足患者日益增加的需求尚不清楚。危急的患者需要继续进行急诊评估，并且绝大多数的评估是由一般的急诊部门完成的。仅因各种躯体原因就诊于急诊的患者，也可能有某些人格特质或适应不良的应对方式，这些因素会使诊治变得更复杂。人口老龄化、痴呆和慢性疾病的患病率日益增加，这也会增加医疗的需求量（Walsh et al. 2008）。急诊科因精神疾病患者而不堪重负的情况越来越受到媒体的关注（Creswell 2013）。

在上述各种情况下，精神科医生作为顾问医师、联络会诊医师、教师及督导者在给出适当的照料方面发挥着重要作用。急诊精神科医生需要具有以下几方面的能力：熟悉医院系统的工作流程，了解相关疾病及其精神科的临床表现，具备化解矛盾冲突的能力，了解与患者安全相关的伦理和法律责任，以及能够带领医疗团队应对突发危机事件的能力。

急诊精神疾病患者的基本处理方法

尽管各个州的医院系统、警察体系和当地的精神卫生法都会有所差异，甚至不同的医院之间也存在差异，但是处理急诊精神疾病患者时，总的原则是了解各种制度并致力于保证患者以及医务人员的安全。

熟知医疗保健系统

精神科医生和精神卫生工作者，包括心理学家、社会工作者以及精神科护理人员在急诊中心都有不同的分工。实习生，包括医学生或精神科住院医师也有可能参与并提供精神科急诊服务。为了更有效地完成工作，医生必须明确自己在整个医疗体系中的具体职责，包括住院优先权、后续诊疗计划、保险相关问题、安全问题、医疗服务问题、急诊科或附属医院具备的医疗设备问题以及高级医生的督导，尤其是针对实习医生和非躯体疾病的会诊等，每个医院都有自己的分工模式，包括不同职责以及不同层次的支持人员，具体"谁来做什么"取决于急诊医生的培训方式和行政部门处理精神疾病相关案例的方针政策（Brown 2005）。

精神科急诊服务流程应该是系统化的。但是，对于大部分社区医院来说，精神疾病患者就诊率并不高，没有必要设置独立的精神科评估场所或组建完整的精神科评估团队。一般来讲，初级医疗机构和社区卫生服务中心的精神科医生在急诊中更多的是扮演会诊医生的角色。他们可能并没有独立的场所进行精神评估，护理人员和其他工作人员也并不熟悉精神疾病的相关问题（Woo et al. 2007）。如果是精神疾病患者较多的地区，尤其是提供住院服务的医院，则有必要在急诊为此类患者留出一个区域或提供更多的支持性服务。这也是美国精神病学会一直所主张的（Allen et al. 2002）。在大型城市医院，由于就诊的精神疾病患者较多，因此会建立真正的综合性精神科急诊。举例来说，纽约州的"综合性精神科急诊项目"具备以下特征：专门的社工、受过精神科培训的护理人员及后备团队，一个独立的封闭区域，且能够提供长达 72 小时的留院观察服务。基于这种模式，全国其他地方又有不同的变化。在繁忙的急诊工作中，如果有一个专门的空间，配备经过训练的工作人员以及其他支持性服务，对精神病患者进行安置、出院以及转院，也能减轻急诊的工作压力。

不论医生处于哪种医疗体制中，基本的处理原则都是相同的，即无论是住院还是出院，患者都应该在一个安全和尽可能有治疗性的环境下得到尽可能完善的评估及详细的处置方案。

安全保障

在急诊科对有急性自杀、激越、精神病性症状、行为紊乱以及醉酒的患者进行评估是很常见的。在这种情况下，医生应考虑自身的安全，并采取行动确保患者和该区域其他工作人员以及其他患者的安全。

医院的管理系统在保证急诊安全上也有着很重要的作用，所以医生必须对急诊科面对的各种挑战有足够的认识，并且能够在突发危机事件中制订计划来保证患者和其他工作人员的安全。预先制订且提前演练过的安全计划更易于在危急状态下执行。急诊科应设有警务或安保人员来检查患者是否持有武器，并且在患者出现暴力倾向时知道何时以及如何寻求援助资源。理想的做法是，所有的患者在面诊前都应该接受安全检查，如果患者没有常规接受安全检查，医生应该在问诊之前要求检查，或考虑让患者换上病号服或睡衣，这样能够减少其藏匿武器或其他违禁物品的可能。在值班时，医师应该首先向安保人员进行自我介绍，尤其是对于较少在急诊科出诊的医师来说，这一点尤为重要，可以保证安保人员知道在需要后援的时候应与谁进行联系。即便在急诊室中设有安保监控或应急按钮，在问诊患者之前也要先行与安保人员进行沟通，这是非常重要的。这能保证相关人员可以第一时间应对危机事件。尤其是在综合医院急诊科中，精神疾病患者需要进行一对一的观察治疗，以防止其外走和自伤行为。另外还必须采取预防措施，清除该区域内具有潜在危险性的物品。

激越或暴力患者的处理

询问工作人员患者在医生到来之前的行为表现，有助于医生制订一个初步的方案。如果患者能够合作且情绪相对稳定，那么可以遵照医院标准的安全流程对患者进行面诊。如果患者处于激越状态，那么问诊前进行额外的风险预防措施是很有必要的。

在接诊有激越行为的患者之前，医生首先可以通过自己的观察以及查看其他工作人员录入的信息，确定患者的主要问题。首先，要了解患者的基本情况，包括其躯体情况和目前的主诉。其次，患者是因为某一特定问题、精神症状和行为紊乱而心烦意乱吗？再次，要观察患者的行为表现，是否存在喊叫、毁物或其他危险行为。最后，应当明确是否有解释激越行为的病因指征，比如明显的疾病状态、患者的呼气中有酒精气味，或明显的颅脑外伤。如果会诊医生来自其他区域，初诊之前应该通过电话先了解上述情况。

一旦情况明确，医生就可以确定进一步评估患者的环境。举例说，如果是激越非常明显的患者，那么应该保证访谈是在一个相对比较开放的环境中进行的。这样便于其他工作人员直接观察医生和患者之间的互动。此外，医生也可以要求访谈过程中有安保人员陪同，保证需要时可以快速提供援助。最后，医生可以先处理激越行为，而明确主诉、现病史等工作可以随后进行。例如，医生可以首先向患者指出目前的激越程度并提供帮助，或者只是询问哪些可以对他（她）有帮助，哪些对他（她）造成了困扰。这一过程可能包括给予患者药物使其平静。考虑到患者可能存在病史不清的情况，医生应该力求稳妥，减少冒险，尽可能少使用约束的方法。言语劝说是一种值得尝试的医疗行为，因为如果言语劝说有效则可以避免使用约束或减少肢体冲突（Richmond et al. 2012）。

保持冷静的态度能够在很大程度上避免激越行为升级为暴力行为。许多患者可能会对医生的非言语行为产生共鸣，如果医生也变得激惹，则很有可能使患者的激越行为进一步升级（Flannery 2007）。医生必须对激越行为升级的征兆保持警惕，例如拳头紧握、呼吸急促、威胁性的举动、坐立不安等。即使只有一点点表现，也要在事态恶化前做好结束问诊的准备。医生应避免使用刺激性言语，应认真听取对方的陈述并提供明确的治疗选择（Richmond et al. 2012）。当然，在困难的局势中保持事态的可控性需要长期的培训和督导，特别是对于实习生、非医护人员，以及没有精神科背景的医护人员。

激越患者处理的基本原则

遇到激越的患者，遵循以下基本原则有助于保证安全，避免事态恶化升级。

1．掌管并制订方案　急诊科的众多工作人员以及其他患者，可能会使用各种方法进行干预。这会使患者感到困惑，并可能导致其激越行为进一步升级。团队负责人应当说明自己的身份，并且要求其他工作人员遵循自己的指导，必要时可以授权他人。团队负责人不可能总是那个最适合的与患者进行言语交流的人，但是应该对最终的目标和计划做到心中有数，并时刻监控事态的发展，同时还需要具备处理突发事件的能力，比如患者在常规处理或持续一段时间后仍然无法恢复平静，那么就需要团队负责人详细阐述下一步的处理方案。

2．保持安全距离　把本来焦虑不安的人聚集在一起通常不是一个好的策略。要保持足够的安全距离以便患者发动躯体攻击时有足够的时间撤离。

3．寻求后援　是否需要安保人员在场取决于现场的情景。如果医生判断患者可能需要药物处理或物理约束，那么在接触患者之前或者在语言干预过程中，可以委托其他工作人员做相关准备。

4．提供简易的解决方案　当患者心烦意乱或感到困惑时，通常需要一个解决问题的方法而不是进一步升级。应当为患者提供快速安全的解决方案，帮助患者走出困境。对于患者小的或短期的需求可以让步，以避免更大的对抗。

5．给予具体提示，设定清晰界限　明确要求患者在指定的区域就座，要求对方降低讲话声音和放下椅子等，这比直接要求患者冷静、放松、别紧张等更为有效。

事态升级的处理

如果患者在就诊过程中出现暴力攻击行为，医生首先要保证自身的安全。撤离是第一方案，随后警示其他工作人员，然后牵制患者。

对于实习生来说，如果在暴力环境中进行自我保护，可能会认为自己非常懦弱或让其他人失望了，从而产生强烈的自责、自罪感。如果医生在问诊过程中受伤，一方面可能认为是自己激化了矛盾，另一方面可能会产生极大的愤怒感，这种体验是陌生的，并且很难把自己的价值观与治病救人的理念统一起来。医生应该记住，自己也是人，面对创伤也会表现出正常人具备的所有情感反应。医生在经历过可怕的事件之后，建议其可以向朋友、同事或精神卫生专业人员寻求帮助。此外，是否对暴力伤医的患者提出诉讼没有一个准确的答案。在这一过程中，有些医院可能有政策为医护人员提供帮助，尤其是该事件牵涉实习生时。而实习生会发现，做出是否提起诉讼的决定非常有压力，但是在这个事件中所接受的指导也会令其受益。

在这种情况下，来自于患者的伤害可能使医生不能有效地工作，即使该伤害不是故意的或者也不十分严重。如有可能，应该由其他工作人员接管相关工作并进行紧急处理。

激越的病因

在保证安全之后，处理激越的首要原则是排除危及生命的躯体原因。假设一个精神分裂症的患者目前处于精神紊乱状态，如果同时有低血糖或糖尿病，或者处于震颤、谵妄状态。这有可能就是致死性的。有关激越的评估及管理流程将在第 7 章 "激越患者" 中进一步讨论。

急诊精神检查

和经典的精神检查相比，在急诊对患者进行精神检查的方式是特殊的。急诊问诊通常短暂且缺乏隐私性，其首要目的是评估患者的安全性，并制订合适的解决方案，而不是建立持续的治疗关系。此外，如果患者拒绝配合治疗，或者不愿意接受精神科干预，目前的状况可能进一步复杂化。即便在急诊过程中急需弄清患者复杂的疾病情况以及一些间接的信息，问诊也不需要程式化。考虑到精神科医生在一个简短的互动之后就希望建立友好的治疗关系，然后询问隐私问题，那么在问诊过程中医生应该根据需要随时转换话题，顺着患者的思维方式进行询问，并调整自己以适应患者的人格特质（Manley 2004）。

在医生进入诊室访谈患者之前，一部分评估就已经开始了。医生需要先行明确下列问题：①问诊的主要原因，②患者个人的基本信息，③医生到来之前患者的行为表现。有些患者可能会在问诊过程中试图掩饰自己的某些症状，如果有可能，应对此类患者进行短暂的秘密观察，因为患者独处时的特殊行为表现可能会暴露某些症状，这有助于医生对患者的疾病做出更好的判断。在问诊开始之前，医生须有一个明确的自我介绍，并告知患者后续将要进行精神检查，建立安全评级。同时提醒患者，评估的目的是弄清楚如何在特定的情况下更好地帮助他（她）。

问诊内容

急诊精神访谈的内容（Vergare et al. 2006）与更全面的诊断性访谈的内容相似，但是必须更多地关注当前的躯体情况和安全风险因素，以及在患者到达急诊前所发生的事件。

患者的身份信息

临床医生首先要明确患者是谁，以及他（她）是如何到医院的。简单了解患者的人口学资料有利于进行下一步的详细评估。而了解患者的来院方式（如独自就诊、家人伴诊，或警察陪同）则有助于了解患者对治疗的态度。

主诉

医生应该明确患者本人对于当前问题的看法。

现病史

对于激越、醉酒或精神病患者，医生可能难以重建其在急诊前发生的事件。患者可能需要对发病次数、日期、事件以及症状出现的先后顺序等进行重新回忆，医生有时需要向陪同就诊者获取相关信息。

既往精神疾病史

收集患者既往精神疾病发作史的相关内容：①既往住院史、最近一次的住院情况，以及首次住院治疗的年龄；②既往自杀企图或自伤行为；③既往暴力或激越行为的发作情况；④既往用药史或治疗史；⑤既往被拘押或监禁的经历。如果确实有监禁史，需要进一步询问监禁期间的精神科治疗过程。

物质使用史

询问患者的物质使用史时，应该从烟草使用开始，这通常是最容易被社会接受的。对于任何一种物质，一个完整的病史都应该包括以下信息：①既往使用过或尝试使用，②使用的最高剂量，③最长使用间隔期，④目前用量多少。除了需要询问酒精、大麻、可卡因以及阿片类药物以外，医生还应询问是否有致幻剂、吸入性毒品、"夜店毒品"，以及其他处方药物。此外，还应筛查是否存在戒断反应（如震颤、谵妄和癫痫）和既往治疗史（如康复训练、门诊治疗项目、匿名戒酒会）。

躯体病史

躯体病史主要包括患者有无心脏疾病、高血压、糖尿病、癫病、颅脑外伤、肝炎、肿瘤及手术史等。对于女性患者，还包括生育史和月经情况，患者的月经是否规律、是否处于围绝经期或已绝经、是否有怀孕的可能性，以及是否曾接受过妇科手术。美国疾病预防控制中心（2006）推荐将人类免疫缺陷病毒（HIV）检测作为所有成年人的常规体检项目，所以医生也应常规询问患者的HIV感染情况。对于高危人群来说，了解既往是否存在结核菌素试验结果阳性或明确的肺结核病史也非常重要，依此来决定是否需要进一步行胸部X线检查，或者是否有必要采取呼吸道隔离。

社会因素

在急诊就诊过程中，医生应该关注患者发病时所处的社会环境，而不是采集详细的疾病发展史。以下信息有助于处理问题：生活环境、经济状况、工作经历、搬迁经历、社会地位和社会支持程度、教育背景、重大生活事件，以及移民情况和法律状况。对于儿童和青少年的评估，可能需要更细致地了解更多有关成长期的重大事件。

精神状况检查

急诊科精神检查与常规精神状况检查内容基本相似，但需要额外注意以下几项内容：①活跃的精神病性症状，②自伤、自杀或伤人、杀人的观念，③药物中毒或酒精中毒征象，④认知功能。

安全警告

在急诊精神检查的过程中，如果确认存在以下安全相关问题，则可能需要立即启动紧急行动预案：

- 就诊的患者是未成年儿童或其他人的主要照料者（需要明确被照料者在何处，目前由谁来照料，详细记录这些信息并报送相关机构来寻找那些因为患者就诊而无人照顾的人）。

- 患者存在需要立即治疗的躯体疾病。
- 患者存在酒精或苯二氮䓬类药物中毒和戒断反应。
- 患者存在强烈的自杀意图和计划。
- 患者存在强烈的暴力意图和计划。

辅助信息

在急诊情况下，一些辅助信息有助于对患者做出一个清晰的评估，甚至在某些情况下，收集此类信息是进行安全风险评估的标准化流程之一。如果可能的话，医生在询问陪同就诊者相关信息之前，应征得患者同意。目前的"健康保险携带和责任法案"规定，在急诊条件下，医生有权根据患者的紧急情况直接对陪同就诊者进行询问。不过，即便医生可以获得这些辅助信息，但是在患者不知情的情况下也不能将相关信息随意告知他人（这一问题将在第 12 章"急诊精神医学的法律与伦理问题"中详细讨论）。从陪同就诊者处获得的任何信息都应该进行详细的文案记录，包括向陪同就诊者采集信息的必要声明，以及此事是否得到患者本人的同意（来自 2014 年美国卫生和人权服务部门对公民权利的相关保护规定）。

体检

体检已经是一个医学术语，但是关于它的定义却未达成共识。患者在进入精神科病房之前无法排除任何一种可能的躯体疾病（Zun 2005）。因此急诊医生和精神科医生的目标是对患者可能存在的每一种疾病进行合理的了解：①在内科可以得到更好处理的情况（如需要静脉滴注抗生素进行抗感染治疗、存在脑卒中，或者有心肌梗死），②在数小时内可能发展为急性呼吸衰竭，需要高级护理的情况（如口服药物无效的急性酒精戒断反应、慢性消化道出血），③需要非精神科药物干预的行为紊乱症状（例如潜在感染所引起的谵妄状态、颅内出血），④恶化精神症状的躯体问题（例如持续性疼痛所致的激越、贫血相关的乏力和虚弱所致的情绪低落）。医生应该通过详细的诊断性访谈、详细查体，并结合实验室、影像学检查来完成上述筛查内容。

急诊精神科医生越是熟悉常规诊疗流程，并在需要时能和其他人员进行有效沟通，越能对患者提供更多的帮助。非医学背景的临床工作者（包括心理学家、社会工作者、心理健康辅导员）在急诊临床工作中需要依靠急诊医生帮助他们对患者的躯体状况和精神问题进行鉴别。因此，在急诊工作过程中必须熟悉常见的躯体共病、物质戒断的躯体并发症、谵妄和精神障碍所致精神症状之间的区别，这样才能对患者的状况全面评估。

许多医院要求精神科医生对收入精神科病房后的患者进行查体，将其作为评估的一部分。但是对于激越或存在精神病性症状的患者来说，查体尤为困难。不过查体有可能揭示重要的信息，有助于制订治疗计划。表 1-1 详细描述了精神科评估过程中需要做的躯体检查，表 1-2 则给出了需要完善的相关实验室检查内容。言行紊乱、紧张症或思维迟缓的患者可能无法给出明确的躯体不适主诉，这就需要对患者进行更具体的询问以及详细的查体，以便发现损伤或疾病。

综上所述，在急诊科对精神障碍患者进行查体的主要目的在于发现那些需要非精神科处理的，或紧急威胁生命的，或导致精神症状的潜在躯体疾病（Guze and Love 2004）。

表 1-1　精神科评估前的躯体检查

检查区域	看什么	找什么
一般情况	体重、身材、外观、痛苦程度、皮肤	恶病质——怀疑结核病、癌症、艾滋病、营养不良 明显的呼吸窘迫 衣冠不整或散发异味 皮疹——过敏或感染性疾病
头部、耳朵、眼睛、鼻、咽喉	黏膜、结膜、瞳孔、眼球运动、排出物或损伤、迹象、齿型	黏膜干燥——脱水 瞳孔和眼球运动——物质中毒或戒断反应所致局灶性神经功能缺陷 巩膜黄染——黄疸 眼球突出——甲状腺功能亢进 瘀痕、撕裂——头部或面部创伤 不良牙列——营养状况、隐匿性脓肿
颈部	甲状腺大小、颈部活动度	甲状腺肿大——甲状腺肿胀、甲状腺功能亢进 颈强直——脑膜炎、脑炎
胸部	呼吸音、呼吸肌活动度、外伤迹象	湿啰音——充血性心力衰竭 干啰音——肺炎 胸部外伤——紧急处理、避免出现血气胸
心血管系统	心音、外周搏动	心率、心律、期前收缩或停搏——血管疾病

续表

检查区域	看什么	找什么
腹部	任何明显的肿块，肝大小，瘢痕，疼痛区域	肝大——未诊断的肝病 手术瘢痕 腹部压痛——需急诊科处理的急腹症
背部和脊柱	CVA压痛，脊柱弯曲	弯曲——脊柱侧凸或骨质疏松症 CVA压痛——肾感染或结石
四肢	运动，力量，运动范围	任何的损伤，跛行或疼痛都可能提示隐藏有神经系统疾病
神经系统	脑神经，肌张力，感觉，步态，反射	任何局部损害提示脑卒中或隐性栓塞 慌张步态，僵硬——帕金森病 震颤——帕金森病，EPS 迟发性运动障碍迹象 宽大步态——脑积水，三期梅毒

注：CVA=肋脊角；EPS=锥体外系症状

表 1-2　实验室检查异常值对精神科诊断的意义

检查	异常结果及其精神科意义
全血细胞计数	巨幼细胞性贫血——维生素 B_{12}/叶酸缺乏，酒精滥用 小细胞性贫血——铁缺乏症 正常细胞性贫血——急性出血或慢性疾病 白细胞增多症——急性感染 白细胞减少症——晚期艾滋病，免疫抑制，白血病 血小板减少——丙戊酸或卡马西平副作用，自身免疫性血小板减少症
基础代谢率	肌酐升高——肾衰竭 低钠血症——SSRIs 的副作用，尤其是在老年人中 高钠血症——脱水，肾衰竭 低钾血症——可致心律失常，可与利尿药使用、贪食、腹泻相关 高钾血症——可致心律失常，可能是肾衰竭 低碳酸氢盐——酸中毒，阿司匹林摄入
肝酶	ALT：AST 比值升高——酒精滥用 ALT 和 AST 升高——多种原因引起的肝衰竭（如药物、对乙酰氨基酚、肝炎）
尿常规	老年人或患者的尿路感染可导致严重的谵妄状态
药物尿检	阳性——常见药物滥用检测（注意该机构的尿检药物谱是否完善，是否存在假阳性或假阴性结果）
促甲状腺素	升高——甲状腺功能减退，导致抑郁，认知改变 降低——甲状腺功能亢进，导致躁狂样发作，激越

续表

检查	异常结果及其精神科意义
维生素 B_{12} /叶酸	低维生素 B_{12} ——神经系统改变、记忆障碍 低叶酸——营养不良，可能与抑郁症和栓塞事件有关 低维生素 B_{12} 和低叶酸通常与酒精滥用有关
快速血浆反应素试验	潜伏期梅毒——导致痴呆、情绪障碍、神经功能缺损
胸部 X 线	对无家可归者或被监禁患者、任何存在结核风险的患者和老年患者进行检查——寻找结核病、隐匿性肿瘤、肺炎
头颅 CT	对可能存在器质性精神障碍的患者或新发的精神症状进行筛查 比磁共振成像敏感度低，但快捷便宜
脑电图	可用于诊断癫痫和鉴别代谢性脑病（谵妄）症状
腰椎穿刺	用于任何出现精神状态异常、发热及脑膜刺激征的患者 寻找病毒或细菌感染、脑炎、出血或隐球菌感染的证据
心电图	对日常医疗评估和治疗计划制订非常重要 抗精神病药，美沙酮等药物可延长 QTc 周期

注：ALT = 丙氨酸氨基转移酶；AST = 天冬氨酸氨基转移酶；SSRI = 选择性 5- 羟色胺再摄取抑制剂

物质滥用和戒断综合征

急诊科患者中很大一部分是物质滥用者。需要精神科医师对这些急性物质中毒或戒断的患者进行会诊，既要评估他们的安全性，还要帮助他们制订治疗方案。

物质滥用的急诊评估应该着眼于当前的安全问题，保护急性中毒或戒断患者不发生自伤或伤人行为，并确定患者何时能够安全离院。此外会诊医生还需要对这类患者的自知力进行评估，尤其是当患者拒绝接受治疗的时候，评估自知力就显得尤为重要。

有些物质滥用患者因为耻感而否认相关病史，这会降低临床评估的有效性，可能导致患者无法得到适当的治疗。有时医生可能会对醉酒者缺乏耐心，认为其目前的症状完全是自作自受，所以不值得花费时间和精力。除此之外，如果这类患者还对医护人员进行言语或躯体攻击，而且不遵从医生的指示，那么就更难获得适当的治疗和护理了。反复就诊于急诊的物质滥用者还存在另外一个问题，那就是他们已经消耗完了社会资源，只能在急诊科寻求庇护。虽然存在上述诸多问题，但是急性中毒患者仍需密切监护，因为他们很有可能突然出现有意或无意的自伤或伤人行为（更多精神科急诊物质滥用患者的问题，详见第 9 章"物质相关的精神科急诊"）。

病历书写

无论患者是选择入院进一步治疗还是出院，无论这一选择是患者本人自愿或非自愿的，对于医生来说，重要的工作之一就是提供清晰、详细的病历记录。急诊科病历记录的意义在于为目前和以后的治疗者提供信息，同时也显示了做出当前处置的合理性。虽然病历应该做到简明扼要，但必须表明曾经做过全面的评

估。在使用电子病历系统的医院，应该建立相应的病历模板提醒
医生需做的评估内容，包括要求的计费项目。有些电子病历系统
会包括标准化的清单或表格，但是目前还没有更好的形式，又好
又简洁地反映医生对患者的现病史、既往史、危险因素、社会心
理背景以及风险评估等所做的仔细、合情合理的评估与处置。

病历组成

每份精神科出入院病历都应包含以下内容：

- 评估依据，包括来自患者本人、亲属的信息及实验室检查和
  研究。
- 对患者长期和目前危害自己或他人的风险评估（Jacobs et al.
  2003）。
- 对所做决策的合理论据以及反对其他处置的理由。
- 在入院记录中必须详细描述各种证据，证明患者的危险性或
  者没有能力照料自己，按照惯例需要收入精神科病房来
  解决。
- 在出院记录中应该详细描述患者目前无危害性，社区中需要
  对哪些意外做好应对准备，使风险最小化，此外还要建议进
  行随访。

在出院记录中清晰地评估风险，并条理分明地记录下来是绝
对必要的，以此来证明你所做的有关入院、出院以及患者所接受
的其他治疗有据可依。

病历模板示范

案例 1

A 女士是一名 34 岁的单身白人女性，有稳定工作，最近离

异。既往有酒依赖和抑郁发作史。患者拨打 911 报警，声称自己饮酒过量，并服用了大量地西泮和止痛药。急诊医疗服务人员将其送至急诊科。在躯体情况基本稳定后，患者接受了精神科评估。A 女士否认有意伤害自己，坚称自己是不慎误服了上述药物。患者不能回忆自己拨打 911 报警的行为，也否认自己目前存在抑郁症状。但是其前夫和朋友提及患者离婚后失去了孩子的监护权，之后开始长期旷工，并且从此开始严重酗酒。虽然 A 女士否认自身存在消极观念，但是她服入的药物具有致命性，对自己行为的危险性缺乏自知力，社会功能明显下降，近期仍有明显的自伤、自杀风险。此外，患者因失去孩子监护权而感觉内疚，也增加了自杀风险。患者目前缺乏社会支持系统，也没有接受规范化的精神科治疗。考虑到这些危险因素，医生建议患者留院观察 72 小时以改善她的情绪，接受支持性和团体心理治疗，并且观察酒精与苯二氮䓬类药物的戒断反应，在出院前为其制订日后的康复计划。

案例 2

　　B 先生是一名 55 岁的单身白人男性，既往无精神疾病史，近期由于家庭暴力曾有短暂的被拘留史。患者的母亲拨打 911 报警声称患者"行为疯狂"，在家打砸物品，之后患者由警务人员送至急诊。患者就诊时情绪激动，但是基本能够自我控制，没有明显的攻击行为或激越行为。患者承认自己"无法控制脾气"，并且在当日早些时候曾使用过可卡因。本次拘留释放后患者一直和母亲住在一起。他承认自己因为前女友提起诉讼而感到非常愤怒，并坦言如果自己知道对方身在何处，很可能会"给她点颜色看看"。患者入院后没有发现任何精神疾病的症状，思维清晰连贯。他很清楚如果他前去骚扰前女友会有什么样的法律后果。他拒绝接受物质滥用治疗。虽然 B 先生存在暴力观念，但是在当时他没有任何精神疾病的症状，因此没有收入精神科病房的指征。但是在他出院之前，医院通知了他前女友所在社区，告知对方 B 先生对其前女友存在敌意且即将出院。社区并未通知到 B 先生前女友本人，因为她目前在家庭暴力庇护所，而其家人也不知道具体地址。此外，医护人员还向患者母亲建议，如果患者的暴力行为进一步升级应及时报警，并采取措施确保自身安全。

特殊情况

电话急诊

急诊科经常接到社区居民的求助电话。求助内容涉及精神科领域的问题时，电话可能被直接转到精神科会诊医生或精神科急诊。这类电话涉及各种各样的问题，包括用药方案、副作用以及药物滥用等。精神科医师应该尽可能地对这类电话咨询提供帮助，并且保证患者可以前往急诊科就他们的主诉接受进一步评估，鼓励他们及时联系自己的家庭医生或精神科医生以获得更多的帮助。如果电话咨询涉及暴力伤人的威胁性语言或自伤等内容，医生应该尽量保持通话，尽可能给予心理支持，并尽量获取患者所处位置的相关信息。如果患者拒绝提供自己的身份或位置，医生应该通知其他工作人员尽快联系警方，对电话进行位置追踪定位。尽管现在已是手机时代，但是这种追踪也是不容易的。如果医生担心通话者的安危，那么最安全的方式就是通知警察，要求他们去查看通话者目前的情况。

性侵害

虽然许多性侵害案件的受害人从未寻求过治疗，但是有部分受害者需要接受精神科会诊。当急诊科工作人员发现性侵害受害者可能自杀或有其他与性侵害事件相关的精神问题时，或者当一个患者在评估其他精神问题时吐露曾遭遇强暴事件时，应该要求精神科会诊。医生应该确保为患者提供适当的医疗、法律和咨询服务。医院的社会工作（社工）部门可以帮助受害者在居住的区域内寻求合适的、可及的服务。遭受强奸或其他性侵害的患者都应该接受全面的躯体检查，这种检查应由受过搜集证据训练的医师进行操作，尽量保留收集的相关证据，即便是受害者本人当时并不想提起诉讼。此外，还应为受害女性提供避孕措施以避免怀孕，所有的患者都应该接受有关性传播疾病包括 HIV 的咨询并提供预防措施。患者可能不愿意报告这样的事件，但医务人员应该给他们提供叙述的机会，只要有可能，患者应得到有关性侵害危机干预人员以及受害者援助会的帮助。当受害者可能存在"精神异常"的时候，精神疾病诊断的耻感会使我们对事件做出一个精确的报告更加困难。在这种情况下，如果患者愿意，精神科医生需要给予更多的支持。然而，对于医生来说，这种情况下最重要的任务是关注患者的精神问题和治疗，医生应避免扮演警察的角色。

家庭暴力

急诊精神科医生可能会参与家庭暴力受害者的评估。急诊机构应该为遭受家庭暴力的患者提供心理咨询、法律援助、查体验伤以及精神科随访等各种服务。如果是成年人遭受了家庭暴力，是否报警可由患者自行决定，医务人员没有上报该事件的义务。如果是儿童处于家庭暴力的危险中，各地相关法律均要求医生必须上报虐待儿童的可能事件。医生应该避免让患者看到与家庭暴力明显相关的宣传册和彩页等，这类资料如果被看到可能会导致事件进一步升级。对于受害者来说，立即离开施暴者不一定是最好的选择，医务人员应该建议受害人制订"安全计划"，并做好心理及相关准备后再离开施暴者。有时，受害者可能需要多次尝试，才能够成功离开当前的暴力环境。再次重申，在此类案件中社工部门的服务是非常重要的。

　　如果医生怀疑患者在精神疾病的影响下不能保证自身的安全，那么可以安排患者入住精神科或联系成人保护机构。举例来说，一位患有严重精神疾病的女性可能没有足够的能力逃离当前的受虐环境，因此被认为是无自我照料能力的人。

虐待和忽视

　　几乎所有地区的相关法律都规定医生有义务报告可疑的虐待儿童事件。如果医生有证据怀疑儿童遭到监护人的虐待或忽视，那么就应该向有关部门报告相关情况。如果需要住院治疗的患者有未成年儿童需要照顾，医生需要帮助患者联系能够照料儿童的其他亲属，在住院期间为儿童提供监护，避免将儿童送至未成年人保护机构。在对父母或其他亲属的评估过程中，可能会获取儿童遭受暴力行为、物质滥用以及情感忽视等信息。如果医生对此类相关问题存在疑问时就必须上报，在这种情况下强制上报不受患者保密条例的约束。

　　针对老年人或其他需要照料的成年个体（如存在智力障碍或其他躯体残疾，生活不能自理的个体）的虐待行为，在评估过程中患者本人可能会报告或照料者也会泄露这样的信息。人口老龄化加重了家庭照料老人的负担，这种照料行为可能会带来严重的资源耗竭。对照料者进行客观的询问可能会发现虐待或潜在的虐待行为。许多慢性精神疾病患者也是由家属照料，但是家属可能无法提供安全的生活环境。当怀疑存在虐待或忽视行为时，向医院的社工机构寻求帮助是非常必要的。

"飞行常客"

　　有些患者因为各种各样的精神或躯体主诉反复就诊于急诊，这一类人被工作人员称为"飞行常客"。尤其在城市中更为多见，多为无家可归的物质使用者。他们只是把急诊科当成庇护所的替代场所。但研究显示，频繁使用急诊资源的患者是难以用一种特点加以概述的（LaCalle and Rabin 2010）。有针对性的个案管理通过为患者提供住宿和门诊服务取得了一些积极的效果（Abello et al. 2012）。有一种观点认为，过度使用急诊服务的患者，肯定会给急诊工作人员造成一些问题，而后者不愿意继续给予其一贯的照料，即便就诊者并没有精神方面的问题，也可能会联系精神科医师前来帮助寻找原因或"解决"问题。这类情况并没有简单的解决办法，但是前来会诊的精神科医生可以为精疲力竭的其他工作人员提供情感支持，尽管官方并没有要求精神科医生这么做。

羁押人员

羁押人员前往急诊接受精神科评估的原因很多，包括评估自杀风险、行为问题、处理戒断反应，或者申请在拘禁期间进行精神科留院观察或治疗。在访谈羁押人员之前，医生应该考虑几个要点，这些决定了应采取什么样的访谈方式，是否有指定的评估，寻求为患者做评估的那些人会询问什么问题。最重要的是，医生必须时刻谨记，拘押和监禁并不意味着患者失去了隐私权（美国健康与人类服务部 2004）。医生应该向警官询问患者当前的合法权利，以及面临何种指控，这样医生就能明确患者是否了解自己所面临指控的真正含义。另外医生要明确患者为何被带来接受精神科评估。当患者离开急诊科的时候，警官应该知道患者接下来的去向，如法庭、监狱还是社区。警官也应该向医师提供患者羁押期间的言行表现。患者在接受精神检查时警官应当回避，但必须做好预防措施以保证安全。

询问的问题决定了评估的本质，对在押人员进行访谈的时候遵循以下几点会有所帮助：

- 与患者共同制定问诊框架，包括告知患者其享有的保密条例内容，解释本次评估的目的等。有些羁押人员由于担心这些记录会作为证据，可能拒绝回答任何问题，这确实可能会发生。
- 表明评估人员的身份并介绍评估内容。在急诊进行的治疗评估并不会影响患者是否会被羁押或是被撤销指控，患者需要了解医生的影响是有限的。
- 告知患者不要在访谈过程中谈论关于其有罪或无罪的指控，因为医疗文书可能会被呈上法庭。
- 在医疗文书中详细记录访谈内容，特别要注明患者在羁押期间伤害自我或他人的风险，并建议警官或法庭在患者被羁押期间提前做好特殊的预防措施。

使用其他语言及手语的患者的评估

所有的医院都要为使用其他语言和有听力障碍的患者提供翻译服务。对于语言翻译来说，最简便的方法是使用手机翻译软件。手机能够提供多种语言的翻译服务。如果急诊工作人员中有人会说患者使用的语言，那会非常有用。但他们应该接受过培训，并且获得能够流利使用该语言的认证。绝不能完全依赖于陪诊的家庭成员或朋友的翻译，这违背了患者保密条例，并且可能导致患者不能诚恳、全面地表述自己当前的情况。如果确实没有其他方式，至少可以先从陪诊者那里获得一些信息，但是应该寻找更恰当的替代方案。医院可能会因为不能提供语言翻译或手语翻译服务而被起诉。手语教学视频是最简单的解决方式，尤其对于后续治疗评估更有帮助。

妊娠患者

任何育龄期妇女在得到实验室确切报告前都应考虑其是否有

怀孕的可能性。但是"育龄期"这一概念的年龄范围极广，所以建议应用 β- 人绒毛膜促性腺激素测试来确定患者是否怀孕。

有关孕期患者使用精神药物的安全性数据仅限于病例报告和人群监测。这就意味着，越是老一代的药物，安全用药的数据反而越多（Menon 2008）。但是美国妇产科医师学会（ACOG 委员会 2008 年产科学指南）认为，患有精神障碍的孕期妇女最好还是接受药物治疗，因为与未经治疗的患者比较，精神药物的致畸风险要小于未经治疗的孕期精神障碍所致低出生体重及其他并发症的风险。在急诊就诊的过程中，发现患者怀孕会影响精神科诊疗的许多方面，但是不应影响合理的治疗，包括及时处理激越行为（Ladavac et al. 2007）。

对于许多女性来说，在就诊过程中发现自己怀孕可能觉得意外或者不愉快，因此使得其就诊情况变得更为复杂。以下是针对孕期妇女就诊于精神科急诊的注意事项：

- *处理方案*　在出院计划中应包括提供妇产科诊疗，此外当前的计划外怀孕可能会增加患者的自杀风险，应转诊到合适的机构。
- *药物治疗*　医生应该基于精神药物使用的获益与风险做出一个明智的选择，并详细记录药物选择或弃用的原因，以及与患者讨论药物获益或风险的谈话内容。
- *约束*　在孕期应该尽量避免对患者进行保护性约束。尤其是孕晚期不能进行背部保护性约束，这可能会影响腔静脉血流。

涉及围生期妊娠精神障碍患者的法律及伦理问题也非常复杂。精神异常或有严重精神疾病的女性不能自主选择是否生育，包括终止或继续妊娠，使用或不使用避孕措施，诸如此类。最优的选择就是先治疗孕期精神障碍患者。因为只有改善了患者的躯体和精神状态，她才能够对自己的妊娠与整体健康做出决定。

处置

在大部分情况下，针对急诊的患者主要有两种处置方式，收入院治疗或门诊治疗。但是现在也有许多机构致力于发展其他的处置方式（如危机干预中心），可以很便利地转诊到醒酒中心或物质滥用住院治疗处，或者在危机中心进行短期的稳定。根据现行医疗体系，做精神健康评估的医生有义务根据患者的当前状况推荐恰当的处理方案。

住院治疗的处理可能会涉及从急诊科转到内科病房、精神科病房，或身心病房。总体来说，急诊科医生很愿意向内科病房转诊患者。这时就需要精神科医师对患者的精神状态做初步检查和处理，必要时协助其他人员完成将患者从急诊转送到内科病房的工作。举例来说，急诊医生可能会邀请精神科医生会诊来指导用药，处理谵妄时的激越状态。详尽的书面记录能够帮助接诊方尽快了解病情，并对患者做出最恰当的处理。

在某些医疗体系中，把患者安排到精神科病房或者身心病房可能比较复杂。对于设有上述病房的综合医院来说，急诊科能够直接向病房转送病人。对于没有这种病房的医院来说，如果急诊科遇到此类患者，就只能将其转送至其他医院接受治疗。即使能够提供精神科住院服务的医院能够接纳患者，也会有转诊的要求。基于目前的医疗体制，急诊精神科医生应该向当地其他医院了解有多少住院资源，之后联系医疗保险机构或第三方支付单位，获得准许才能转移患者，还要联系接收医院，取得精神科入院许可。这一过程可能会花费一些时间，延长了患者在急诊科的停留时间。这时精神科医生就需要在患者滞留急诊科期间全面管理患者，包括对症处理精神症状，提供食物和洁具等基本的生活必需品，并确保患者在此期间不会外跑。有时患者可能会出现某些急性精神症状，比如可卡因中毒所致的精神错乱等，这种情况需要在其滞留急诊期间给予处理。因此，精神科医生必须定期重新评估患者是否仍需要住院治疗，并且详细记录相应的评估结果。急诊科工作人员为了缓解拥挤也会有压力，这时候更需要仔细监督实习生并随时与其保持联络，避免出错。在某些高强度工作的急诊科中，设置短期留院观察区域能够极大地减轻急诊科的负担。该区域主要为病情能够快速稳定的患者提供医疗服务，从而将紧缺的住院床位留给真正需要长时间住院治疗的患者。具备移动危机应对小组的医院能够向邻近的社区提供医疗支援，这也是一种安全地推迟患者住院的方法。

对于需要门诊治疗的患者，精神科医生需要为其制订合理的治疗方案，保证门诊医生接诊前患者处于相对稳定的状态。在某些情况下这很容易做到，比如患者曾经规律就诊于某门诊医生，并且拿到了近几日的复诊预约。在这种情况下，精神科医生只需要考虑如何暂时处理当前的危机。首先要考虑的是患者目前是否断药，如果是，那么需要我们适当地开点药，保证患者在预约时间到来之前不至于再次断药。另外还要考虑是否是新的生活事件导致患者已经消失的自杀观念再次出现。如果是的话，精神科医生需要和患者一起协商，考虑制订一个防止自杀的安全计划，保证患者在复诊预约时间之前不会发生自伤自杀行为。如果患者在看急诊前已经接受了其他治疗，那么要告知急诊医生依据其原有治疗方案适当调整当前治疗方向。所有的处理计划和过程进度都应该与门诊医生联系讨论后再行制订。

有时会因为医疗保险问题、预约等候问题，或缺乏特定类型的诊治（例如双重诊断流程、辩证行为治疗或医院的日间治疗项目）问题，导致患者不能顺利获得门诊治疗，这时的处置就变得比较复杂。在制订处理方案的时候，医生应该考虑到患者的可用资源，包括社会支持、住房、医疗费用的支付来源，以及所推荐的治疗对患者的可行性等。很多时候，当患者没有足够的支持或者不能立即获得高水平的门诊治疗时，入院治疗是不可避免的。

毋庸置疑，为降低出院的风险，给患者提供快速的随访是有益的。有些医院在这方面颇有经验，发展出一套办法可以对患者进行短期的随访，直到患者与门诊医生建立稳定的诊疗关系为止。这一过程涉及急诊科的集中调度问题，通过电话或信件随访，与患者保持联系，并辅助患者进行门诊预约。正如在本章前一部分"急诊精神疾病患者的基本处理方法"所提到的一样，有些急诊科具备全面的精神疾病急诊处置条件，可以提供临时的全方位服务，帮助患者渡过危机，而不必接受住院治疗。

有时候，如何正确处理患者是急诊科诊疗当中最具有挑战性的部分。无论怎样，只有进行全面的、仔细的临床评估才能保证给患者提供安全、合理的临床处置方案。任何时候都要遵守诊疗原则，按照规范化流程处置，这不仅能够帮助患者解决当前危机，也能为我们日后处理类似的情况提供经验。

结论

急诊精神病学是一门发展中的学科，为我们提供了一个接触大量患者以及见识各种疾病的机会。从事这一专业的医生需要具有精神病联络会诊的技能、危机管理能力、短程心理治疗以及风险评估的能力。此外还应具备药学、医院以及医疗保健体系、普通精神病学等广泛的知识。为了给患者制订更为适合的治疗方案，精神科医生在急诊科工作时，必须将患者看成一个处于特定社会环境中的个体，同时也是医疗保健系统的一部分。

临床要点

- 医生必须首先考虑自身安全。在急诊科出诊期间，医生必须熟知急诊科的各项规章制度，以及访谈患者时所处的环境，还要了解患者的哪些因素可能导致暴力升级。
- 评估的重点是患者的安全。需要考虑的关键问题是患者就诊的躯体疾病是否需由其他医生来提供更好的治疗，以及患者目前在门诊能否保证自己和他人的安全。
- 急诊科所有的医疗处理行为都需要完整地记录下来，做到有案可查，使读到这份病历的人能够了解患者当时的评估结果及处理方案。

参考文献

Abello A Jr, Brieger B, Dear K, et al: Care plan program reduces the number of visits for challenging psychiatric patients in the ED. Am J Emerg Med 30(7):1061–1067, 2012 22030183

ACOG Committee on Practice Bulletins—Obstetrics: ACOG Practice Bulletin: Clinical management guidelines for obstetrician-gynecologists number 92, April 2008 (replaces practice bulletin number 87, November 2007). Use of psychiatric medications during pregnancy and lactation. Obstet Gynecol 111(4):1001–1020, 2008 18378767

Allen MA, Forster P, Zealberg J, et al: American Psychiatric Association Task Force on Psychiatric Emergency Services: Report and recommendations regarding psychiatric emergency and crisis services: a review and model program descriptions. August 2002. Available at: http://www.psychiatry.org/File%20Library/Learn/Archives/tfr2002_EmergencyCrisis.pdf. Accessed March 17, 2015.

Baillargeon J, Thomas CR, Williams B, et al: Medical emergency department utilization patterns among uninsured patients with psychiatric disorders. Psychiatr Serv 59(7):808–811, 2008 18587001

Brown JF: Emergency department psychiatric consultation arrangements. Health Care Manage Rev 30(3):251–261, 2005 16093891

Centers for Disease Control and Prevention: Revised Recommendations for HIV Testing of Adults, Adolescents, and Pregnant Women in Health-Care Settings. MMWR Morbidity and Mortality Weekly Report Recommendations and Reports (Vol 55, No RR14), September 22, 2006. Available at: http://www.cdc.gov/mmwr/PDF/rr/rr5514.pdf. Accessed December 18, 2014.

Creswell J: ER costs for mentally ill soar, hospitals seek better way. New York Times, December 2, 2013. Available at: http://www.nytimes.com/2013/12/26/health/er-costs-for-mentally-ill-soar-and-hospitals-seek-better-way.html?pagewanted=all&_r=0. Accessed December 18, 2014.

Flannery RB Jr: Precipitants to psychiatric patient assaults: review of findings, 2004–2006, with implications for EMS and other health care providers. Int J Emerg Ment Health 9(1):5–11, 2007 17523371

Guze BH, Love MJ: Medical assessment and laboratory testing in psychiatry, in Kaplan and Sadock's Comprehensive Textbook of Psychiatry. Edited by Sadock BJ, Sadock VA. Philadelphia, PA, Lippincott Williams & Wilkins, 2004, pp 916–928

Jacobs DG, Baldessarini RJ, Conwell Y, et al; American Psychiatric Association Work Group on Suicidal Behaviors: Practice guideline for the assessment and treatment of patients with suicidal behaviors. Washington, DC, American Psychiatric Association, 2003

LaCalle E, Rabin E: Frequent users of emergency departments: the myths, the data and the policy implications. Ann Emerg Med 56(1):42–48, 2010

Ladavac AS, Dubin WR, Ning A, et al: Emergency management of agitation in pregnancy. Gen Hosp Psychiatry 29(1):39–41, 2007 17189743

Manley M: Interviewing techniques with the difficult patient, in Kaplan and Sadock's Comprehensive Textbook of Psychiatry. Edited by Sadock BJ, Sadock VA. Philadelphia, PA, Lippincott Williams & Wilkins, 2004, pp 904–907

Meara E, Golberstein E, Zaha R, et al: Use of hospital-based services among young adults with behavioral health diagnoses before and after health insurance expansions. JAMA Psychiatry 71(4):404–411, 2014 24554245

Menon SJ: Psychotropic medication during pregnancy and lactation. Arch Gynecol Obstet 277(1):1–13, 2008 17710428

Richmond JS, Berlin JS, Fishkind AB, et al: Verbal de-escalation of the agitated patient: consensus statement of the American Association for Emergency Psychiatry Project BETA De-escalation Workgroup. West J Emerg Med 13(1):17–25, 2012 22461917

U.S. Department of Health and Human Services: Health information privacy: When does the privacy rule allow covered entities to disclose protected health information to law enforcement officials? July 23, 2004. Available at: http://www.hhs.gov/ocr/privacy/hipaa/faq/disclosures_for_law_enforcement_purposes/505.html.

Accessed March 17, 2015.

U.S. Department of Health and Human Services Office for Civil Rights: Bulletin: HIPAA privacy in emergency situations. November 2014. Available at: http://www.hhs.gov/ocr/privacy/hipaa/understanding/special/emergency/emergency-situations.pdf. Accessed March 17, 2015.

Vergare M, Binder R, Cook I, et al.; Work Group on Psychiatric Evaluation: Practice guideline for the psychiatric evaluation of adults, 2nd edition. June 2006. Available at: http://psychiatryonline.org/pb/assets/raw/sitewide/practice_guidelines/guidelines/psychevaladults.pdf. Accessed March 17, 2015.

Walsh PG, Currier G, Shah MN, et al: Psychiatric emergency services for the U.S. elderly: 2008 and beyond. Am J Geriatr Psychiatry 16(9):706–717, 2008 18757766

Woo BK, Chan VT, Ghobrial N, et al: Comparison of two models for delivery of services in psychiatric emergencies. Gen Hosp Psychiatry 29(6):489–491, 2007 18022041

Zun LS: Evidence-based evaluation of psychiatric patients. J Emerg Med 28(1):35–39, 2005 15657002

推荐阅读

Allen MA, Forster P, Zealberg J, et al: American Psychiatric Association Task Force on Psychiatric Emergency Services: Report and recommendations regarding psychiatric emergency and crisis services: a review and model program descriptions. August 2002. Available at: http://www.psychiatry.org/File%20Library/Learn/Archives/tfr2002_EmergencyCrisis.pdf. Accessed March 17, 2015.

Dubin WR, Lion JR (eds): Clinician Safety (APA Task Force Report 33). Washington, DC, American Psychiatric Association, 1993

Manley M: Interviewing techniques with the difficult patient, in Kaplan and Sadock's Comprehensive Textbook of Psychiatry. Edited by Sadock BJ, Sadock VA. Philadelphia, PA, Lippincott Williams & Wilkins, 2004, pp 904–907

第 2 章

自杀风险评估及管理

José R. Maldonado, M.D., F.A.P.M., F.A.C.F.E.
Renee Garcia, M.D.

流行病学

自杀的风险评估及处理是急诊精神科重要的任务之一。自杀这个词是指以死亡为目的的、直接或间接的致死性自我攻击行为。

世界卫生组织（WHO）2014 年的数据表明，全球自杀率在过去的 45 年中增长了 60%，目前每年有 80 万以上的人死于自杀，大约每 40 秒就有 1 人自杀成功。在美国 18 岁以上的人群中，每一次成功自杀的背后都有 10 ~ 40 次非致命性自杀企图，而在 15 ~ 24 岁的年轻人中，这一数字甚至更高，达到 100 ~ 200 次（美国疾病控制与预防中心 2012a）。2009 年，美国自杀身亡的人数甚至超过了车祸死亡人数（Rockett et al. 2012）。在全球范围内，每年约有 650 000 人因为自杀在急诊抢救（WHO 2014）。

　　自杀率在不同种族、性别和年龄的人群中也有差异（图 2-1）（美国疾病控制与预防中心 2011a；美国国立精神卫生研究所 2009）。美国的这一数据触目惊心。2012 年，自杀在总人群的死亡原因中排第 10 位，15 ～ 24 岁年龄组中排第 3 位，25 ～ 34 岁年龄组中排第 2 位，35 ～ 24 岁年龄组中排第 4 位，55 ～ 64 岁年龄组中排第 8 位（美国疾病控制与预防中心 2012a）。2001 年以后，美国每年有超过 3 万人死于自杀（占总人口数的 0.01%）（美国疾病控制与预防中心 2012b）。最新数据显示，2010 年美国有 38 364 人死于自杀，平均每天有 105 人（美国疾病控制与预防中心 2012a）。这一数字是死于 HIV/AIDS 并发症患者的 2 倍，也已经超过谋杀致死人数，从第 3 位上升至第 2 位（美国疾病控制与预防中心 2012b）。美国每年仅仅由于自杀带来的经济损失就超过 346 亿美元（美国疾病控制与预防中心 2012b）。

自杀的神经心理生物学基础

遗传因素

　　研究显示，有自杀家族史可能增加个体的自杀风险（Roy 1983；Wender et al. 1986），且与有无精神病家族史无关（Brent et al. 1988）。

生物及神经生化影响

　　5- 羟色胺神经递质缺乏被认为与抑郁症的自杀行为有关。首先，与无自杀行为的患者相比，有自杀倾向的抑郁症患者，其脑脊液中 5- 羟色胺受体浓度明显降低（Bellivier et al. 2000；Mann et al. 1996）。另外，已知中缝背核的腹外侧核团有大量的

5- 羟色胺 1A 受体，但尸检研究显示，自杀的抑郁症个体，中缝背核区域的 5- 羟色胺活性明显降低（Stockmeier 1997）。上述结果表明，在有计划的、高致命性自杀个体中，脑内 5- 羟色胺缺乏更显著（Gos et al. 2007）。

但也有研究结果显示，自杀者的 5- 羟色胺能神经元的数量显著高于无精神障碍的对照组（Underwood et al. 1999）。某些尸检结果提示，自杀者脑内中缝背侧神经元的活性至少与健康对照组水平相当，甚至略高于非自杀身亡的情感障碍患者（Bielau et al. 2005）。这个结果对 5- 羟色胺能系统功能减退会介导情感障碍患者自杀行为的假设是一个挑战。因为人类接近 70% 的中缝背侧神经元都是 5- 羟色胺能神经元。但是，这一假设并不是要推翻既往的假说，即抑郁症患者存在 5- 羟色胺能神经元的功能减退，而是提示在部分抑郁症患者中 5- 羟色胺能神经元功能亢进可能增加其自杀的风险（Bielau et al. 2005）。尸检发现 5- 羟色胺水平增加，可能与大部分抑郁症患者曾经接受过抗抑郁药物治疗有关。虽然从长远的角度来看，药源性的 5- 羟色胺能神经元功能亢进对于大部分抑郁症患者是有益的，但是不能排除这会在短时间内增加某些个体的自杀风险。如果这一假设是正确的，那么也就解释了为什么无法确定抗抑郁剂对自杀行为的影响了。也有一些研究认为自杀行为可能与前边缘系统细胞可塑性的变化有关，提示自杀可能涉及多重的神经调节系统（包括 γ- 氨基丁酸能、5- 羟色胺能、去甲肾上腺素能以及谷氨酸能通路等）（Ernst et al. 2009；Hercher et al. 2009）。

生活事件

研究认为多种生活事件都能降低自杀行为的阈值，包括分居（Crawford et al. 2010），11 岁前经历父母去世（You et al. 2014），以及童年期有躯体或性虐待史（Turecki et al. 2012）。

绝望

研究显示，绝望感可能是与自杀行为相关的关键变量（Beck 1986），并且也是自杀成功的预测因子（Fawcett et al. 1987）。研究时间超过 10 年的一些独立研究显示，绝望和悲观是重性抑郁障碍患者自杀风险的最好预测因子（Beck et al. 1985；Bulik et al. 1990；Galfalvy et al. 2006）。

低自尊

与绝望感关系最密切的变量是低自尊。在不伴有人格障碍的复发性重度抑郁障碍患者中，"感觉自己是个失败者"的个体，他们自杀的可能性显著高于其他人群（Bulik et al. 1990）。

临床及共病因素

共病会增加个体的自杀风险，包括酒精滥用、物质依赖以及 B 类人格障碍（Cornelius et al. 1995）。另外，重性抑郁障碍与边缘型人格障碍共病的患者会尝试多种自杀方式，但是与不伴有边缘型人格障碍的抑郁症患者相比，这些人的自杀行为能带来更大的躯体伤害（Corbitt et al. 1996）。

描述

急诊工作中最常见的 4 种自杀案例：

1．存在自杀观念的患者。

2．自杀未遂的患者。

3．患者在他人陪同下就诊，以躯体不适为主诉，但在精神检查过程中暴露出自杀观念。

4．患者否认自杀观念，但是（家属提供）其行为表现提示有潜在的自杀风险。

自杀的预测

"即将发生的自杀行为"这一概念为自杀这种不可预测性的行为强加了一个根本不存在的时间范围（Pokorny 1983）。实际上，本质上来讲，自杀行为是有冲动性的。许多患者一直到最后一刻仍存在不确定的心理，其行为并不具有足够的计划性，并且其内心对于死亡也是非常矛盾的（Cornelius et al. 1996）。在和旧金山"金门大桥"跳河自杀的幸存者访谈后，Friend（2003）称："许多人在半空中就开始后悔自己的决定了，希望不是这样"（见本章"初级预防"）。实际上，即便患者最终决定要实施自杀计划，他们也会等待适当的时机（如配偶和家人不在的时候）。

Pokorny（1983）认为，即便是使用了个体化的评估方式、计算因子分数以及使用一系列的识别工具，医生往往也很难辨别最终自杀的个体。Pokorny 总结："即便我们能够在事件发生后重建证据链及动机，但我们没有工具可以在自杀发生前进行预测"（见第 11 章）。即使患者有自杀企图或实施过自杀行为，目前也没有确定的短期风险因素可以预测患者何时自杀（Simon 2006）。实际上，针对住院患者常用的评估方式并不能预测患者未来的自杀企图（Hall et al. 1999）。举例来说，与常规观念相反，写遗书和制订自杀计划等行为并不与之后的自杀行为的严重等级有显著的关联（Hall et al. 1999）。

危险因素

就目前来看，一个完善的、个体化自杀评估工具能够帮助临床医生充分地识别、治疗和管理患者的自杀相关危险因素

（Simon 2006）。表 2-1 总结了部分可能增加自杀的危险因素。即使危险因素不能对自杀行为做出预测，但它们很大程度上还是与后来的自杀行为 / 企图存在一定的相关性。医生应该意识到现有风险评估工具的有效性和局限性，了解虽然目前尚不能预测患者是否会发生自杀行为，但可以辨别已知的与自杀相关的危险因素。

表 2-1　自杀风险增加的相关因素

1．既往有过自杀史

既往有过自杀史是自杀行为最显著的独立预测因素

2．精神病史

精神异常是自杀行为的高危因素

超过 90% 有自杀企图者和 95% 的自杀身亡者有精神障碍史

精神障碍的严重程度与自杀风险相关

与自杀相关的精神障碍包括抑郁症、双相障碍、酒精或其他物质滥用、精神分裂症、人格障碍、焦虑障碍以及谵妄状态

伴有（原发或继发）焦虑症状的精神障碍患者，其自杀风险增加 2 倍。抑郁和焦虑共病的自杀风险最高

无论诊断如何，伴有精神病症状（包括妄想、命令性幻听、偏执）会增加自杀风险

3．绝望与冲动

这些症状与自杀显著相关

4．童年期负性经历

童年期受虐待或其他负性生活事件都会增加其成年期的自杀风险

5．家族史与遗传因素

有自杀家族史的患者自杀风险增加

6．年龄、性别、种族 / 民族

自杀风险随年龄增加而逐渐增加，而年轻人企图自杀的倾向比年长者更常见

女性企图自杀的问题是男性的 3 倍；而男性自杀死亡率却是女性的 4 倍，且男性占了全美自杀人数的 79%

印第安人 / 阿拉斯加土著居民和非西班牙裔白人的自杀率是美国各种族中最高的，其次是亚裔、西班牙裔和非西班牙裔黑人

与年轻的黑人或白人女性相比，年轻的西班牙裔女性自杀企图比例较高

自杀是美国 15 ～ 34 岁印第安人 / 阿拉斯加土著居民死亡的第二大原因（比全国平均水平高 2.5 倍）

7．婚姻状况

自杀风险最高的是未婚者；其次是丧偶、分居及离婚者、已婚未育者；最后是已婚已育者

8．职业

失业和非技术人员的自杀风险高于有职业及技术人员

9．健康状况

慢性疼痛、近期做过手术或其他慢性或致死性疾病的患者自杀风险高于其他人群

10．抗抑郁药物使用

这些药物可能会增加自杀风险（见表 2-2）

11．暴力史

有过攻击他人的历史也可能会有攻击自身的风险

12．其他因素

自杀的风险随着武器尤其是枪支的可获得性增加而升高

单身生活患者、亲人丧失或近 1 年内失恋的患者自杀风险较高

重大负性事件的纪念日也是自杀风险增加的时间节点之一

自杀未遂史

　　患者有自杀未遂史是自杀企图最重要的预测因子。在既往有自杀未遂史的情感性精神障碍患者中，12% 存在急性自杀风险，而无自杀史的仅为 2%。另外两组中有长期自杀风险的患者比例也不同，前者为 15%，后者仅为 5%（Nordström et al. 1995）。在自杀成功的个体中，19.8% 曾有过自杀未遂史，28.3% 在自杀前曾向人们透露过自己的消极观念，33.1% 留下了遗书（Goldsmith et al. 2002）。有过一次自杀企图后，随后 1 年内再次出现自杀企图的概率是 12% ～ 30%，而自杀成功的概率则是 1% ～ 3%（Vaiva et al. 2006）。总体来说，自杀未遂史可预测在未来 10 年

内有 10% ~ 30% 的可能性会出现自杀风险（Fawcett 2001）。

精神疾病

几乎所有的精神疾病都会增加自杀风险（Goldsmith et al. 2002）。在美国，90% 以上的自杀行为都与精神疾病有关（Mościcki 2001）。并且自杀的风险与精神疾病的严重程度相关（Claassen et al. 2007）。

- 抑郁障碍　在自杀成功者中，有 30% ~ 90% 的个体存在抑郁障碍（Lönnqvist 2000）。重性抑郁障碍患者中估计有 15% 死于自杀（Guze and Robins 1970）。重度抑郁发作的前 3 个月及复发性抑郁障碍患者发病的前 5 年，是抑郁障碍患者自杀风险高发时期（Malone et al. 1995）。在美国，普通人群中有 3% ~ 5% 的个体在一生中曾出现过非致死性的自杀企图，而在抑郁症患者中高达 16%（Claassen et al. 2007）。因为自杀企图在急诊科治疗的人群中，超过 1/3 的个体在就诊时符合重性抑郁障碍的诊断标准（Claassen et al. 2007）。
- 双相障碍　在自杀成功的人群中，约有 5% 的个体是双相障碍患者（Lönnqvist 2000）。
- 焦虑障碍　焦虑症状（即便达不到疾病诊断标准）的存在可能使自杀率增加了 2 倍（Diefenbach et al. 2009；Thibodeau et al. 2013）。高达 79% 的患者在自杀前一周都出现过严重的焦虑和（或）激越症状（Busch et al. 2003）。焦虑症状是一个直接引发自杀的风险因素，也是一个可控的因素（Fawcett 2001）。
- 精神病性症状　据估计，有 5% ~ 13% 的精神分裂症患者最终死于自杀（Altamura et al. 2007）。精神分裂症患者的自杀手段可能更为暴力，也更具有致死性（Altamura et al. 2007）。

- 人格障碍　尽管自杀行为是人格障碍患者的一个持久性特征，但当他们有自杀企图时，其临床特征与无人格障碍的个体相比，没有什么不同（Suominen et al. 2000）。

- 物质滥用　物质滥用不论是作为原发疾病或是与其他精神疾病共病，都会增加自杀行为的发生率和成功率（Szanto et al. 2007）。有酒依赖家族史的个体其自杀风险也会增高，实际上，酒依赖、抑郁症以及自杀行为属于同一疾病谱（Makhija and Sher 2007）。大部分受试者反映，他们在有自杀企图的那天饮酒量比平时要多。而他们喝得越多（≥ 70 杯 / 周），自杀观念也越严重，尤其是在每日饮酒量增加的时候更是如此（Cornelius et al. 1996）。根据国家暴力致死报告系统数据显示，33.3% 的自杀身亡者尸检血液酒精测试阳性（如血液酒精浓度 ≥ 0.08g/dl），23.0% 能够检出抗抑郁剂残留成分，另有 20.8% 的死者体内检测出阿片类成分（包括海洛因和处方阿片类药物）（美国疾病控制与预防中心　2011b）。

- 暴力行为　在精神分裂症患者当中，无论男性还是女性，自杀威胁和自杀企图均与暴力行为明显相关。（Witt et al. 2014）。

- 综合因素　基线的自杀观念与多种因素有关，包括抑郁的严重程度、童年期被忽视及虐待、早发重度抑郁障碍、严重的精神病共病，以及社会功能和生活质量低下等（Zisook et al. 2009）。这就意味着许多有自杀企图的个体同时面临多重风险。

虽然精神障碍会增加个体的自杀风险，但是医生应该了解的是，即使有 28% ～ 30% 的美国公民患有某种形式的精神障碍，但是 95% 以上的精神障碍患者不会实施自杀（Ahmedani et al. 2014；Bakst et al. 2014；Conwell et al. 1996；Gray et al. 2014；Harris and Barraclough 1997；Lin et al. 2014；O'Hare et al. 2014；Page et al. 2014；Roberts and Lamont 2014）。

家族史

有自杀家族史的患者自杀风险更高（Qin et al. 2002）。如果患者曾有一级亲属自杀身亡，那么他的自杀风险将会增加 6 倍（Goldsmith et al. 2002）。

年龄

18 ～ 29 岁群体的自杀观念、自杀计划以及自杀企图的发生率明显高于较年长的个体（美国疾病控制与预防中心 2011b）。在 15 ～ 24 岁年龄组的死亡人群中，每年约有 20% 的个体死于自杀（美国疾病控制与预防中心 2012a）。2011 年的一项调研结果显示，15.8% 的 9 ～ 12 年级的青少年陈述，在过去的 12 个月中曾有过严重的自杀企图；12.8% 的人表示曾经制订过自杀计划；7.8% 的人称曾不止一次尝试过自杀；另有 2.4% 的人表示曾尝试过一次自杀，并且导致需要接受治疗的损伤、中毒或药物过量（美国疾病控制与预防中心 2012c）。自杀率最高的年龄段，女性是 45 ～ 54 岁，而男性是 75 岁以上（美国疾病控制与预防中心 2012a）。

性别

男性自杀身亡率为女性的 4 倍，且占了全美自杀死亡人数的 79%（美国疾病控制与预防中心 2012a，2012b）。但是女性的自杀观念和自杀企图的发生率可能更高。两性之间共有的自杀原因包括职业（男性 15.9%，女性 10.0%）、经济状况（男性 14.0%，女性 12.0%）、司法问题（男性 10.6%，女性 5.3%），以及亲密关系问题（男性 33.3%，女性 25%）（美国疾病控制与预防中心 2012b）。

种族

2007 年，在美国不同种族人群当中，自杀率最高的是美国印第安人 / 阿拉斯加土著（14.6%）和非西班牙裔白人（14.4%）。而亚裔 / 太平洋岛民（6.2%）、西班牙裔（5.4%）及非西班牙裔黑人（5.1%）的自杀率都很低，并且大致相似（美国疾病控制与预防中心 2011a）。

女中学生（9 ~ 12 年级）在过去的一年中有 13.5% 的西班牙裔女性企图自杀，高于黑人（8.8%）和白人（7.9%）女性（美国疾病控制与预防中心 2012c）。15 ~ 34 岁年龄段的印第安人 / 阿拉斯加土著人群的自杀率（31/100 000）是同年龄组其他种族自杀率（12.2/100 000）的 2.5 倍（美国疾病控制与预防中心 2012a；见图 2-1）。

自杀方式

持有枪支者的自杀成功率是其他人的 3 倍（Anglemyer et al. 2014）。在美国，51.8% 的自杀行为与枪支有关，24.7% 为窒息死亡（包括自缢、勒颈、窒息），17.2% 为中毒死亡（美国疾病控制与预防中心 2012b）。男性最常见的自杀方式是使用枪支（56.7%），之后就是各种类型的窒息（25.3%），而在女性当中，服毒最为常见（36.9%），之后才是使用枪支（33.8%）（美国疾病控制和预防中心 2012b，2012c）。

社会因素

对于自杀身亡的个体来说，导致自杀行为最常见的急性应激

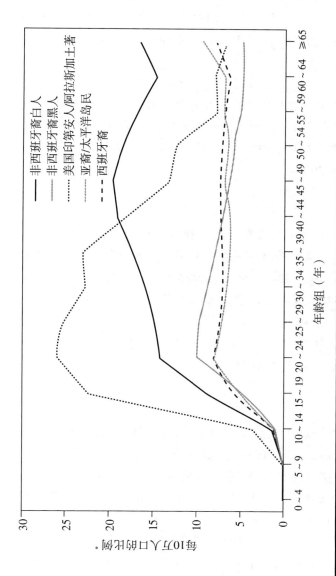

图 2-1 不同种族和年龄组的自杀率（美国，国家统计系统，1999—2007）

* 未校正（粗值）死亡率，每 10 万人口

来源：Reprinted from Centers for Disease Control and Prevention: "Health Disparities and Inequalities Report—United States, 2011." *MMWR Morbidity and Mortality Weekly Report* 60 (Suppl):56–59, January 14, 2011. Available at: http://www.cdc.gov/mmwr/ pdf/other/su6001.pdf. Accessed May 18, 2015

源包括情感问题（31.4%）、近 2 周突发生活事件（26.6%）、躯体健康问题（21.0%）、工作问题（14.6%），以及经济问题（13.8%）（美国疾病控制与预防中心 2012b；Heikkinen et al. 1995）。

婚姻状况

25 岁及以上的已婚人士自杀率最低，仅有 11.1/100 000（美国健康服务中心 2014）。同年龄段的未婚、离婚及丧偶人群的自杀率则分别为 23.0/100 000、30.8/100 000 及 32.1/100 000（美国健康服务中心 2014）。

职业

相比具有一定技能且有稳定工作的个体而言，失业及缺乏谋生技能者的自杀率较高，另外，近期有强烈的失败感也会增加自杀的风险（Platt 1984）。此外，内科医生的自杀率也显著高于其他人群，其中女性医生的自杀率高于男性医生（Simon 2006）。2004 年《美国精神病学杂志》的一项分析结果显示，男性医生的自杀率是其他男性的 1.4 倍，而女性医生的自杀率则更高（Schernhammer and Colditz 2004）。

健康状况

慢性躯体疾病可能会增加个体的自杀风险（Juurlink et al. 2004；Kontaxakis et al. 1988）。多种躯体疾病都有这种可能性，其中中枢神经系统疾病患者的自杀率较高，例如帕金森病（Kostić et al. 2010）、亨廷顿病（Hubers et al. 2012）、运动神经元性疾病（Bak et al. 1994）、癫痫（Andrijić et al 2014）以及多发性硬化症（Viner et al. 2014）。此外还有其他一些慢性或致死性疾病患者也有较高的自杀率，包括癌症（Costantini et al.2014；de la Grandmaison et al. 2014）、慢性疼痛（Racine et al. 2014）、纤

维肌痛（Triñanes et al. 2015），以及艾滋病（AIDS）（Cooperman and Simoni 2005）。

地域

城镇居民的自杀率（11.5/100 000）低于非城镇居民（15.4/100 000）（美国健康服务中心 2014）。

媒体

媒体报道会增加易感人群的自杀率，增加的幅度与报道的信息量、时长及影响力有关。尤其是当新闻报道详细描述自杀方案、使用戏剧化的标题及生动图片的时候，自杀率会显著增高（美国国立精神卫生研究所 2012）。

抗抑郁药的使用

有证据显示，在极少数情况下，抗抑郁药的使用会诱导或加剧个体的自杀倾向。研究者针对这种现象的发生机制提出了多种假设（表 2-2）（Courtet et al. 2014；Teicher et al. 1993）。抑郁症治疗早期的问题之一，就是体验到情绪改善的时间明显滞后于从治疗起始到抗抑郁药真正起效的时间，这会让患者对治疗及康复丧失信心，并且患者确实会在前期经历一段所谓的"药物无效期"。此外，药物副作用给患者造成的影响也会增加自杀的风险。有研究者发现，在使用 5- 羟色胺再摄取抑制剂（SSRIs）治疗的第 1 个月内，个体的自杀身亡率是使用其他抗抑郁药物的 5 倍，并且在使用 SSRIs 药物治疗期间，患者自杀往往选择了更为暴力的手段（Courtet et al. 2014；Juurlink et al. 2006）。另外，有些研究者认为药物引起的自杀观念与个体抑郁发作的严重程度以及对抗抑郁药物治疗反应差有关（Zisook et al. 2009），还有一些研

究者则认为，在药物治疗起始后出现的自杀观念其实是疗效不佳
的标志（Courtet et al. 2014）。值得注意的是，虽然美国食品药
品管理局（FDA 2009）曾经警告过，使用抗抑郁药会增加儿童、
青少年及年轻成年人的自杀率，但是后续研究证明，在规范使用
抗抑郁药的情况下，个体的自杀率实际上是显著下降的（Leon
et al. 2011；Seemüller et al. 2009；Stone et al. 2009）。与此类似，
有其他研究结果证明，在使用抗抑郁药治疗过程中，自杀率是
随年龄增长而逐渐下降的。实际上，在80岁以上的人群中，使
用抗抑郁药能够降低2%（女性为3%）的自杀率（Erlangsen and
Conwell 2014）。这些研究结果提示，医生在应用抗抑郁药的过
程中必须密切观察患者，并与其保持融洽的关系。所以，在抗抑
郁药物使用的过程中，需要医生平衡获益（例如其抗焦虑、抗惊
恐及抗强迫作用）和潜在风险（包括自杀观念及行为）的关系。

表 2-2　与抗抑郁药相关的自杀机制

提高抑郁症患者的动力去实施先前的自杀计划

反常恶化的抑郁症状

引发静坐不能或焦虑症状，加重患者的自我破坏或冲动攻击行为

导致惊恐发作

在未确诊的双相障碍患者中导致药源性躁狂发作、转相或混合发作

导致严重失眠或干扰睡眠结构，影响正常的睡眠觉醒周期

诱发强迫行为或思维

导致精神状态变化，包括脑电图变化或其他神经系统异常

导致脱抑制或其他异常行为

过量用药或药物副作用可导致急性精神错乱（如谵妄），尤其是有高抗胆
　碱能活性的药物，或与其他药物联合应用

导致 5- 羟色胺综合征

服药依从性差的患者或治疗方案中加入了诱导剂引发 5- 羟色胺戒断综合征

抗抑郁药物治疗无效增加沮丧感和绝望感

保护性因素

能够降低患者自杀风险的因素包括下列内容：

- 良好的家庭支持系统。
- 亲密的亲子关系。
- 怀孕。
- 宗教信仰。
- 社会支持。

危险征兆

下列一组危险征兆常与自杀行为密切相关（Glickman 1981；Menninger 1985）：

1. 有想死的愿望（以此来解脱痛苦或寻求与逝者重聚）。
2. 有杀人的想法（想要伤害他人或自己）。
3. 有被杀的渴望（一种反应定式——如"我不憎恨你，但你却恨我"）。
4. 渴望被拯救（矛盾心理的体现，渴望证明自己仍是被爱和被需要的）。

自杀患者也常有下述征兆。当自杀行为是第一次出现的时候，或进一步恶化升级时，似乎与痛苦事件、丧失或变化有关，这些征兆可能会增加自杀风险。

- 曾经提及渴望死亡或存在自杀的想法。
- 寻找自杀的方式（如浏览自杀网站、购置枪支）。
- 曾经提及有绝望感或感觉生无可恋。

- 曾经提及自己处于困境或无法忍受的痛苦中（包括躯体和精神的）。
- 曾经提及自己成为他人的负担。
- 医生进行自杀风险评估时拒绝提供足够的信息。
- 大量使用酒精或毒品。
- 表现出焦虑和激越的症状。
- 行为鲁莽。
- 睡眠减少或增多。
- 社交退缩或社交隔离。
- 充满愤怒或扬言寻求报复。
- 情绪极度不稳定。

评估

在当前情况下，我们虽然不能够精确地预测自杀行为，但在临床工作中仍有必要进行详细的自杀风险评估。对有临床意义的自杀患者的识别和治疗大多在初级医疗机构或急诊科。在对自杀行为或消极观念进行综合评估时需要考虑到自杀的风险因素，以及前面提到的各种危险征兆。表 2-3 列出了自杀评估量表的具体内容。需要注意的一点是，即使患者不愿意主动提及自己的消极观念，被询问时他们仍会如实回答（Michel 2000）。

处理方法

不是所有的自杀行为都能够预防，但是可以通过一些测评来识别自杀观念，并且解决这些引起患者情绪烦扰的因素。我们将自杀处理方案依照初级预防、治疗干预和二级预防的方式进行概念化，以便实践操作。

表 2-3　自杀评估的组成部分

1. 全面的精神状况评估
   a. 识别特定的精神病症状
   b. 评估既往的自杀行为，包括自我伤害的倾向
   c. 回顾既往治疗经历及治疗关系
   d. 识别是否存在自杀、精神障碍和其他异常家族史
   e. 识别当前的社会心理状态和危机性质
   f. 识别患者的心理优势和弱点
2. 询问自杀观念、计划和行为
   a. 明确是否存在自杀观念
   b. 明确是否存在自杀计划
   c. 评估自杀的程度，包括自杀意图和计划的致命性
   d. 了解自杀评估量表的相关性和局限性
3. 建立诊断
4. 评估自杀风险
5. 制订治疗计划
6. 确定最佳治疗环境
7. 为患者及家属提供教育
8. 监测患者的精神状态及治疗效果
9. 必要时进行心理咨询
10. 重新评估安全性和自杀风险
11. 保证详细的病历书写及风险管理
    a. 详细书写一般风险管理计划以及针对自杀的具体文件
    b. 限制自杀合同的使用
    c. 与相关方联系，尤其是患者的家庭医生和其他重要人员
    d. 在患者自杀身亡后对幸存的家属及朋友进行心理干预

初级预防

心理健康教育和初级保健医师培训

75% 以上的自杀身亡者在死亡前一年曾经与初级保健机构的

医师有过联系，但只有 1/3 的人曾就诊于精神卫生机构（Luoma et al. 2002）。因此，照料者应该接受自杀相关风险行为的培训，包括识别风险因素、危险征兆，以及了解基本的干预措施。这一点对于一线的照料者和接诊者非常重要，包括初级保健医生和护理人员，以及急诊工作人员及院前急救小组。需要注意的是约有 50% 的自杀者曾在死前 3 个月内寻求过医疗帮助，但只有 12% 的人得到了足量的抗抑郁药治疗（Isacsson et al. 1994）。针对初级保健医生的培训非常有效，已经显示出抗抑郁药物的使用率在增加，同时自杀率下降（Rihmer et al. 1995；Rutz et al. 1995）。

精神障碍患者的诊断和治疗

在接诊过程中，需要详细了解患者当前以及既往的精神病症状，进一步明确现有的精神障碍诊断，从而给予恰当的处理和治疗。

物质使用障碍的处理

物质滥用和酒精依赖的管理在自杀的初级预防中非常重要。

减少自杀途径

最重要的是要减少使用致命的自杀方法（包括控制枪支和减少天然气中的一氧化碳）。医生可以通过询问了解家中现有的枪支，以及储备药物或其他致死性物品，并把这些东西从患者家中移除来进行干预。美国多个研究显示，个体持有枪支会显著增加自杀风险（哈佛公共卫生学院 2014），此外，抑郁症及其他精神障碍的患者更倾向于使用枪支实施自杀行为（Shenassa et al. 2000）。根据美国疾病控制与预防中心的数据（2012b），在 2009—2012 的 4 年期间，有 81 328 名美国人死于枪支相关的自杀或意外。值得注意的是，使用枪支企图自杀的成功率是 85%，而其他自杀方法的成功率仅为 4%（哈佛公共卫生学院 2014）。

在 2010 年，美国全境有 31 076 起涉枪死亡事件，其中 606 起意外走火，11 078 起谋杀，还有 19 392 起自杀（美国防止枪支暴力法律中心 2012）。值得一提的是美国联邦法律规定患有精神障碍者不得持有枪支，并且要求临床医师上报该类患者（《1968 年枪支管理法案》）。

治疗干预

住院治疗降低自杀风险

急性自杀风险高的患者应该住院治疗。

1．与急性自杀风险有关的关键因素是自杀意图及方法、精神疾病的严重程度、精神病性症状和无助感、缺少人际资源及老年男性（Hirschfeld 2001）。

2．中断患者的自杀行为能够有效地降低自杀成功率，所以精神科封闭住院也同样有效。我们对患者执行民事收容有具体的操作标准——只有当患者有精神疾病，而且对自身或他人的安全有威胁的时候才可执行（Simon 2006）。从法律上来讲，严重残疾的概念可以被纳入具有自我危害的范畴内。一项随访研究证实，在被制止的打算从"金门大桥"跳河自杀的 515 人中，有 94% 的个体在后续的 25 年随访期间能够正常生活，或者直到自然死亡（Friend 2003；Hirschfeld 2001）。另一组选择非跳河方式自杀未遂，而在当地精神病院住院治疗的患者有类似的结局，在研究结束的时候，有 89% 的个体依然存活或自然死亡，6% ~ 11% 的个体死于其他暴力原因，只有 5% ~ 7% 的个体死于自杀（Seiden 1978）。这些研究结果表明，"自杀行为本质上是危急的。如果我们能够帮助存在自杀观念的个体渡过当前危机，那么后续再次出现自杀行为的可能性就很小"（Seiden 1978，p 12），因此，我们应该利用精神科的治疗手段进行干预。

　　3．患者在精神科病房的住院时间可以适当延长，在此期间由受过专业训练的精神科综合管理小组的成员对患者进行全面的观察和评估，帮助医生做出更精确的诊断，并且制订更有针对性的治疗方案。

　　4．一旦患者住院，医护人员应该严密监测患者，并且采取合理的预防措施，确保患者 24 小时处于安全状态，尤其是在入院的前几天（Hirschfeld 2001），必要的时候甚至可以采用一对一的看护模式，对于以"自杀未遂"入院的患者来说，这种保护性措施尤为必要。表 2-4 提供了一些保障患者在住院期间安全的建议。

表 2-4　自杀患者管理的相关要素

1．自杀未遂的患者在急性住院期仍有极高的自杀风险，推荐从以下几方面进行管理：
　　a．启动或继续建议非自愿住院治疗
　　b．启动或继续给予 24 小时一对一的看护，即使家庭成员探视时也是如此
　　c．绝不让患者独居一处
　　d．始终保持在视线可及范围之内，即使去浴室
2．提前移除屋内可以自伤的危险物品
　　a．任何情况下不能提供尖锐物品（例如金属或塑料刀叉）。如果需要，应提前帮助患者切好食物并提供塑料汤匙。有些高危的自伤患者只能给予"手抓饭"（例如三明治）
　　b．移除长的或易弯曲的物品，以免患者勒自己或他人，包括呼叫器的连线、电话线、活动的被单、输液器、鞋带及电线
3．如果可能，向患者的家属及家庭医生获取间接信息
4．最好能将患者转移至一层楼的病房内，这样能够降低跳楼自杀的伤害
5．提供密切的精神科随访
　　a．确保所有自杀或其他高危患者都有恰当的移交流程
　　b．持续进行安全评估及密切监测
　　c．当患者稳定后，将患者转入合适的精神科住院病房做进一步评估和治疗
　　d．直接和家庭医生、急诊医师、病区护士长及责任护士沟通所有的建议以及密切观察的重要性

5．首先要询问患者是否自愿接受治疗，如果遭到拒绝，那么医生就要对患者的状况作进一步的评估，明确是否存在非自愿住院的需要。针对有自伤（自杀）、伤人（杀人）或者精神疾病导致的严重残疾患者（如精神疾病导致患者不能安全进食、穿衣、居住），美国的每一个州都制定了非自愿住院的法律条例。另外，对于拒绝治疗需要强制入院的患者，法律授权可以强制给予精神药物治疗。

需严密监测但不住院的患者

一些虽然存在自杀观念，但不会马上实施自杀的患者可以出院，但是回家后必须由家人或朋友对其进行严密的监护陪伴，避免出现自杀行为。

1．这种监护模式不适合于支持系统缺乏者、病情波动或伴有精神病症状者，或已经表现出危险或自伤行为的患者。

2．如果患者可以出院回家，家中所有的危险物品都应提前处理或妥善保管，包括枪支、药物或其他潜在的自杀方法。

3．患者的家属、朋友和其他一切社会支持系统都需要参与进来，可能还需要包括患者的治疗师或门诊精神科医生。

4．如果患者不愿意接受治疗或他人的帮助，应该引起注意，这高度提示可能存在自伤自杀的风险。此时，住院治疗可能就变得更有必要了。

5．虽然当前临床工作中广泛应用安全告知书，但是没有证据表明这种安全告知书能够有效地减少自杀（Goldsmith et al. 2002）。在实际的临床工作过程中，患者自行签署的"安全契约"几乎没有任何意义。但是如果患者拒绝签署此类"安全契约"则可能意味着该患者在门诊治疗存在高风险，需要住院治疗。

药物治疗

药物治疗是整个自杀风险管理过程中非常重要的部分，尤其对存在急性激越行为的患者或最近被确诊的精神障碍患者，应该及时开始（或重新开始）药物治疗。医生应该告知患者症状缓解的时间往往滞后于治疗起始的时间，可能存在的不良反应，以及突然停药带来的风险（如 SSRIs 药物和苯二氮䓬类药物），另外还要告知患者应当如何应对不良反应。

二级预防

识别高危患者

在本章前面的"危险因素"一节中我们已经详细讨论了主要的危险因素，并且将其总结归纳在表 2-1 当中。

密切随访并持续性预防自杀

药物治疗、心理治疗以及家庭干预对任何潜在的精神疾病都必不可少。患者在出院时应该有完整的诊疗计划，包括转诊到合适的地方进行随访；监测精神状况变化及药物疗效和副作用；以及在患者同意的情况下，让患者的亲属及社会支持系统参与到治疗中，从而提高治疗的成功率。门诊定期复查能够提高患者服药的依从性，因为医生能够有机会观察药物副作用，必要时调整剂量，同时还能和患者讨论在症状改善后继续服药的理由。

制订自杀预防计划

如果既往为患者制订过预防自杀的计划，在现阶段，医生应该和患者一起重温相应的操作方法；如果患者既往没有干预计划，那么医生应该帮助患者共同制订一个可行的操作方案。有许多预防自杀的指南可供医生参考，在此基础上为患者制订个体化预防方案（表 2-5）。这些方案的目的在于指导患者或其社会支持系统的人们来帮助患者渡过当前的危机。

表 2-5　预防自杀的行动计划

最好与当前的主管医生商定安全计划，以确保所有的危险因素都被考虑在内。您的主管医生也能够帮助您识别出触发因素及制订处理方案。安全计划的基本内容如下：

1. 将值得活下去的理由列一个清单
   a. 在危机中这一清单可能难以起笔，所以要提早准备
   b. 从自己的治疗师、家人和其他所爱的人处寻找帮助，制订并完善这一清单
   c. 根据需要更新清单内容
2. 主动照顾自己，关注身体健康
   a. 定期运动，均衡营养饮食，建立良好的睡眠习惯，避免使用兴奋性物质
3. 在物质滥用时立即寻求帮助（包括酒精、大麻、可卡因、止痛药和苯二氮䓬类药物）
   a. 需要向自己的精神科医生坦诚说出这类问题，接受住院治疗或寻求门诊治疗资源（包括匿名戒酒协会和匿名戒烟协会）
   b. 物质使用可能会增加你在危机时刻做出不良行为的风险
4. 制订精神康复计划
   a. 考虑冥想（如正念冥想）、同情训练、自我催眠以及渐进式放松训练
5. 了解触发因素并识别自己的危险征兆（如个人状态、想法、图像、思维方式、情绪和行为），这通常是自杀危机的潜在信号
6. 了解自己的极限
   a. 不要直到无法坚持了才寻求解决方法
   b. 在到达极限点之前逃离应激源
   c. 知道何时需要求助他人
   d. 知道何时独处最好，也知道何时与他人在一起更安全
7. 自我保护
   a. 保证自己所处的环境安全，尽可能防止伤害；在自己的个人空间里没有枪支、刀具，或其他致命的武器
   b. 可以要求家人、朋友，甚至是执法人员帮助移除武器并安全保管
   c. 只留存必要药品，不要囤积药品，因为此种行为会诱发自杀行为

d. 大部分自杀企图具有冲动性——最好的防御是无法获得自伤的方式

8. 制订个人应对策略清单，并能够在无人帮助的情况下独立实施

    a. 注意清单需要包含一组事先设定好的活动内容，能够帮助患者转移注意力，避免自杀意念升级

    b. 这些活动可以是躯体活动（例如散步、运动、瑜伽、绘画、书写），也可以是精神活动（例如冥想、自我催眠或听音乐）

    c. 不要到最后一刻才开始实施应对办法，预防高于治疗

9. 制订可靠的外界资源联系方式清单——即紧急时刻能够随叫随到的个人支持小组成员

    a. 当自我应对方案无效时，及时联系他人

    b. 你确定必要时会有无条件帮助你的人，例如家人、朋友、邻居、救生员、支持小组成员，或 12 步方案支持者

10. 如果个体支持小组成员不可用或无法提供帮助，考虑升级进入下一步：

    a. 考虑是否求助于急诊科或当地诊所

    b. 向自己的精神科医生寻求帮助

    c. 制订精神科医生联系清单（如咨询师、个案分析师和治疗师），或专业机构联系方式（如当地精神病院、急诊科和危机热线），必要时联系他们以帮助自己渡过难关

    d. 这一清单必须提前预备好，并且及时更新联系方式。处于危机时你没有时间弄清电话该打给谁，打到哪里

11. 合理使用资源

    a. 如果他人不知道发生了何事，那么他们就不能提供合适的帮助

    b. 与支持小组分享下列资源：

        i. 联系人名单及其电话号码

        ii. 危险征兆清单，帮助他人识别自己何时需要帮助

        iii. 个人安全计划（包括支持小组人员和精神科医生人员清单）

        iv. 美国国家自杀预防热线号码 [1-800-273-TALK（8255）]

12. 你的安全计划应当是一个可变的文件

    a. 应该与你一起改变、适应和成长

    b. 随着环境变化定期回顾和调整安全计划（如果你搬迁后可能需要新的联系方式）

    c. 严肃对待此事，但同时是可行的、创新的，因为它毕竟关乎你的性命

13. 如果一切都不奏效，及时拨打 911 或前往最近的急诊科

提供联系方式

为目前或者既往有过自杀意念的患者提供多种类型的支持资源，包括门诊精神科医生转诊或危机 / 自杀热线信息等。在美国，自杀预防热线完全免费，每周 7 天，每天 24 小时可接通，随时为民众提供服务。电话会自动分配接入到最近的危机应对中心，由接受过专门训练的危机干预人员接听电话。本章的结尾部分"自杀预防相关资源"会提供额外的信息。

心理教育

为了改善精神药物的治疗效果（包括抗抑郁药物、心境稳定剂和抗精神病药物），应该针对患者、家属及内科医生开展相关的知识教育。

负责任的媒体报道

公众教育项目和广泛的公共卫生倡议能有效地减少自杀的危险因素。自杀行为的相关知识覆盖能够改变公众对于自杀行为的误解，增加高危人群求助的概率（美国国立精神卫生研究所 2012）。负责任的媒体应该做到以下几点：

1．不在大众面前过度炒作自杀行为。

2．尽可能避免使用事件现场照片，最好用学习、工作或生活照片予以替代。

3．尽量不暴露事件细节。

4．通过当前事件提醒大众关注身边人暴露出来的自杀先兆，当怀疑身边的人有自杀风险时应当如何应对，并且提供援助信息（包括自杀预防热线电话、危机干预中心联系方式等）。

临床要点

- 自杀风险评估是精神科急诊最重要也是最困难的任务。
- 美国男性的自杀率是女性的 4 倍。
- 在美国绝大多数人是使用枪支自杀。
- 尽管可以早期识别自杀的高危人群，但其管理和治疗并不尽如人意。
- 75% 以上的自杀者在实施自杀前 1 年内曾向自己的私人医生求助过。对于自己的自杀观念，虽然不太情愿，但是绝大多数患者在医生询问时会承认。
- 自杀风险评估包括确定自杀观念的强度，特别注意是否存在绝望感，冲动性，具体的自杀想法、计划和决心等。
- 自杀危险因素包括既往自杀未遂史、自杀家族史、精神障碍、绝望感、冲动行为以及酒精和其他物质滥用问题。
- 独立有效的预测自杀的因素是既往有过自杀未遂史。
- 绝望感与自杀密切相关。对任何表达出绝望体验的患者都应该具体询问是否存在自杀观念。
- 任何危险因素对自杀的预测都没有足够的特异性或敏感性；然而，所有医生都应该掌握自杀相关危险因素的知识。
- 焦虑障碍使自杀行为的风险提高 2 倍以上。
- 对任何扬言自杀的行为都应该谨慎对待，并考虑进行全面的自杀风险评估。

参考文献

Ahmedani BK, Simon GE, Stewart C, et al: Health care contacts in the year before suicide death. J Gen Intern Med 29(6):870–877, 2014 24567199

Altamura AC, Bobo WV, Meltzer HY: Factors affecting outcome in schizophrenia and their relevance for psychopharmacological treatment. Int Clin Psychopharmacol 22(5):249–267, 2007 17690594

Andrijić NL, Alajbegović A, Zec SL, et al: Suicidal ideation and thoughts of death in epilepsy patients. Psychiatr Danub 26(1):52–55, 2014 24608152

Anglemyer A, Horvath T, Rutherford G: The accessibility of firearms and risk for suicide and homicide victimization among household members: a systematic review and meta-analysis. Ann Intern Med 160(2):101–110, 2014 24592495

Bak S, Stenager EN, Stenager E, et al: Suicide in patients with motor neuron disease. Behav Neurol 7(3):181–184, 1994 24487334

Bakst S, Braun T, Hirshberg R, et al: Characteristics of suicide completers with a psychiatric diagnosis before death: a postmortem study of 98 cases. Psychiatry Res 220(1–2):556–563, 2014 25091231

Beck AT: Hopelessness as a predictor of eventual suicide. Ann N Y Acad Sci 487:90–96, 1986 3471167

Beck AT, Steer RA, Kovacs M, et al: Hopelessness and eventual suicide: a 10-year prospective study of patients hospitalized with suicidal ideation. Am J Psychiatry 142(5):559–563, 1985 3985195

Bellivier F, Szöke A, Henry C, et al: Possible association between serotonin transporter gene polymorphism and violent suicidal behavior in mood disorders. Biol Psychiatry 48(4):319–322, 2000 10960164

Bielau H, Mawrin C, Krell D, et al: Differences in activation of the dorsal raphe nucleus depending on performance of suicide. Brain Res 1039(1–2):43–52, 2005 15781045

Brent DA, Perper JA, Goldstein CE, et al: Risk factors for adolescent suicide: a comparison of adolescent suicide victims with suicidal inpatients. Arch Gen Psychiatry 45(6):581–588, 1988 3377645

Bulik CM, Carpenter LL, Kupfer DJ, et al: Features associated with suicide attempts in recurrent major depression. J Affect Disord 18(1):29–37, 1990 2136867

Busch KA, Fawcett J, Jacobs DG: Clinical correlates of inpatient suicide. J Clin Psychiatry 64(1):14–19, 2003 12590618

Centers for Disease Control and Prevention: Health disparities and inequalities report—United States, 2011. MMWR Morb Mortal Wkly Rep 60 (suppl):1–116, January 14, 2011a. Available at: http://www.cdc.gov/mmwr/pdf/other/su6001.pdf. Accessed May 18, 2015.

Centers for Disease Control and Prevention: Suicidal thoughts and behaviors among adults aged ≥18 years—United States, 2008–2009. MMWR Surveill Summ 60(No. SS-13):1–22, October 21, 2011b. Available at: http://www.cdc.gov/mmwr/preview/mmwrhtml/ss6013a1.htm?s_cid=ss6013a1_e. Accessed December 18, 2014.

Centers for Disease Control and Prevention: Suicide facts at a glance: 2012. 2012a. Available at: http://www.cdc.gov/violenceprevention/pdf/Suicide-DataSheet-a.pdf. Accessed December 18, 2014.

Centers for Disease Control and Prevention: Injury Prevention and Control; Data and Statistics (Web-based Injury Statistics Query and Reporting System [WISQARS])—National Violent Death Reporting System: Violent Deaths 2003–2012. 2012b. Available at: http://www.cdc.gov/injury/wisqars/nvdrs.html. Accessed December 18, 2014.

Centers for Disease Control and Prevention: Youth risk behavior surveillance—United States, 2011. MMWR Surveill Summ 61(No. SS-4):1–162, June 8, 2012c. Available at: http://www.cdc.gov/mmwr/pdf/ss/ss6104.pdf. Accessed December 18, 2014.

Centers for Disease Control and Prevention: Suicide among adults aged 35–64 years—United States, 1999–2010. MMWR Morb Mortal Wkly Rep 62(17):321–325, May 3, 2013. Available at: http://www.cdc.gov/mmwr/preview/mmwrhtml/mm6217a1.htm?s_cid=mm6217a1_w. Accessed December 18, 2014.

Claassen CA, Trivedi MH, Rush AJ, et al: Clinical differences among depressed patients with and without a history of suicide attempts: findings from the STAR*D trial. J Affect Disord 97(1-3):77–84, 2007 16824617

Conwell Y, Duberstein PR, Cox C, et al: Relationships of age and Axis I diagnoses in victims of completed suicide: a psychological autopsy study. Am J Psychiatry 153(8):1001–1008, 1996 8678167

Cooperman NA, Simoni JM: Suicidal ideation and attempted suicide among women living with HIV/AIDS. J Behav Med 28(2):149–156, 2005 15957570

Corbitt EM, Malone KM, Haas GL, et al: Suicidal behavior in patients with major depression and comorbid personality disorders. J Affect Disord 39(1):61–72, 1996 8835655

Cornelius JR, Salloum IM, Mezzich J, et al: Disproportionate suicidality in patients with comorbid major depression and alcoholism. Am J Psychiatry 152(3):358–364, 1995 7864260

Cornelius JR, Salloum IM, Day NL, et al: Patterns of suicidality and alcohol use in alcoholics with major depression. Alcohol Clin Exp Res 20(8):1451–1455, 1996 8947324

Costantini A, Pompili M, Innamorati M, et al: Psychiatric pathology and suicide risk in patients with cancer. J Psychosoc Oncol 32(4):383–395, 2014 24797891

Courtet P, Jaussent I, Lopez-Castroman J, et al: Poor response to antidepressants predicts new suicidal ideas and behavior in depressed outpatients. Eur Neuropsychopharmacol 24(10):1650–1658, 2014 25112546

Crawford MJ, Kuforiji B, Ghosh P: The impact of social context on socio-demographic risk factors for suicide: a synthesis of data from case-control studies. J Epidemiol Community Health 64(6):530–534, 2010 19828511

de la Grandmaison GL, Watier L, Cavard S, et al: Are suicide rates higher in the cancer population? An investigation using forensic autopsy data. Med Hypotheses 82(1):16–19, 2014 24257413

Diefenbach GJ, Woolley SB, Goethe JW: The association between self-reported anxiety symptoms and suicidality. J Nerv Ment Dis 197(2):92–97, 2009 19214043

Erlangsen A, Conwell Y: Age-related response to redeemed antidepressants measured by completed suicide in older adults: a nationwide cohort study. Am J Geriatr Psychiatry 22(1):25–33, 2014 23567434

Ernst C, Mechawar N, Turecki G: Suicide neurobiology. Prog Neurobiol 89(4):315–333, 2009 19766697

Fawcett J: Treating impulsivity and anxiety in the suicidal patient. Ann N Y Acad Sci 932:94–102, discussion 102–105, 2001 11411193

Fawcett J, Scheftner W, Clark D, et al: Clinical predictors of suicide in patients with major affective disorders: a controlled prospective study. Am J Psychiatry 144(1):35–40, 1987 3799837

Friend T: Jumpers: the fatal grandeur of the Golden Gate Bridge. The New Yorker, October 13, 2003, pp 48–59

Galfalvy H, Oquendo MA, Carballo JJ, et al: Clinical predictors of suicidal acts after major depression in bipolar disorder: a prospective study. Bipolar Disord 8(5 Pt 2):586–595, 2006 17042832

Glickman L: The phenomenon of suicide, in Understanding Human Behavior in Health and Illness. Edited by Simons RC, Pardes H. Baltimore, MD, Williams & Wilkins, 1981, pp 640–651

Goldsmith SK, Pellmar TC, Kleinman AM, et al (eds): Reducing Suicide: A National Imperative. Washington, DC, National Academies Press, 2002

Gos T, Krell D, Brisch R, et al: The changes of AgNOR parameters of anterior cingulate pyramidal neurons are region-specific in suicidal and non-suicidal depressive patients. World J Biol Psychiatry 8(4):245–255, 2007 17853258

Gray D, Coon H, McGlade E, et al: Comparative analysis of suicide, accidental, and undetermined cause of death classification. Suicide Life Threat Behav 44(3):304–316, 2014 25057525

Gun Control Act of 1968, Pub. L. No. 90-168 in 18 U.S.C.: Crimes and Criminal Procedure, 1968

Guze SB, Robins E: Suicide and primary affective disorders. Br J Psychiatry 117(539):437–438, 1970 5481206

Hall RC, Platt DE, Hall RC: Suicide risk assessment: a review of risk factors for suicide in 100 patients who made severe suicide attempts: evaluation of suicide risk in a time of managed care. Psychosomatics 40(1):18–27, 1999 9989117

Harris EC, Barraclough B: Suicide as an outcome for mental disorders: a meta-analysis. Br J Psychiatry 170:205–228, 1997 9229027

Harvard School of Public Health: Firearm access is a risk factor for suicide. Means Matter 2014. Available at: http://www.hsph.harvard.edu/means-matter/means-matter/risk. Accessed December 19, 2014.

Heikkinen ME, Isometsä ET, Marttunen MJ, et al: Social factors in suicide. Br J Psychiatry 167(6):747–753, 1995 8829741

Hercher C, Turecki G, Mechawar N: Through the looking glass: examining neuroanatomical evidence for cellular alterations in major depression. J Psychiatr Res 43(11):947–961, 2009 19233384

Hirschfeld RM: When to hospitalize patients at risk for suicide. Ann N Y Acad Sci 932:188–196, discussion 196–199, 2001 11411186

Hubers AA, Reedeker N, Giltay EJ, et al: Suicidality in Huntington's disease. J Affect Disord 136(3):550–557, 2012 22119091

Isacsson G, Bergman U, Rich CL: Antidepressants, depression and suicide: an analysis of the San Diego study. J Affect Disord 32(4):277–286, 1994 7897092

Juurlink DN, Herrmann N, Szalai JP, et al: Medical illness and the risk of suicide in the elderly. Arch Intern Med 164(11):1179–1184, 2004 15197042

Juurlink DN, Mamdani MM, Kopp A, et al: The risk of suicide with selective serotonin reuptake inhibitors in the elderly. Am J Psychiatry 163(5):813–821, 2006 16648321

Kontaxakis VP, Christodoulou GN, Mavreas VG, et al: Attempted suicide in psychiatric outpatients with concurrent physical illness. Psychother Psychosom 50(4):201–206, 1988 3269554

Kostić VS, Pekmezović T, Tomić A, et al: Suicide and suicidal ideation in Parkinson's disease. J Neurol Sci 289(1–2):40–43, 2010 19737673

Law Center to Prevent Gun Violence: Introduction to gun violence statistics. Gun Violence Statistics November 18, 2012. Available at: http://smartgunlaws.org/category/gun-studies-statistics/gun-violence-statistics/. Accessed December 19, 2014.

Leon AC, Solomon DA, Li C, et al: Antidepressants and risks of suicide and suicide attempts: a 27-year observational study. J Clin Psychiatry 72(5):580–586, 2011 21658345

Lin CJ, Lu HC, Sun FJ, et al: The characteristics, management, and aftercare of patients with suicide attempts who attended the emergency department of a general hospital in northern Taiwan. J Chin Med Assoc 77(6):317–324, 2014 24726674

Lönnqvist JK: Psychiatric aspects of suicidal behaviour: depression, in The International Handbook of Suicide and Attempted Suicide. Edited by Hawton K, Heeringen

K. Chichester, UK, Wiley, 2000, pp 107–120

Luoma JB, Martin CE, Pearson JL: Contact with mental health and primary care providers before suicide: a review of the evidence. Am J Psychiatry 159(6):909–916, 2002 12042175

Makhija N, Sher L: Childhood abuse, adult alcohol use disorders and suicidal behaviour. QJM 100(5):305–309, 2007 17449874

Malone KM, Haas GL, Sweeney JA, et al: Major depression and the risk of attempted suicide. J Affect Disord 34(3):173–185, 1995 7560545

Mann JJ, Malone KM, Sweeney JA, et al: Attempted suicide characteristics and cerebrospinal fluid amine metabolites in depressed inpatients. Neuropsychopharmacology 15(6):576–586, 1996 8946432

Menninger K: Man Against Himself. New York, Harcourt Brace Jovanovich, 1985

Michel K: Suicide prevention and primary care, in The International Handbook of Suicide and Attempted Suicide. Edited by Hawton K, Heeringen K. Chichester, UK, Wiley, 2000, pp 661–674

Mościcki E: Epidemiology of completed and attempted suicide: toward a framework for prevention. Clinical Neuroscience Research 1(5):310–323, 2001

National Institute of Mental Health: 1999–2007 trends in suicide rate. 2009. Available at: http://www.nimh.nih.gov/health/statistics/suicide/index.shtml. Accessed December 19, 2014.

National Institute of Mental Health: Recommendations for reporting on suicide. 2012. Available at: http://reportingonsuicide.org/Recommendations2012.pdf. Accessed December 19, 2014.

Nordström P, Asberg M, Aberg-Wistedt A, et al: Attempted suicide predicts suicide risk in mood disorders. Acta Psychiatr Scand 92(5):345–350, 1995 8619338

O'Hare T, Shen C, Sherrer M: Lifetime trauma and suicide attempts in people with severe mental illness. Community Ment Health J 50(6):673–680, 2014 24282033

Page A, Morrell S, Hobbs C, et al: Suicide in young adults: psychiatric and socio-economic factors from a case-control study. BMC Psychiatry 14:68, 2014 24597482

Platt S: Unemployment and suicidal behaviour: a review of the literature. Soc Sci Med 19(2):93–115, 1984 6382623

Pokorny AD: Prediction of suicide in psychiatric patients. Report of a prospective study. Arch Gen Psychiatry 40(3):249–257, 1983 6830404

Qin P, Agerbo E, Mortensen PB: Suicide risk in relation to family history of completed suicide and psychiatric disorders: a nested case-control study based on longitudinal registers. Lancet 360(9340):1126–1130, 2002 12387960

Racine M, Choinière M, Nielson WR: Predictors of suicidal ideation in chronic pain patients: an exploratory study. Clin J Pain 30(5):371–378, 2014 23887336

Rihmer Z, Rutz W, Pihlgren H: Depression and suicide on Gotland: an intensive study of all suicides before and after a depression-training programme for general practitioners. J Affect Disord 35(4):147–152, 1995 8749979

Roberts M, Lamont E: Suicide: an existentialist reconceptualization. J Psychiatr Ment Health Nurs 21(10):873–878, 2014 24796698

Rockett IR, Regier MD, Kapusta ND, et al: Leading causes of unintentional and intentional injury mortality: United States, 2000–2009. Am J Public Health 102(11):e84–e92, 2012 22994256

Roy A: Family history of suicide. Arch Gen Psychiatry 40(9):971–974, 1983 6615160

Rutz W, von Knorring L, Pihlgren H, et al: Prevention of male suicides: lessons from Gotland study. Lancet 345(8948):524, 1995 7861901

Schernhammer ES, Colditz GA: Suicide rates among physicians: a quantitative and gender assessment (meta-analysis). Am J Psychiatry 161(12):2295–2302, 2004 15569903

Seemüller F, Riedel M, Obermeier M, et al: The controversial link between antidepressants and suicidality risks in adults: data from a naturalistic study on a large sample of in-patients with a major depressive episode. Int J Neuropsychopharmacol 12(2):181–189, 2009 18662490

Seiden RH: Where are they now? A follow-up study of suicide attempters from the Golden Gate Bridge. Suicide Life Threat Behav 8(4):203–216, 1978 217131

Shenassa E, Catlin S, Buka S: Gun availability, psychopathology, and risk of death from suicide attempt by gun. Ann Epidemiol 10(7):482, 2000 11018434

Simon RI: Imminent suicide: the illusion of short-term prediction. Suicide Life Threat Behav 36(3):296–301, 2006 16805657

Stockmeier CA: Neurobiology of serotonin in depression and suicide. Ann N Y Acad Sci 836:220–232, 1997 9616801

Stone M, Laughren T, Jones ML, et al: Risk of suicidality in clinical trials of antidepressants in adults: analysis of proprietary data submitted to U.S. Food and Drug Administration. BMJ 339:b2880, 2009 19671933

Suominen KH, Isometsä ET, Henriksson MM, et al: Suicide attempts and personality disorder. Acta Psychiatr Scand 102(2):118–125, 2000 10937784

Szanto K, Kalmar S, Hendin H, et al: A suicide prevention program in a region with a very high suicide rate. Arch Gen Psychiatry 64(8):914–920, 2007 17679636

Teicher MH, Glod CA, Cole JO: Antidepressant drugs and the emergence of suicidal tendencies. Drug Saf 8(3):186–212, 1993 8452661

Thibodeau MA, Welch PG, Sareen J, et al: Anxiety disorders are independently associated with suicide ideation and attempts: propensity score matching in two epidemiological samples. Depress Anxiety 30(10):947–954, 2013 24108489

Triñanes Y, González-Villar A, Gómez-Perretta C, et al: Suicidality in chronic pain: predictors of suicidal ideation in fibromyalgia. Pain Pract 15(4):323–332, 2015 24690160

Turecki G, Ernst C, Jollant F, et al: The neurodevelopmental origins of suicidal behavior. Trends Neurosci 35(1):14–23, 2012 22177979

Underwood MD, Khaibulina AA, Ellis SP, et al: Morphometry of the dorsal raphe nucleus serotonergic neurons in suicide victims. Biol Psychiatry 46(4):473–483, 1999 10459396

U.S. Department of Health and Human Services: Healthy People 2020. 2014. Available at: http://www.healthypeople.gov/2020/LHI/mentalHealth.aspx?tab=data. Accessed December 19, 2014.

U.S. Food and Drug Administration: Labeling change request letter for antidepressant medications. 2009. Available at: http://www.fda.gov/Drugs/DrugSafety/InformationbyDrugClass/ucm096352.htm. Accessed December 19, 2014.

Vaiva G, Vaiva G, Ducrocq F, et al: Effect of telephone contact on further suicide attempts in patients discharged from an emergency department: randomised controlled study. BMJ 332(7552):1241–1245, 2006 16735333

Viner R, Patten SB, Berzins S, et al: Prevalence and risk factors for suicidal ideation in a multiple sclerosis population. J Psychosom Res 76(4):312–316, 2014 24630182

Wender PH, Kety SS, Rosenthal D, et al: Psychiatric disorders in the biological and adoptive families of adopted individuals with affective disorders. Arch Gen Psychiatry 43(10):923–929, 1986 3753159

Witt K, Hawton K, Fazel S: The relationship between suicide and violence in schizophrenia: analysis of the Clinical Antipsychotic Trials of Intervention Effectiveness (CATIE) dataset. Schizophr Res 154(1–3):61–67, 2014 24581550

World Health Organization: Mental Health: Suicide Data. 2014. Available at: http://www.who.int/mental_health/prevention/suicide/suicideprevent/en/. Accessed December 19, 2014.

You Z, Chen M, Yang S, et al: Childhood adversity, recent life stressors and suicidal behavior in Chinese college students. PLoS ONE 9(3):e86672, 2014 24681891

Zisook S, Trivedi MH, Warden D, et al: Clinical correlates of the worsening or emergence of suicidal ideation during SSRI treatment of depression: an examination of citalopram in the STAR*D study. J Affect Disord 117(1-2):63–73, 2009 19217668

自杀预防相关资源

Action Alliance for Suicide Prevention—http://actionallianceforsuicideprevention.org
After an Attempt: A Guide for Medical Providers in the Emergency Department Taking
    Care of Suicide Attempt Survivors—http://store.samhsa.gov/home
After an Attempt: A Guide for Taking Care of Your Family Member After Treatment
    in the Emergency Department—http://store.samhsa.gov/home
After a Suicide: Recommendations for Religious Services and Other Public Memorial
    Observances—http://www.sprc.org/sites/sprc.org/files/library/aftersuicide.pdf
American Association of Suicidology—http://www.suicidology.org/home
American Foundation for Suicide Prevention—http://www.afsp.org
Assessment of Suicidal Risk Using the Columbia Suicide Severity Rating Scale
    (C-SSRS)—http://zerosuicide.actionallianceforsuicideprevention.org/sites/
    zerosuicide.actionallianceforsuicideprevention.org/files/cssrs_web/course.htm
Best Practices Registry (a collaborative project of the Suicide Prevention Resource Cen-
    ter and the American Foundation for Suicide Prevention, funded by the Substance
    Abuse and Mental Health Services Administration)—http://www.sprc.org/bpr
Charting the Future of Suicide Prevention: A 2010 Progress Review of the National
    Strategy and Recommendations for the Decade Ahead—http://www.sprc.org
Columbia Suicide Severity Rating Scale (C-SSRS)—http://cssrs.columbia.edu
How to Report Suicidal Users on Facebook—https://www.suicidepreventionlifeline.org/
    App_Files/Media/PDF/How%20to%20Report%20Suicidal%20Users%20
    on%20Facebook.pdf
The Jason Foundation (provides educational programs and seminars for the awareness
    and prevention of youth suicide)—http://jasonfoundation.com
The Jed Foundation (focuses on understanding the underlying causes of suicide and
    producing effective prevention programs, information, and interventions for col-
    lege and university campuses nationwide)—http://www.jedfoundation.org
Lifeline Crisis Chat (a service of the National Suicide Prevention Lifeline in partnership
    with CONTACT USA)—http://www.crisischat.org
The Link Counseling Center: Suicide Prevention and Aftercare (dedicated to reaching
    out to those affected by suicide and connecting them to resources)—http://
    thelink.org/nrc.htm
National Council for Suicide Prevention (a coalition of eight national organizations work-
    ing to prevent suicide; its mission is to advance suicide prevention through leader-
    ship, advocacy, and a collective voice)—http://www.ncsponline.org
National Organization for People of Color Against Suicide—http://www.nopcas.org

National Suicide Prevention Lifeline (1-800-273-TALK [8255])—http://www.suicide preventionlifeline.org

NYC Guide to Suicide Prevention, Services and Resources—http://samaritansnyc.org/ nyc-resource-guide

Patient Safety Plan Template—http://www.sprc.org/sites/sprc.org/files/SafetyPlan Template.pdf

The Relationship Between Bullying and Suicide: What We Know and What It Means for Schools—http://www.cdc.gov/violenceprevention/pdf/bullying-suicide-translation-final-a.pdf

Safe and Effective Messaging for Suicide Prevention—http://www.sprc.org/sites/ sprc.org/files/library/SafeMessagingrevised.pdf

Safety Planning Intervention for Suicidal Individuals—http://zerosuicide.actionalliance forsuicideprevention.org/sites/zerosuicide.actionallianceforsuicideprevention.org/ files/sp/course.htm

Samaritans USA (a coalition of 11 nonprofit, nonreligious Samaritans suicide preven-tion centers in the United States; its primary purpose is to further the group's principles of befriending people who are depressed, in crisis, and suicidal as prac-ticed on or through the volunteer-staffed crisis response hotlines, public education programs, and suicide survivor support groups)—http://www.samaritansusa.org

Saving Lives in New York: Suicide Prevention and Public Health—http://www.omh. ny.gov/omhweb/savinglives

Self-Help for Suicidal Feelings (downloadable tip sheet)—http://www.suicide-line.org.au/content/uploads/self-help_for_suicidal_feelings.pdf

Social Media Guidelines for Mental Health Promotion and Suicide Prevention—http:// www.eiconline.org/teamup/wp-content/files/teamup-mental-health-social-media-guidelines.pdf

Suicide Awareness Voices of Education (SAVE) (a national nonprofit agency whose mission is to prevent suicide through public awareness and education, reduce stigma, and serve as a resource for those touched by suicide)—http://www.save.org

Suicide Prevention Contract: Contracting for Comfort—http://www.psychiatrictimes. com/blogs/couch-crisis/suicide-prevention-contract-contracting-comfort#st-hash.1UkUaFgC.dpuf

Suicide Prevention Education and Awareness Kit (SPEAK)—http://www.omh.ny.gov/ omhweb/speak

Suicide Prevention Resource Center—http://www.sprc.org/sites/sprc.org/files/library/ SafetyPlanningGuide.pdf

Training Institute for Suicide Assessment and Clinical Interviewing—http:// www.suicideassessment.com

Yellow Ribbon Suicide Prevention Program (teaches about the internal nature of depression and loneliness)—http://yellowribbon.org

Youth Suicide Prevention School-Based Guide—http://theguide.fmhi.usf.edu

第 3 章

暴力风险评估

Vasilis K. Pozios, M.D.

Charletta Dillard, M.D.

Ernest Poortinga, M.D.

案例

G 先生，白人男性，21 岁，单身，无业，有分裂情感障碍和酒精使用障碍病史。6 个月前，他从大学退学后在精神科住院治疗，首次被诊断为分裂情感障碍。当时 G 先生的母亲带他就诊于急诊精神科，因为她越来越担心儿子的偏执观念。G 先生坚信自己以前着迷的一个女同学在社交媒体上辱骂他。经过反复询问，G 先生说他给那个女人发了威胁性邮件，因为她在自己的社交媒体账号上，以照片的形式对他进行"精神阉割"。在急诊科，G 先生说他想杀了那个女人，还说出院后就开始大量饮酒，没有遵照医嘱服用利培酮和丙戊酸盐。G 先生与父亲一起生活，医生通过电话从患者的父亲那里证实了这些信息。患者父亲很担心 G

先生逐渐加重的社交隔离，他说当他想把儿子的手枪从家里拿走时，发现枪不见了，最后在患者的汽车仪表盘小柜里找到了，而且已经装上了子弹。

急诊精神病治疗是精神科临床实践中比较有挑战的问题之一，无论是在一般的急诊科还是特定的精神科急诊，提供医疗服务的情况都是非常复杂的。医护人员通常需要同时处理多种急诊情况。此外，急诊医生可能会面临各种外部压力，例如，保险公司可能会施加压力避免患者住院。更不用说，即使在最好的情况下，医生也可能因忽略细微的线索而会犯错。

急诊精神科医生就药物治疗达成了共识：确保患者安全，防止自伤（自杀或其他情况）。然而，与其他急诊医生不同的是，急诊精神科医生不仅要对患者本人的安全负责，还会间接地保护其他人（通常不存在医患关系）。以 G 先生为例，急诊精神科医生会评估患者对他人的危险性。对潜在暴力风险的患者的评估和管理是非常重要的。

本章的主要目的是为忙碌的急诊精神科医生和住院医生提供一种有序的、标准化的应对策略，对短期暴力风险进行评估。鉴于目前还没有一种万无一失的方法来预测他人的暴力犯罪，我们这里呈现的是在一些有影响的诉讼案例中可接受的临床风险评估方法，这些案例都强调了这些方法。也有连续的犯罪风险评估方法，其中包括一些精算工具用于预测长期的暴力风险（Monahan and Skeem 2014）。定式风险评估是基于精算的基础上完成的，很大程度上超出了本章的范围，因为我们关注的是精神科急症以及相关的短期暴力风险。从根本上说，在进行暴力风险评估时，确定使用什么样的评估策略能更好地为患者服务是每个医生的职责。

暴力与精神疾病

　　为更好地理解患者潜在的暴力风险，我们首先要了解 21 世纪初美国的暴力文化背景。研究结果一致表明，暴力行为与较低的社会阶层、低智商和低教育水平、就业和住所不稳定直接相关（Mercy et al. 2002，Office of the Surgeon General et al. 2001）。统计结果发现，美国的暴力行为正处于历史最低点。1994 年以来，暴力犯罪率（美国联邦调查局定义为"谋杀、非过失杀人、强奸、抢劫和严重人身伤害"）开始下降，至 2013 年达到有记录以来最低点（美国司法部，联邦调查局 2014）。

　　人们对精神疾病在暴力犯罪中所起的作用存在认识上的偏差，根据 Appelbaum（2008）的调查，美国仅有 3% ~ 5% 的暴力风险是由精神疾病导致的。实际上，物质相关障碍和人格障碍的影响远远高于其他任何一种精神疾病（如精神分裂症和抑郁症），而其他精神疾病患者往往更容易成为暴力犯罪的受害者。

　　为什么人们一直认为精神疾病患者是暴力实施者呢？根据《精神卫生：外科医生报告》（Satcher 1999）显示，媒体的选择性报道强化了公众将暴力与精神疾病相关联的刻板印象，并鼓励人们远离那些患有精神障碍的患者。电视或电影中对精神疾病患者的描述也有意无意地影响了他们被法律强制监护的境遇（在急诊精神科他们往往表现为兴奋）。媒体的描述还会影响医生对患者的临床治疗决定，特别是对那些无家可归或类似状况者，无家可归的精神疾病患者犯罪率是有家者的 35 倍（Martell et al. 1995）。

　　虽然娱乐业已经在准确描述精神疾病患者的暴力风险上做出较大努力，但是明确患者在某种环境中存在潜在风险，并努力恰当评估这种风险是精神科医生的职责。当然，某些精神障碍和精神疾病的症状会导致暴力风险增加。命令性幻听可能是最常见的被认为与暴力风险有关的症状，此外还有视幻觉、继发于躁狂的易激惹和继发于抑郁的无望感都会导致患者潜在的暴力风险（Appelbaum 2008）。一个偏执的患者，可能会选择他心里认为迫害自己的人作为目标而"先发制人"（Resnick 2009）。物质滥用会恶化所有这些症状，这在精神障碍患者中很常见（Applbaum 2008）。

　　大部分时间内，精神障碍患者并不是暴力的，有暴力倾向者也并非总是如此。那么，在急诊环境下应该怎样准确可靠地评估患者的暴力风险呢？

暴力风险的临床评估

　　在急诊环境下暴力风险的临床评估充满挑战。最好的情况是导致患者就诊于急诊科的事件清晰，有一份可以回顾患者躯体及精神疾病病史的病历，家属或其他第三方资料可以为医生提供进一步证实的信息。

　　精神科医生很熟悉自伤风险的安全评估，在评估患者对他人的暴力风险时也应该用同样的方法进行详细的评估。这种风险评估应该包含一个标准化调查，内容涵盖能增加暴力风险的重要因素。如果在最初的评估中发现有一定的危险信号，应该做更多深入的调查。

　　我们鼓励急诊精神科医生参加几个精神科住院医师培训项目，使用结构式的专业评估工具，如《历史性临床风险管理》（第3版）（Historical Clinical risk Management-20，HCR-20V3，Douglas，2013），可以作为一个重要的风险因素评估指南（McNiel et al. 2003，2008；Wong et al. 2012）。结构式专业评估工具也被称为临床指南，它与前面提到的精算方法不同，它不估计未来出现暴力风险的概率有多高，也没有明确的临界点表明超过该临界点就需要给予干预。评估工具主要是以干预为目标，评估存在的风险，将患者的病因概念化（Douglas et al. 2013）。

　　HCR-20V3 将 20 种风险因素分为过去的、临床的和风险管理三类（表 3-1），在最终的短期风险评估形成之前，医生应考虑到在所有这些因素中，其中一些因素可能占的权重更大。例如，特定的精神病性症状可能需要详细检查。一些研究者认为，精神病性症状会影响自我控制从而威胁个体安全（例如，患者坚信有人要伤害自己或者有外界力量控制他的思维等妄想症状），与没有这些症状的患者相比，前者与暴力有较高的相关性（Link and Stueve 1994，Monahan 1996）。如果患者短期内会做出暴力威胁行为，医生必须采取措施，通常是强制其住院。这次评估中所收集到的资料以及治疗计划都必须记录下来，以备连续的治疗、护理和法律的需要。

表 3-1　HCR-20V3 风险因素

过去的风险

1. 暴力：患者既往对他人曾有过任何行动、试图或威胁性的躯体伤害行为吗？
2. 反社会行为史
3. 人际关系
4. 就业史
5. 物质使用史
6. 严重精神障碍病史
7. 人格障碍问题
8. 创伤史
9. 暴力倾向史
10. 既往治疗或监管效果

临床的风险

1. 最近的自知力问题
2. 最近的意念或意图问题
3. 最近的重性精神障碍的症状问题

4．最近的不稳定性问题
5．最近的治疗或监管效果
风险的管理
1．未来的专业服务与计划
2．未来的生活环境
3．未来的个人支持
4．未来的治疗或监管效果
5．未来的压力或应对问题

来源：Douglas et al. 2013

暴力风险评估的法律案例

尽管人们通过精算工具的发展与完善为标准化评估过程做了很多努力，但是仍然没有一个精神科专家可以保证他能准确地预测精神疾病患者的暴力风险。然而，法院却做出了这种决定，因为如果不确定暴力风险，就可能会导致司法实践不当。

没有哪个案例被美国精神科学术界和法律界视为急诊精神科风险评估的里程碑，从法律的角度看，内科与急诊科治疗标准没什么区别。因此，我们从法律观点出发收集了有关住院患者和门诊患者的信息。这些标志性案例通常被称为具有"保护责任"的，特总结如下。

Tarasoff 案例

Tarasoff I

Tarasoff 女士是 Poddar 先生在加州大学伯克利分校的同学，在新年夜曾经亲吻过他。当 Poddar 先生得知她不顾他们之间的关系亲吻其他男人后感到很烦恼。他告诉学校的心理医生，他想弄把枪打伤 Tarasoff 女士。心理医生向校园警察做出了书面和口头警示，但是警方对 Poddar 先生进行访谈后认为他没有危险。Poddar 先生之后跟踪并杀害了 Tarasoff 女士。Tarasoff 女士的父母随后将学校和心理医生告上法庭。审判和上诉法庭都驳回了这个案例。在这个案例 [*Tarasoff v. 加州大学董事会*（1974）] 中，加州最高法院提出了不同意见，明确规定："医生有责任给予有危险的患者合理的治疗，并对患者的某些可预见的危险提出警告。当公共危险发生后，这种保护特权也就终止了。"

Tarasoff Ⅱ

学校和心理医生请求重新审讯，加州最高法庭同意了这个请求，以下内容直接引自 *Tarasoff* 案件（1976）的判决：

当治疗师明确或依据职业标准确定患者对他人存在严重的暴力风险时，他就有义务使用合理的方式保护可能的受害人，使其免受危险。这一职责需要医生依据患者的实际情况采取一种或多种措施。因此他需要警告可能的受害者，或其他可以告知受害者的人，通知警察或采取任何其他适合于当时情况的合理而必要的措施。

许多州随后通过法令强调了治疗师在潜在暴力风险案例中的义务，我们建议精神卫生人员应该熟知所在州的法令。

Tarasoff 案例后续

Jablonski by Pahls v. 美国（1983）

Jablonski 先生持锐器威胁同居女友（Kimball 女士）的母亲（Pahls 夫人）并企图强奸她。他自愿就诊于 Loma Linda Vererans Administration（VA）医院，之前他曾在那里看过精神科门诊。虽然警察告知医院，Jablonski 先生既往曾有拨打猥亵电话和恶意破坏财产的行为，但这些信息显然并未传达给精神科医生。在精神科访谈过程中，Jablonski 先生告诉医生，他曾因强奸当时的未婚妻坐了 5 年牢，也和医生讨论最近企图强奸 Pahls 夫人的事情。Jablonski 先生说他之前接受过精神科治疗，但拒绝透露相关信息以及自己在何处就诊。精神科医生诊断 Jablonski 先生为反社会型人格障碍，考虑到其危险性，建议自愿住院治疗。Jablonski 先生拒绝后，精神科医生制订了 2 周后复诊的计划。在诊断性评估后医生与 Kimball 女士单独会面，建议她离开 Jablonski 先生，但是并未给予其他警告。Kimball 女士确实在 2 天后搬离了公寓，但是仍然与 Jablonski 先生见面。

第一次访谈结束后 4 天，Jablonski 先生在 Pahls 的要求下见了精神科医生及其监护人。精神科医生承认 Jablonski 先生存在危险，但尚不需要被监禁。医生为其开具了地西泮，并要求他 3 天后复诊，同时再次告知 Kimball 女士远离 Jablonski 先生。在约定复诊的前一天，Kimball 女士返回 Jablonski 先生的公寓取尿布，被 Jablonski 先生杀害。受害者的家庭起诉了 VA 医院。地方法院基于以下原因认为医院存在治疗过失：①未准确警告受害者，②未获取之前的病历资料，③未记录和转达警察提供的信息。

上诉法院确认了这一决定，认为 VA 医院即使没有 Jablonski 先生的许可，也可以给邻近医院打电话，病历记录会显示 Jablonski 先生既往存在杀害前妻的想法以及多次杀人企图，曾被诊断为精神分裂症。法院还强调至少可以为获取医疗记录，让持有记录者承担违反隐私权的责任。

这个案例进一步延伸了保护未经患者确认的受害者的责任，一些州（包括加州）已经出台了法律，规定对有外显威胁行为者要进行限制。

值得注意的是，对于 VA 没有把 Jablonski 先生收住院治疗（显然是符合 *Tarasoff* 义务的），无论是一审法庭还是上诉法庭都未进行指责，法院认为 Jablonski 先生"不需要监禁"，因为反社会型人格障碍不符合多数法定的精神疾病。接受强制精神科治疗的患者必须符合法定的精神疾病的定义，密歇根州对精神疾病的定义很有代表性，即"大量的思维或情感障碍，严重影响判断力、行为、认知、现实检验或处理日常生活问题的能力"（Michigan Complied Laws 330.1400a）。

Fredericks v. Jonsson（2010）

2000 年的时候，Wellington 先生与 Fredericks 家是邻居，从那时起他开始跟踪 Fredericks 家的两个未成年女儿。2004 年 1 月，Wellington 先生因跟踪行为被判处 8 年监禁，缓期执行。缓刑的条件之一是他"完成了精神健康评估 / 咨询或治疗"。应科罗拉多州缓刑管理部门的请求，精神科执业医生 Jonsson 对他进行了临床访谈和心理学测验。Wellington 先生告诉 Jonsson 医生，他"过去常常出现与 Fredericks 家庭成员有关的暴力幻想，但现在不再有直接针对他们的暴力想法了"。Jonsson 医生没有对 Fredericks 家庭成员或缓刑监管部门提出警告。两周后，Wellington 先生醉酒驾驶一辆偷来的车开到了 Fredericks 家，损坏了一扇窗户，并引发警报。他随后跑到邻居家的院子里，被发现时已经处于无意识状态。

Fredericks 将 Jonsson 医生告上法庭，因为他对 Wellington 先生构成危险的情况未向自己或缓刑监管部门提出警告。美国科罗拉多州地区法院根据精神卫生职业责任法案第 117 条（Colo. Rev.Stat. 13-21-117），对 Jonsson 医生的行为做出了免于赔偿的判决。

美国上诉法院第十巡回法庭，确认了地方法院的判决，裁定 Jonsson 医生和 Wellington 先生之间存在"特殊关系"，认为 Jonsson 医生适用于第 117 条。法庭进一步指出，法令并未规定

Jonsson 医生需要警告 Fredericks 一家。因为 Wellington 先生并未告知 Jonsson 医生，他对于 Fredericks 一家，具有"即将发生的严重躯体暴力的威胁风险"（Maxey et al. 2011）。

Tarasoff 及后续案件的启示

精神科医生从这些有关精神科暴力风险评估的典型案例中能学到什么呢？在急诊环境中，暴力风险评估的"专业标准"是什么？虽然对暴力行为的预测没有标准，但是对危险性的评估却是有标准的（Beck 1990）。换言之，当精神科医生在急诊科面对一名有潜在暴力风险的患者时，应该进行深入仔细的风险评估，如本章前文所述的"暴力风险的临床评估"。值得注意的是，这里没有涉及不恰当治疗承诺的典型案例。精神科医生因承诺问题而被免于诉讼是因为法院会通过法定诉讼程序检查这些案件。

此外，法庭在 Jablonski 的案例中高度建议：精神科医生应该合法尝试取得之前的医疗记录，并将从警察那里获得的信息一并添加到医疗记录中。由于急诊室的时间限制，要做到第一条建议有些困难，但第二条建议可能需要精神科医生克服困难，把这些材料放入医疗记录中。

结论

评估对他人的危险性是急诊精神科评估的必要和重要组成部分，虽然精神科医生没有强大的预言能力，但是这些循证原则和经验，在预防精神病患者对无辜者的暴力行为方面是非常有价值的。

精神科医生在急诊科进行暴力风险评估有两个任务：①识别常见的增加暴力风险的因素，②对已确定的风险立即给予恰当的干预。一名有责任的精神科医生在评估患者对他人的危险性以及暴力风险时应该基于循证实践；不假思索地单凭预感或直觉评估是危险的，有潜在的破坏性，还会带来耻辱感。同样，只是基于非结构式的精神科评估也是不可取的，过去的经验必定会基于循证的实践提供详细有趣的评论。

所有的关心患者合理治疗的精神卫生工作者都应该密切关注精神疾病患者的暴力犯罪行为对其精神疾病耻感的影响。为了避免这种耻感，精神科医生必须尊重这些患者，并认真注意本章中提到的所有细节。

精神科医生如果怀疑患者因为精神疾病恶化或衰退等因素，对他人造成躯体伤害的风险增加时，可以（事实上也应该）进行干预。不幸的是，对精神疾病患者暴力风险的预测，没有根本的方法可以确保万无一失。循证方法与临床经验和判断相结合，是急诊环境中最基本的、公认的评估暴力风险的方法。

临床要点

- 精神疾病患者确实存在暴力行为，但是，大众媒体和其他媒介可能夸大了精神疾病带来的风险。
- 某些特定的精神疾病（如反社会型人格障碍、物质相关障碍）比其他疾病（如重性抑郁障碍）的风险更高。
- 某些特定症状（如精神自动症）的风险较其他症状更高。
- 应用风险因素清单指导风险评估。
- 虽然没有完美的方法来预测暴力风险，但是一些标志性法律案例确立了对潜在受害者的"保护责任"。这种职责适用于急诊科评估。

参考文献

Appelbaum PS: Foreword, in Textbook of Violence Assessment and Management. Edited by Simon R, Tardiff K. Washington, DC, American Psychiatric Publishing, 2008, pp xvii–xxii

Beck JC (ed): Confidentiality and the Duty to Protect: Foreseeable Harm in the Practice of Psychiatry. Washington, DC, American Psychiatric Press, 1990

Douglas KS, Hart DH, Webster CD, et al: HCR-20V3: Assessing Risk for Violence. Burnaby, BC, Canada, Simon Fraser University, Mental Health, Law, and Policy Institute, 2013

Fredericks v Jonsson, 609 F.3d 1096, 10th Cir. (2010)

Jablonski by Pahls v United States, 712 F.2d 391, 395, 9th Cir. (1983)

Link BG, Stueve A: Psychotic symptoms and the violent/illegal behavior of mental patients compared to community controls, in Violence and Mental Disorder: Developments in Risk Assessment. Edited by J. Monahan J, Steadman HJ. Chicago, IL, University of Chicago Press, 1994, pp 137–160

Martell DA, Rosner R, Harmon RB: Base-rate estimates of criminal behavior by homeless mentally ill persons in New York City. Psychiatr Serv 46(6):596–601, 1995 7641002

Maxey JJ, Wortzel HS, Martinez R: Duty to warn or protect: Colorado's professional liability statute provides support for summary judgment in favor of a psychologist who completed an evaluation for the Colorado probation department. J Am Acad Psychiatry Law 39(3):430–432, 2011

McNiel DE, Gregory AL, Lam JN, et al: Utility of decision support tools for assessing acute risk of violence. J Consult Clin Psychol 71(5):945–953, 2003 14516243

McNiel DE, Chamberlain JR, Weaver CM, et al: Impact of clinical training on violence risk assessment. Am J Psychiatry 165(2):195–200, 2008 18245189

Mercy J, Butchart A, Farrington D, et al: Youth violence, in World Report on Violence and Health. Edited by Krug E, Dahlberg LL, Mercy JA, et al. Geneva, Switzerland, World Health Organization, 2002, pp 25–56. Available at: http://www.who.int/violence_injury_prevention/violence/global_campaign/en/chap2.pdf. Accessed April 29, 2015.

Michigan Compiled Laws 330.1400a. Available at: http://www.legislature.michigan.gov. Accessed December 19, 2014.

Monahan J: Violence prediction: the last 20 and the next 20 years. Crim Justice Behav 23:107–120, 1996

Monahan J, Skeem JL: The evolution of violence risk assessment. CNS Spectr 19(5):419–424, 2014 24679593

Office of the Surgeon General; National Center for Injury Prevention and Control; National Institute of Mental Health; Center for Mental Health Services: Youth Violence: A Report of the Surgeon General. Rockville, MD, Office of the Surgeon General, 2001. Available at: http://www.ncbi.nlm.nih.gov/books/NBK44294/. Accessed April 29, 2015.

Resnick P: Risk Assessment for Violence: Course Outline (Forensic Psychiatry Review Course). Chicago, IL, American Academy of Psychiatry and the Law, 2009, pp 112–114

Satcher D: Mental Health: A Report of the Surgeon General. 1999. Available at: http://www.surgeongeneral.gov/library/mentalhealth/home.html. Accessed December 19, 2014.

Tarasoff v Regents of the University of California, 118 Cal Rptr 129, 529 P2d 553 (1974)

Tarasoff v Regents of the University of California, 17 Cal. 3d 425, 131 Cal Rptr 14, 551 P2d 334 (1976)

U.S. Department of Justice, Federal Bureau of Investigation: Crime in the United States, 2013. Released Fall 2014. Available at: http://www.fbi.gov/about-us/cjis/ucr/crime-in-the-u.s/2013/crime-in-the-u.s.-2013/violent-crime/violent-crime-topic-page/violentcrimemain_final. Accessed April 28, 2015.

Wong L, Morgan A, Wilkie T, et al: Quality of resident violence risk assessments in psychiatric emergency settings. Can J Psychiatry 57(6):375–380, 2012 22682575

推荐阅读

Appelbaum PS: Legal issues in emergency psychiatry, in Clinical Handbook of Psychiatry and the Law, 4th Edition. Edited by Appelbaum PS, Gutheil T. Philadelphia, PA, Lippincott Williams & Wilkins, 2007, pp 42–79

Felthous A: Personal violence, in American Psychiatric Publishing Textbook of Forensic Psychiatry: The Clinician's Guide. Edited by Simon P, Gold L. Washington, DC, American Psychiatric Publishing, 2004, pp 471–496

Tardiff K: Clinical risk assessment of violence, in Textbook of Violence Assessment and Management. Edited by Simon R, Tardiff K. Washington, DC, American Psychiatric Publishing, 2008, pp 3–14

第4章

急诊中的抑郁、欣快和愤怒

Philippe-Edouard Boursiquot, M.D.

Jennifer S. Brasch, M.D.

心境状态的一般处理方法

　　情绪障碍是精神科急诊（psychiatric emergency service，PES）患者常见的症状或主诉。如果患者比较合作，我们可以直接评估。如果患者易怒、易激惹或过度兴奋，可能出现激越并有潜在的攻击性，那么可能无法进行长时间的访谈。对于经验不足的医生来说，情绪不稳定的患者较为复杂，无法预测。严重的情绪低落患者可能会有退缩，反应迟钝，导致我们在繁忙的 PES 中难以获得全面的信息。准确评估情绪异常的患者非常关键，因为他们的自杀风险、暴力风险和发病率都比较高（Angst et al. 2002）。本章我们主要关注有严重情绪障碍，特别是抑郁、躁狂以及愤怒患者的评估和处理。

如果一名抑郁、欣快或愤怒的患者来到 PES，我们首先要关注的是安全。虽然患者在某一瞬间表现出显而易见的躁狂症状，但应该特别注意评估患者的激越程度和安全需要，并设置一个安全、刺激较小的环境。对于严重抑郁的患者来说，安全的环境和密切的观察必不可少，特别是那些试图在 PES 自杀的患者。仔细评估自伤或伤人的风险是关键的，它将决定下一步的处理方案（更详细的内容见第 2 章"自杀风险评估及管理"和第 3 章"暴力风险评估"）。

对严重情绪障碍患者的急诊评估和干预需要同时进行：观察并监测情绪变化，尽力掌控局面。一旦患者的紧急安全问题得到解决，评估就可以进行。PES 评估需要关注当前的表现，包括情绪障碍、自主神经系统症状以及近期的应激事件。同样重要的是，挖掘既往的情绪异常发作史、躯体疾病史、用药情况和功能状况。所有有情绪障碍的患者都需要筛查精神科共病，包括精神病性症状、人格障碍和焦虑障碍。物质使用障碍在 PES 患者中很常见，想要明确患者当前的情绪障碍是由药物中毒、戒断、觅药行为导致的，还是由自我治疗而使用了一些物质导致的，这对于医生来说是一个挑战。之前的病历记录可以追踪患者情绪障碍的纵向演变模式。评估自伤或伤人的风险问题时，间接的信息也很重要。

抑郁情绪状态

案例 1

患者 S，女性，61 岁，因自杀观念和虚无妄想就诊于 PES。她既往有重度抑郁症病史，曾接受过电休克治疗。在访谈过程中，她与医生没有任何眼神交流，头发蓬乱，衣冠不整，看起来疲惫不堪，情感压抑，语音低沉，称"我极度悲伤，欲哭无泪"。她没有自杀计划，但认为自己不可能康复，她想结束内心的痛苦。3个月前停药后，感觉情绪越来越糟糕。

抑郁是PES患者第三大常见症状，仅次于物质使用和精神病性障碍（Currier and Allen 2003）。如果PES或综合医院急诊科的患者伴有自杀企图，一定要仔细评估是否患有抑郁或其他心境障碍。反之，对有抑郁情绪的所有患者都要评估自杀风险。

评估

许多有抑郁情绪的患者很容易描述自己的痛苦，因此，开放式询问比封闭式更能有效地获得准确信息，而封闭式交流更适合有思维紊乱和情绪高涨的患者（见本章"情感高涨状态"一节）。比如，我们不是询问回答为"是"或"否"的问题（如"过去2周内你感到悲伤流泪的时候是不是更多？"）。医生可能会问："最近心情怎么样？"作为采集现病史的一部分，医生应该询问主要的应激源和重大的丧失（表4-1），因为这些可能是诱发重性抑郁发作的原因。

表 4-1   患者情绪障碍的应激源分类

经济	收入，债务，赌博损失，被盗
工作	工作不稳定，失业，工作不满意，退休
住所	不安全，无家可归
人际关系	丧失亲人（居丧反应），暴力，遭到背叛，性取向，欺凌，冲突，虐待，缺少支持
健康	近期的、严重的或慢性躯体疾病，妊娠，残疾，慢性疼痛
其他	文化、发展或生活变迁，精神或环境的危机，适应不良的应对方式（如焦虑障碍、物质使用障碍）

明显的悲伤或快感缺乏是诊断重性抑郁发作必不可少的症状。其他与抑郁发作相关的症状包括睡眠障碍、精力下降、食欲改变、明显的自责自罪、注意力不集中、精神运动性抑制、有死亡和自杀的先占观念。此外，只有当发作期间伴有显著的功能改变才能诊断抑郁发作。

精神运动性抑制的患者因反应迟钝，提供的信息有限。缺乏经验的医生可能会受到患者的影响，放慢提问的速度，使访谈几乎停顿下来。医生需要保持访谈节奏，坚持询问的同时表现耐心和关怀。由于文化的原因、病耻感或害怕被歧视，有些患者将抑郁症状描述得较轻；有些患者可能因为决定自杀，为了实施自杀计划而否认抑郁情绪。医生应该收集辅助信息，把由于信息不充分或不准确导致决策错误的风险降到最低。

当一个抑郁患者开始哭泣时，医生可能会无所适从，为了解患者痛苦的深度和强度，应该暂停访谈，给患者留出一些时间，然后再继续访谈。我们识别并解决这些痛苦的表现会使患者感到轻松，同时具有共情效应的倾听可减轻患者的情绪负担。

询问既往心境障碍发作史很重要，我们要把与既往的诊断、治疗和依从性有关的信息和当前临床表现结合起来。医生必须询问既往轻躁狂和躁狂发作史，将使用抗抑郁药物诱发这些发作的风险降到最低。识别混合特征的表现也很重要，因为这种特征发展为双相障碍的可能性很大（美国精神病学会 2013）。

医生还需要收集物质使用史，特别是酒精、苯二氮䓬类药物、可卡因、阿片类和兴奋剂。这些物质与抑郁情绪的发生和发展有关。比如我们很难明确患者是由于饮酒而导致的抑郁情绪，还是由于抑郁情绪而饮酒。有些患者使用可卡因或其他物质是为了治疗抑郁情绪。如果患者的抑郁情绪与物质使用问题在同一个月内出现，则需要考虑物质使用所致的心境障碍（详细信息见第9 章"物质相关的精神科急诊"）。

抑郁患者的精神检查往往能反映其痛苦的严重程度。医生需要评估患者的卫生状况、眼神交流、言语和思维内容。情感反应协调的无价值感、贫穷、虚无和疑病的观念提示严重的抑郁，有时可达到妄想的程度。15% 的抑郁患者会出现精神病性症状（Glick 2002）。在青少年中，严重的抑郁可能是双相障碍的最初表现（DeFilippis and Wagner 2013）。伴有焦虑的抑郁很难与混合状态相鉴别，前者没有夸大和寻求快乐的行为是主要的鉴别点（Glick 2002）。抑郁情绪可能是老年患者神经认知障碍的早期表现，做一个简单的认知功能测查是有益的，如简易智力状况检查（Mini-Mental State Examination，MMSE）（Folstein et al. 1975）或蒙特利尔认知评估（Montreal Cognitive Assessment，MoCA）（Nasreddine et al. 2005）。另外，抑郁状态也会导致认知功能损害。

评估时还需要考虑与抑郁情绪相关的躯体疾病，包括躯体检查（表 4-2）和实验室检查（表 4-3），育龄妇女应排除妊娠问题，因为这会影响治疗的选择。

表 4-2　与抑郁情绪相关的常见躯体疾病和物质相关障碍

心脑血管疾病：脑梗死，急性心肌梗死后，心力衰竭

内分泌代谢性疾病：糖尿病，贫血（还会与躁狂症状同时出现），甲状腺功能减退，围绝经期，睾酮水平低，自然流产，维生素 B_{12} 缺乏

神经退行性疾病：阿尔茨海默病，听力障碍

外伤：脑外伤

物质相关：酒精使用障碍（当前或既往），大麻使用障碍，烟草戒断，阿片类戒断

其他：睡眠呼吸暂停综合征，慢性疼痛，睡眠剥夺

来源：Adapted from DynaMed 1995a，Joska and Stein 2008

表 4-3　建议情绪异常患者做的实验室检查

血细胞分析（CBC）

血糖

促甲状腺激素（TSH）

尿素、肌酐、电解质

谷丙转氨酶（ALT）、谷草转氨酶（AST）、γ- 谷氨酰转肽酶（GGT）、胆
　红素

育龄妇女检查 β- 人绒毛膜促性腺激素（β-HCG），男性查睾酮水平

血清酒精浓度（酒精中毒患者）

尿毒理筛查

尿液分析（特别是老年人）

诊断

　　抑郁情绪可能是很多精神障碍的表现，最常见于重性抑郁
发作。医生应慎重考虑疾病的严重程度、病程和功能损害是否达
到 DSM-5（美国精神病学会 2013）的诊断标准。如果患者的症
状没有完全达到重性抑郁发作的诊断标准，并且之前存在应激
源，医生应该考虑诊断适应障碍或居丧反应。如果患者表现抑郁
并伴有精神病性症状，最好诊断为伴有精神病性症状的重性抑郁
发作。伴有或不伴精神病性症状的抑郁发作还可见于双相障碍、
精神分裂症、分裂情感障碍或其他重性精神障碍患者。另外，还
需要考虑物质引起的心境障碍，特别是酒精、阿片类和可卡因。
很多患者可能是多种诊断，如焦虑障碍和抑郁症状就有很高的共
病率。边缘型人格障碍患者除了人际关系和自我身份识别不稳定
外，还会主诉抑郁情绪或情绪不稳定。进食障碍的患者也常常伴
有重性抑郁发作。

管理与处置

基于风险评估做出处理。抑郁情绪、自杀观念和（或）精神病性症状明显的患者需要住院治疗（表 4-4）。PES 中有超过半数的抑郁患者需要住院治疗（Harman et al. 2004）。

表 4-4 情绪异常患者入院标准

对自身或他人有危险（自杀、伤人或杀人的风险）
生活不能自理
有很大可能性存在导致异常情绪状态的急性或致残性躯体疾病
在门诊无法安全评估或治疗的症状
缺乏社区随访机构
社会隔绝
充满敌意的家庭环境

注：当地非自愿住院标准同样适用

重度抑郁发作的患者，如果是未入院治疗的重度抑郁发作患者，可以在急诊科进行抗抑郁药治疗。但是这种做法颇具争议，因为会有依从性、随访及潜在的药物过量问题（Glick 2004）。但目前抑郁症的一线药物治疗通常是比较安全的。表 4-5 列出了 PES 中接受抗抑郁药治疗进行门诊随访时需要监测的情况。开抗抑郁药的时候，医生需要仔细解释用药的目的，介绍常见的不良反应，讨论症状好转预计所需的时间。患者必须由卫生保健工作者负责随访，监测他们对抗抑郁药的反应并继续开药（Glick 2004；Shea 1998）。方便的话，还可以为买不到或买不起药物的患者提供药物样品。如有可能，可以让患者家属或支持者参与讨论。如果患者对治疗计划有疑问，鼓励其拨打危机热线或看急诊。医生对这些信息要进行详细的记录（Glick 2004）。

表 4-5　在急诊科可以进行的抗抑郁药治疗和门诊随访情况

诊断明确

无物质滥用问题

低自杀风险

无精神病性症状、冲动或激越

无急性期躯体问题

随访计划明确

患者渴望开始治疗

患者有能力买药（或有医保）

　　抑郁症的一线药物治疗包括选择性 5- 羟色胺再摄取抑制剂（SSRIs，如艾司西酞普兰、舍曲林）。5- 羟色胺 - 去甲肾上腺素再摄取抑制剂（SNRIs，如文拉法辛、度洛西汀）、去甲肾上腺素和多巴胺再摄取抑制剂（如安非他酮）和去甲肾上腺素及选择性 5- 羟色胺联合激动剂（如米氮平）（Lam et al. 2009）。具体选择哪种药物取决于禁忌证（如 5- 羟色胺综合征的风险）、既往的治疗反应 [患者本人和（或）家属]、不良反应、合并的躯体疾病和潜在的药物交互作用。一般治疗 4 ～ 6 周后情绪会改善，但注意力不集中、睡眠和精力相关症状可能在 1 ～ 2 周内有所好转。SSRIs 和 SNRIs 药物常见的副作用包括胃肠道不适、失眠、神经过敏（25% 的患者）和性功能障碍（50% ～ 80% 的患者）（Lam et al. 2009）。有肝脏疾病的患者以及老年人应从低剂量开始。通常认为妊娠期使用 SSRIs 是安全的，不过证据有限（Lam et al. 2009）。

　　对于在 PES 就诊的正在服用抗抑郁药的患者，我们可以考虑加用一种非典型抗精神病药来增效和（或）治疗失眠、焦虑症状（Spielmans et al. 2013）。这些药物效果适中，但会有一些副作用如体重增加、胰岛素抵抗和高血脂（Lam et al. 2009）。

对于轻中度抑郁症患者，一个短程的结构式心理治疗可能有效。心理治疗联合药物治疗的效果可能优于单一治疗（Parikh et al. 2009），但一些心理治疗如认知行为治疗、人际关系治疗、行为激活、精神动力学或其他治疗则可能因为可得性差或费用较高而限制其使用。支持性心理治疗对居丧反应或适应障碍的患者是有益的。

对于有双相障碍病史的患者，不推荐使用单一的抗抑郁药治疗。在使用抗抑郁药之前，需使用或联合使用心境稳定剂如锂盐或拉莫三嗪（Yatham et al. 2013）。伴有精神病性症状的患者需要给予典型的或非典型抗精神病药联合抗抑郁药治疗（Glick 2002）。我们在 PES 就可以着手讨论这些治疗方案，但更多时候还是在住院或门诊时做出决定。严重抑郁伴自杀观念同时不能进食水的患者，需要考虑无抽搐电休克治疗。

共病抑郁症状和物质使用障碍的患者最好转诊到共病障碍部门，但是使用这类医疗服务往往是有限的。使用抗抑郁药治疗是安全、有效的，这能改善患者治疗物质滥用的依从性，又可以减少患者的物质使用（Minkoff 2005）。

案例 1（后续）

S 女士有高度的自伤风险，不能自我照料，医生认定她为非自愿患者，在住院病房有床位前，需留在 PES 进行密切观察。她的诊断是重性抑郁障碍，目前为重度抑郁发作。

情感高涨状态

案例 2

M 先生，28 岁，由哥哥带来 PES。"进来，进来！"M 先生招呼道："很高兴见到你！我得告诉你出什么事了，你看，今天不是四月一日愚人节，今天是四月真心话日！"他兴奋地宣称：
"我是大城购物中心的保安，今天，我要被提升为战地指挥官
了。你有权释放我，医生，这样我就能见到我的长官。现在由你
做主！到目前为止我会保护人们的身体安全！现在，现在我知道
怎样保护他们的灵魂安全了！"M 先生信心满满地微笑着。过
去一周他每晚只睡 1 ～ 2 小时，没有物质滥用现象。

躁狂被定义为一种兴奋状态，往往与情感高涨、欣快有关，
但躁狂患者也可表现为易激惹。双相障碍的终身患病率为 4%，
往往有较高的自杀率，且共病较多（Ketter and Chang 2014）。访
谈一名欣快的患者有时是非常有趣并富有挑战性。

评估

医生评估情感高涨的患者时，要灵活，富于创造力和有耐
心。与访谈抑郁患者一样，首先要考虑安全。欣快和兴奋的患者
很容易变得激惹、不合作，变得有威胁，因此医生可以要求保安
在场。为了获得有益的信息，有时需要打断患者，询问一些与躁
狂有关的问题，这时需要运用一些访谈技巧，避免激惹患者或引
起过度反应（Levinson and Young 2006）。如果患者的话多、赘
述或讲话毫无条理，我们要问一些简短的、封闭性的、有针对性
的问题，增加有用的信息量。为了采集现病史，医生应设法找出
一条清晰的近期生活事件时间表，探索可能的应激事件。一旦患
者情绪不稳定，无论获得多少实际信息，须马上结束访谈。即便
是短暂的接触，也能为精神检查提供足够的资料。心境障碍的纵
向病程对明确诊断很重要，这些信息可以通过家属和既往病历
记录获得。

访谈过程中，躁狂的特征性症状会自发出现，如夸大、言语
增多、观念飘忽、注意力不集中等。重要的是了解患者的自杀和

杀人想法，因为躁狂患者往往认为自己所向披靡，并可能丧失了生死或道德观念。同时，医生还要评估其高危行为，因为躁狂患者往往做事漫不经心，容易导致事故或创伤（Swann 2008）。了解患者的药物治疗和物质使用史也是非常重要的。近期使用抗抑郁药可能诱发躁狂发作，服用心境稳定剂依从性差也会导致相应的状况。近期物质使用情况也很重要，因为物质滥用可导致类躁狂发作或掩盖躁狂发作。

许多躁狂患者活动增多，哪怕一会儿也不能安静坐着。精神检查还可发现其过度警觉，情绪易波动，观念飘忽，语速急促，自知力缺乏和判断力受损。

虽然躁狂患者可能不配合躯体检查，但我们应该尝试去做，因为很多躯体疾病与欣快和情感高涨有关（表 4-6）。对患者简短的观察可能提示物质中毒或戒断反应，我们也推荐做一些常规的实验室检查（表 4-3）。很多心境稳定剂对胎儿有致畸性，因此建议育龄期女性做妊娠检查（James et al. 2007）。

表 4-6　常见的与情感高涨相关的躯体疾病和物质相关障碍

心脑血管疾病：脑梗死

感染：HIV 感染、脑炎、脑膜炎、狂犬病、神经梅毒

自身免疫性疾病：系统性红斑狼疮

内分泌代谢疾病：高血糖、低血糖、甲状腺功能减退、维生素 B_{12} 缺乏

神经退行性疾病：阿尔茨海默病

外伤：脑外伤

物质 / 药物使用：尼古丁、咖啡因、酒精、可卡因、苯丙胺、苯环己哌啶（PCP）、苯丙胺类药物、合成类固醇、抗抑郁药、糖皮质激素、苯二氮䓬类药物戒断反应

其他：正常颅压脑积水、癫痫、睡眠剥夺

来源：Adapted from DynaMed 1995b and Joska and Stein 2008

诊断

双相障碍 I 型的核心特征是单次或多次躁狂发作（可能还有过抑郁发作），而双相障碍 II 型则是轻躁狂发作。轻躁狂患者表现为情感高涨、欣快、易激惹但不伴有精神病性症状，不需要住院治疗。躁狂患者的社会和职业功能明显受损，而轻躁狂患者基本保持正常的社会功能。如果患者同时有躁狂和抑郁情绪，除了躁狂和轻躁狂发作外，要注意有无可能是"伴有混合特征"（美国精神病学会 2013），这些患者往往表现为情绪不稳定，严重激越，行为不可预测，难以管理（Swann 2008）。

与抑郁发作相比，躁狂发作只出现在少数几种疾病中。虽然情感高涨通常与双相障碍 I 型相关，但是也可见于分裂情感障碍和物质使用相关障碍。分裂情感障碍需要在纵向病程中有显著的情感症状，如果无情感症状，精神病性症状持续至少 2 周。与欣快有关的物质包括酒精、苯丙胺、可卡因、致幻剂和阿片类，躁狂状态与脱抑制有关，这会增加物质使用的风险。躁狂还与躯体疾病有关（表 4-6），抗抑郁药也可诱发躁狂发作。

治疗和处置

躁狂状态的患者通常对其潜在的危害性想法和计划缺乏自知力。在这些状况下（表 4-4），他们需要非自愿住院。如果患者自知力较好，心境障碍不严重（如轻躁狂），可以在社区进行药物调整治疗并严密随访观察。

在急诊科，躁狂状态的患者往往易激惹、激越、贸然侵犯他人（如不请自来，突然到访）。工作人员应尽量减少环境噪音和刺激，始终保持低调的人际互动（Swann 2008）。为了控制一个激越的患者或防止伤害他人，我们可能需要采取隔离或约束措施（见第 11 章"急诊科隔离与约束原则"）。如果患者需要留在

PES 较长一段时间，我们必须积极用药，预防躁狂行为进一步升级。躁狂状态会使患者家属和朋友很惊恐，我们需要做心理教育，包括症状的描述，明确基于证据的治疗方案，这可能给他们提供一定程度的安慰（Yatham et al. 2013）。

对于愿意口服药物治疗的患者，心境稳定剂和非典型抗精神病药（如利培酮、奥氮平）是一线选择，可以单药治疗也可以联合治疗（Yatham et al. 2013）。如果患者拒绝口服药，推荐肌内注射奥氮平、齐拉西酮、阿立哌唑，或联合肌内注射氟哌啶醇和苯二氮䓬类药物（Yatham et al. 2013）。老年人使用苯二氮䓬类药物时应谨慎，因为会增加跌倒的风险。如果担心致畸作用，则优先选择抗精神病药物而非心境稳定剂，但也存在一些风险，比如锥体外系症状，因此我们要谨慎权衡获益和风险（Yatham et al. 2013）。

医生需要谨记，患者可能过于激越而不愿意治疗和（或）不同意治疗，在这种情况下用药治疗将构成化学性约束，需要委托一个人代替患者做决定。如果不需要住院，我们要密切随访以确定疗效，并根据需要调整药物剂量或类型。

案例 2（后续）

M 先生认为自己不需要住院治疗，在转入病房前，他变得很激惹，命令医生放了自己，但在哥哥的支持和鼓励下，他在服用奥氮平口服液 10mg 后平静下来，直到安排病房时他一直保持稳定的情绪。

愤怒和易激惹状态

案例 3

W 先生，男性，17 岁，由于干扰市区治安被警察带到急诊室。他拒绝评估，发脾气，辱骂工作人员，并且拒绝口服镇静剂，非常不配合，不愿意和父母交流。近一年他每天都使用大麻，这与愤怒反应加剧密切相关。父母不愿意带患者回家。患者曾服用安非他酮治疗注意缺陷多动障碍（ADHD）。

在本章中愤怒和易激惹是最极端的情绪表现，对这些患者进行访谈很困难，医生的压力来自必须准确地预测暴力的风险，同时也没人愿意将自己故意暴露在长篇大论的语言攻击或更糟糕的情景中。攻击的威胁令人不安。由于愤怒和易激惹行为可以是多种不同诊断的临床表现，因此做出最恰当的诊断对医生来说是个挑战。此外，很多危机情况并非病理性愤怒的行为发展而来的。在这种情况下医生有必要识别来访者有没有病，应认识到急诊室的作用是很有限的。

评估

安保人员或经过训练的工作人员必须对所有患者，特别是对愤怒和易激惹的患者要检查其财物和衣着，防止携带武器。在PES 中通常会对以下两类易愤怒和易激惹的患者进行访谈：①患者在评估中相当平静，但是因为在社区中愤怒或易激惹的行为而被带来 PES；②在评估过程中易激惹的患者。

对所有 PES 患者进行评估时，首先要确保每一个人的安全，这在很大程度上取决于患者是否配合检查。面对一个相当平静并且能够描述自身愤怒和易激惹发作的患者，医生应该询问一些开放性的、无偏倚的问题，收集造成这次就诊的事件细节以及既往愤怒的发作情况。比如"你打了约翰多少次？"而不是"你是不是打了他好多次？"因为后一个问题会使患者尽量淡化自己的攻击行为，特别是面临拘捕的情况下。一旦了解清楚了病史，医生就可以直接提出问题，做出诊断或鉴别诊断（表 4-7）。

表 4-7 可能表现为愤怒和易激惹的情况

重性抑郁发作、躁狂发作、混合发作

广泛性焦虑障碍、创伤后应激障碍

重性精神障碍

物质中毒或戒断 [酒精、兴奋剂（苯丙胺、可卡因）、致幻剂、苯环己哌啶]

觅药行为（特别是酒精、阿片类、镇静药 / 催眠药 / 抗焦虑药）

冲动控制障碍（特别是间歇性爆发障碍）

人格障碍（特别是反社会和边缘型人格障碍）

品行障碍、对立违抗性障碍、破坏性心境失调障碍

注意缺陷多动障碍、抽动障碍、全面发育障碍

配偶或亲密同伴关系紧张、其他人际关系问题、适应障碍（伴有品行障碍）

轻度或重度神经认知功能障碍、谵妄、脑外伤、癫痫

来源：美国精神病学会 2013

对在访谈中易愤怒和易激惹的患者进行评估是具有挑战性的。医生需要意识到，在面对愤怒的患者时，医生也会感到不适，因此医生应避免表现出激惹性。严格的限制很有必要。对医生来说，离开诊室能让患者停止长篇大论，不要跟他对着干，以免加剧紧张的局面。如果患者既没有精神病性症状和谵妄状态，也无法迅速地安静下来，最安全的办法是中止访谈，直到患者情绪稳定并能够配合检查。

对特殊人群我们要考虑具体情况，青少年可能比我们预期的更加无礼，此时要求他们尊重年长者很困难。为了不让访谈陷入对抗状态，最好有第三方在场，如保安、护士或社会工作者甚至家属。

尽量与患者共情有助于建立良好的治疗同盟，并且能够让患者感受到自己被理解。但这并不意味着医生必须同意患者的观点和信仰，因为一开始就和愤怒的患者争论并无帮助。医生要让愤怒的患者感到有人倾听他们，支持他们，并且认可他们的感受。

情感共鸣能使患者投入并配合医生的检查，有助于解决后面的问题（Shea 1998）。切记长时间的等待就诊以及违背意愿被带到急诊科，都会让患者发怒。医生在评估愤怒的患者时，要及时向同事和（或）上级医师汇报，不要独自承受愤怒情绪。

诊断

愤怒和易激惹行为与很多疾病有关（表 4-7），包括 DSM-5 中的心境障碍。抑郁发作的人可能伴有易激惹，男性更多见，因为某些文化模式使得男性不愿意承认有抑郁情绪。有作者曾经描述过一种"男性抑郁综合征"，其特征是冲动控制能力下降，愤怒爆发，激惹性高（Winkle et al. 2005）。躁狂发作患者常见的表现不是愉悦，而是激惹和躁动不安。表 4-8 有助于确定易激惹是源于抑郁还是躁狂发作。

有偏执观念和其他精神病性症状的患者可能会大发雷霆，因为他们觉得没人理解他们的想法和感受。而且 PES 中的患者物质使用障碍高发，需要考虑有没有酒精、兴奋剂、苯环己哌啶或其他物质的中毒表现。戒断期的患者会变得异常激惹，可能会到 PES 寻求苯二氮䓬类药物、阿片类或其他处方药。

许多其他疾病也与愤怒和易激惹有关。边缘型或反社会型人格障碍患者的家属和朋友更多关心的是患者极端而不当的愤怒爆发，而并不关心患者本人。如果患者长期存在不稳定的人际关系和自我身份障碍，极度害怕被抛弃，有快速的情绪波动、冲动和自伤行为，要高度怀疑边缘型人格障碍。品行障碍和反社会型人格障碍的核心特征是言语和身体攻击，破坏财物，欺诈行为，无视他人的权利，缺乏同情心。

儿童青少年的对立违抗性障碍表现为敌意、不服从和挑衅行为，但没有无视他人的权利，这与品行障碍不同，后者会发展为反社会型人格障碍。冲动控制能力差是 ADHD 的核心症状，

ADHD 经常与抽动障碍共病，后者以运动和发声抽动为特征并往往伴有暴怒攻击。如果其他疾病都能排除，则诊断间歇性爆发障碍，男性更多见，其主要特征为极端的愤怒，往往达到无法控制的程度，并且与当前情景不相符。之后患者会真诚忏悔，发作间歇期举止行为良好。

　　对于易激惹的青少年，我们要防止双相障碍的过度诊断，对此 DSM-5 工作组增加了一个新的诊断——破坏性心境失调障碍（disruptive mood dysregulation disorder，DMDD）（美国精神病学会 2013）。患者表现为持续性激惹，呈叠加式加重，与患病前积累的生活事件不成比例，与发育阶段也不相符合。儿童和青少年 DMDD 不能同时诊断为双相障碍、对立违抗性障碍或间歇性爆发障碍。

表 4-8　抑郁与躁狂的易激惹的鉴别诊断

	抑郁	躁狂
激惹对象	激惹的对象更可能是爱人或较亲近的人	情绪表达较少有选择性，因此可以是同事、陌生人或其他相关人员。然而，因居住在一起，家人首当其冲成为被攻击的对象
诱发因素	患者的易激惹往往能找到原因，虽然可能只是鸡毛蒜皮的小事，但往往能诱发患者爆发愤怒	患者易激惹实际上是自发性的表现，有些患者称没什么特别的诱因，自己就感到暴怒，大喊大叫
后悔感	抑郁患者往往对自己的表现感觉很糟糕，讨厌自己的易激惹表现	躁狂患者只有在病好后才感到后悔，发作期间他们不会认识到自己的行为急躁，觉得这么做理所当然
相关行为	抑郁的易激惹性与情感压抑和其他负性情绪如哭泣和痛苦的表达有关	躁狂的易激惹往往与暴怒和攻击行为有关，包括言语和身体攻击

来源：Reprinted from Goldstein BI, Levitt AJ: "Assessment of Patients With Depression," in *Psychiatric Clinical Skills*. Edited by Goldbloom DS. Philadelphia, PA, Elsevier Mosby, 2006, p. 350. Copyright 2006, Elsevier. Used with permission

我们还要考虑引起暴怒的躯体原因，包括痴呆、谵妄、脑外伤和癫痫。如果考虑有认知功能损害，应该采用标准化工具进行仔细评估，如简易智力状况检查（MMSE）（Folstein et al. 1975）或蒙特利尔认知评估（MoCA）（Nasreddine et al. 2005）。

切记，在很多场合下愤怒只是正常的情绪反应，比如突然丧失，所爱的人意外死亡，被盗，被诊断为严重疾病，被背叛或其他危机。愤怒也可以在灾难中出现，如果愤怒是情境性的，访谈家属会很快发现这些事件对患者愤怒的爆发所起的作用。

治疗与处理

愤怒的管理取决于患者的诊断，医生要仔细记录非精神病性患者愤怒的风险评估，提醒他们需要为自己的行为以及行为的后果负责。有些患者会从愤怒管理治疗中获益，这种治疗通常以小组形式实施，帮助患者学习一些策略来调节其愤怒爆发，以及恰当地表达自己的需要，对冲突形成建设性的解决对策。

药物治疗对精神障碍患者的愤怒爆发有效，如果需要药物治疗，医生就必须制订一个清晰的随访方案，确保认真评估疗效。如果精神障碍患者的愤怒情绪有自伤或伤人的风险，往往需要住院治疗。

对于无精神障碍的患者，他们的愤怒表达一般不需要住院或其他精神科治疗。最恰当的行为可能是将这类患者移交司法机关监管，详细记录做出决策的过程，有非常重要的法医学意义。

案例 3（后续）

通过对 W 先生及其家属的访谈，我们了解到 W 先生发脾气、与人争吵长达 6 年。母亲承认她辱骂过患者，因为他使用大麻、脱离社会以及学习成绩差。W 先生拒绝为自己的愤怒爆发行为道歉，父母希望他留在医院，但他本人除了 ADHD 和大麻使用外，没有其他精神病。此外，患者使用安非他酮治疗ADHD，效果很好。他的激惹表现与既往精神科诊断无关，不能成为其过激行为的理由，因此不建议住院。相反，我们做出了亲子关系问题的诊断，最终其父母不情愿地将患者带回家，转诊到家庭心理咨询门诊。

临床要点

- 评估有极端情绪的患者时，访谈者要始终将安全和风险问题放在首位。
- 许多精神障碍都会出现愤怒和抑郁心境。
- 获得情绪状态的纵向病史对明确心境障碍的诊断很重要。在抗抑郁药治疗前，医生应筛查患者是否存在轻躁狂或躁狂病史。
- 抑郁和躁狂患者都可能出现易激惹症状。
- 对于不需要住院的抑郁患者，医生应在精神科急诊即开始治疗，并增强治疗的依从性及随访。
- 对于愤怒或易激惹的患者，医生应明确其是否有精神障碍，如果不是由于精神障碍或躯体疾病导致的激惹，那么精神科急诊服务的作用是很有限的。

参考文献

American Psychiatric Association: Diagnostic and Statistical Manual of Mental Disorders, 5th Edition. Arlington, VA, American Psychiatric Association, 2013

Angst F, Stassen HH, Clayton PJ, et al: Mortality of patients with mood disorders: follow-up over 34–38 years. J Affect Disord 68(2–3):167–181, 2002 12063145

Currier GW, Allen M: Organization and function of academic psychiatric emergency services. Gen Hosp Psychiatry 25(2):124–129, 2003 12676426

DeFilippis MS, Wagner KD: Bipolar depression in children and adolescents. CNS Spectr 18(4):209–213, 2013 23570693

DynaMed [Internet] Ipswich (MA): EBSCO Information Services. Record No 361151. Depression—differential diagnosis. 1995a. Available at: http://search.ebscohost. com.libaccess.lib.mcmaster.ca/login.aspx?direct=trueanddb=dmeandAN=361151 andsite=dynamed-liveandscope=site. Accessed December 20, 2014.

DynaMed [Internet] Ipswich (MA): EBSCO Information Services. Record No 361149. Mania—differential diagnosis. 1995b. Available at: http://search.ebscohost. com.libaccess.lib.mcmaster.ca/login.aspx?direct=trueanddb=dmeandAN=361149 andsite=dynamed-liveandscope=site. Accessed December 20, 2014.

Folstein MF, Folstein SE, McHugh PR: "Mini-mental state": a practical method for grading the cognitive state of patients for the clinician. J Psychiatr Res 12(3):189–198, 1975 1202204

Glick RL: Emergency management of depression and depression complicated by agitation or psychosis. Psychiatric Issues in Emergency Care Settings 1 (winter):11–16, 2002

Glick RL: Starting antidepressant treatment in the emergency setting. Psychiatric Issues in Emergency Care Settings 3:6–10, 2004

Harman JS, Scholle SH, Edlund MJ: Emergency department visits for depression in the United States. Psychiatr Serv 55(8):937–939, 2004 15292546

James L, Barnes TR, Lelliott P, et al: Informing patients of the teratogenic potential of mood stabilizing drugs: a case note review of the practice of psychiatrists. J Psychopharmacol 21(8):815–819, 2007 17881432

Joska JA, Stein DJ: Mood disorders, in The American Psychiatric Publishing Textbook of Psychiatry, 5th Edition. Edited by Hales RE, Yudofsky SC, Gabbard GO. Washington, DC, American Psychiatric Publishing, 2008, pp 457–504

Ketter T, Chang K: Bipolar and related disorders, in The American Psychiatric Publishing Textbook of Psychiatry, 6th Edition. Edited by Hales RE, Yudofsky SC, Roberts LW. Washington, DC, American Psychiatric Publishing, 2014, pp 311–352

Lam RW, Kennedy SH, Grigoriadis S, et al; Canadian Network for Mood and Anxiety Treatments (CANMAT): Canadian Network for Mood and Anxiety Treatments (CANMAT) clinical guidelines for the management of major depressive disorder in adults. III. Pharmacotherapy. J Affect Disord 117 (suppl 1):S26–S43, 2009 19674794

Levinson AJ, Young LT: Assessment of patients with bipolar disorder, in Psychiatric Clinical Skills. Edited by Goldbloom DS. Philadelphia, Elsevier Mosby, 2006, pp 51–70

Minkoff K: Comprehensive Continuous Integrated System of Care (CCISC): psychopharmacology practice guidelines for individuals with co-occurring psychiatric and substance use disorders (COD). January 2005. Available at: http://www.kenminkoff.com/article1.doc. Accessed December 14, 2014.

Nasreddine ZS, Phillips NA, Bédirian V, et al: The Montreal Cognitive Assessment, MoCA: a brief screening tool for mild cognitive impairment. J Am Geriatr Soc 53(4):695–699, 2005 15817019

Parikh SV, Segal ZV, Grigoriadis S, et al; Canadian Network for Mood and Anxiety Treatments (CANMAT): Canadian Network for Mood and Anxiety Treatments (CANMAT) clinical guidelines for the management of major depressive disorder in adults. II. Psychotherapy alone or in combination with antidepressant medication. J Affect Disord 117 (suppl 1):S15–S25, 2009 19682749

Shea SC: Psychiatric Interviewing: The Art of Understanding, 2nd Edition. Philadelphia, PA, WB Saunders, 1998, pp 575–621

Spielmans GI, Berman MI, Linardatos E, et al: Adjunctive atypical antipsychotic treatment for major depressive disorder: a meta-analysis of depression, quality of life, and safety outcomes. PLoS Med 10(3):e1001403, 2013 23554581

Swann AC: Mania and mixed states, in Emergency Psychiatry: Principles and Practice. Edited by Glick RL, Berlin JS, Fishkind A, et al. Philadelphia, PA, Lippincott Williams & Wilkins, 2008, pp 189–200

Winkler D, Pjrek E, Kasper S: Anger attacks in depression—evidence for a male depressive syndrome. Psychother Psychosom 74(5):303–307, 2005 16088268

Yatham LN, Kennedy SH, Parikh SV, et al: Canadian Network for Mood and Anxiety Treatments (CANMAT) and International Society for Bipolar Disorders (ISBD) collaborative update of CANMAT guidelines for the management of patients with bipolar disorder: update 2013. Bipolar Disord 15(1):1–44, 2013 23237061

推荐阅读

Edwards CD, Glick RL: Depression, in Emergency Psychiatry: Principles and Practice. Edited by Glick RL, Berlin JS, Fishkind A, et al. Philadelphia, PA, Lippincott Williams & Wilkins, 2008, pp 175–188

Swann AC: Mania and mixed states, in Emergency Psychiatry: Principles and Practice. Edited by Glick RL, Berlin JS, Fishkind A, et al. Philadelphia, PA, Lippincott Williams & Wilkins, 2008, pp 189–200

第 5 章

精神病患者

Patricia Schwartz, M.D.
Mary Weathers Case, M.D.
Joshua Berezin, M.S., M.D.

案例

L 先生，男性，57 岁，黑人，退伍后尚未安置工作。既往有精神疾病史。被人发现时正在公路上裸体淋雨，由急救车送至急诊，患者声称自己需要洗澡。他使用军队用语，要求"听取报告"，要求见"军医"。他说自己是"三星将军"，命令医护人员给五角大楼打电话。

定义

精神病性症状的特征是"妄想、幻觉、思维（言语）破裂、行为紊乱或行为举止异常（包括紧张症）以及阴性症状"（美国精神病学会 2013，p87）。上述症状是患者就诊精神科急诊室的常见原因。妄想指"坚定的信念，即使与现实依据相矛盾，也不能令其改变"（美国精神病学会 2013，p87）。幻觉指"没有外界刺激而出现的感知觉体验"，包括幻嗅、幻视、幻触、幻味和幻听。幻听最常见于精神分裂症以及相关精神病性障碍。思维破裂表现为患者无法连贯表达自己的想法，总是转换话题，问答不切题，最严重的形式是不能保持句子结构正常（"语词杂拌"）。行为紊乱包括突发的无原因的暴力行为。不恰当的性行为，或日常生活不能自理，如不能正确穿衣服。紧张性行为包括违拗（违抗指令）、不语不动、扭捏作态和缄默症。阴性症状包括情感淡漠、意志缺乏（参与有目的活动动机下降）、失语（语言减少）、快感缺乏（对积极经历的愉悦体验能力下降），以及社会退缩（社会交往兴趣下降）。

患者的初始评估

如果伴有精神病性症状的患者之前没有做过评估，那么一到医院急诊室就马上开始评估。医生要留意患者来时的情况以及他（她）最初的表现，以确定如何进行安全评估。

临床表现形式

精神病患者到达急诊的途径以及表现都与评估和治疗有关。有的是被急救人员带到急诊室的，有的是自愿就诊的，有的被家人、朋友或陌生人或执法人员带入急诊室（Dhossche and Ghani 1998）。因精神病自己到急诊室就诊的一般属于下列 3 种情况之一：①有躯体疾病主诉，②有社会原因主诉，③有精神疾病主诉。对有精神疾病主诉的精神病患者，其主要的主观不适往往与精神病性症状无关，他们寻求帮助的常见原因是情绪症状或社会应激，如果有明显的精神病性症状如幻觉、被害妄想或偏执观念，患者往往对精神病症状的实质缺乏自知力。主诉无家可归、经济困难或其他社会问题的患者往往说自己肯定有精神病。有要求社会救助或有间接动机而到急诊就诊的个体要进行全面评估。

精神病患者往往由其他人转诊到急诊科，通常有一些社区无法容忍的行为，如暴力、攻击、激越和行为紊乱和不恰当，由执法人员或急诊医疗服务介入。有被害妄想的患者经常到执法机关诉讼，最后因执法人员的关注而被送急诊科评估。精神病患者的家属会因患者出现攻击行为或拒食、不眠、举止怪异以及其他不能自理的情况将其送到急诊科。如果患者异于平常，会被保健工作人员、管理者、咨询师、社会工作者、救助站工作人员、监狱系统或其他公共机构转诊到有联系的精神卫生系统进行评估。

选择初始评估的场所

医生要根据精神病患者的就诊模式，确定一个合适的评估场所。在很多医院里，患者都在内科急诊室就诊，急诊科工作人员再请精神科会诊。较大的三级医疗中心可能设有专门的精神科急诊室，与内科急诊室分开。在这种情况下，工作人员必须决定是在精神科急诊室还是内科急诊室评估。

最早与患者接触的人是分诊护士，他们会简单地和患者交谈，测生命体征，明确其主诉主要是躯体疾病还是精神疾病。即使有精神科急诊室，如果患者生命体征异常，有躯体不适主诉，有阳性体征，有明显的中毒征象，定向力不完整，精神病性症状急性发作或精神状态波动，都强烈提示应先到内科急诊室评估，直到躯体状况稳定。还有一些患者需要一整套内科急诊检查，包括精神病性症状首次发作的患者，老年患者，有外伤、跌倒或明显躯体共病的患者（Marco and Vaughan 2005）。不管环境如何，精神科医生对精神疾病患者的内科处理上都起到关键作用，包括对所有可能引起精神病性症状的躯体疾病做出鉴别诊断（见下文"鉴别诊断"一节），以及针对患者的临床表现与其他内科医生、护士和医院工作人员进行有效交流。存在精神病症状的患者，可能有潜在的躯体疾病，无论如何，未经精神科医生和急诊科医生沟通，不明确患者的疾病情况，不能简单地转诊到急诊精神科做"体格检查"。

初始评估与处理

选择好评估场所后，下一步要决定患者是等着做一个全面评估还是需要马上检查。如果患者在内科急诊室评估，或者因为躯体疾病不稳定，或因没有单独的精神科急诊室，医生需要尽快查看患者。

初次精神科评估与随后的全面访谈是分开的，这样做的主要目的是，评估危险性并为患者以及其他人员确保一个安全的环境。就诊时有躯体暴力行为的患者应立即评估。这些患者可能需要紧急行为和（或）药物干预。相反，如果患者来的时候是被约束的，就不需要了。举个例子，如果患者是由急诊医疗服务带来的，可能在最初接触时存在激越和危险，但在转诊途中已使其有效平静。出于这个原因，来诊时处于物理约束的患者都需要马上进行评估，决定物理约束对避免当前危险是否非常必要；通常应该尽量少使用约束这种干预措施。需要马上评估的其他患者包括恐惧、偏执、对内部刺激有言语回应的、有言语攻击或威胁的、精神运动性激越（来回踱步、打拳），或未经评估就企图外走的。总之，对有精神病性症状、非自愿来到急诊室的患者，进行初次评估时应该特别关注。

一个安全和运转良好的精神科急诊室，应该配备充足的工作人员，并对这类人群的特殊需求有一定的敏锐性，能快速有效地处理突发的暴力行为。初次评估时如果没有工作人员在场，精神科医生不要接近激越患者。另外，精神科医生不能将初始评估交给其他人员，团队一起工作充分"展示力量"，往往足以避免危险情况。精神科医生接近患者时，介绍自己是为他进行评估的医生，而患者应该回应医生，希望用哪种语言交流。这时向患者说明急诊室工作流程可能比较合适，比如检查危险物品，将个人的贵重物品存放到安全地方，或换病号服，要强调这是标准化流程。患者任何合理的需求都应该给予解决，比如饿了、渴了或想要洗澡。即使患者没有要求，我们也应给他们提供食物和水，因为这有助于稳定他们的情绪。对于那些要求见家属和法律服务人员的患者，我们也要给他们提供机会。

遗憾的是，有些急性精神病性症状的患者因严重的激越无法进行初始评估，或在评估和安置过程中突然情绪不稳定，对其自身、医护人员或其他患者有潜在的危险。这种情况下如果语言安抚无效，下一步就需要药物干预，或物理约束，或两者联用。隔离和约束这个话题详见第 11 章"急诊科隔离与约束原则"。

关于用什么药物及给药途径和剂量，医生有多种选择（Wilson et al. 2012）。处理激越患者虽然时间极其重要，但信息常常缺乏。第一步还是要明确一个正确的诊断以指导用药选择。为达到这些目的，诊断的范围可能很广泛，包括酒精中毒、酒精戒断、兴奋剂中毒、谵妄以及原发性精神病。急性酒精中毒涉及过度镇静，因此如果必须用药时，氟哌啶醇单药治疗可能是最安全的选择。酒精戒断和兴奋剂中毒使用苯二氮䓬类药物。谵妄的处理首先要纠正潜在的躯体疾病，可以小剂量抗精神病药辅助治疗。继发于精神病的激越，传统上使用氟哌啶醇处理，并且经常联合劳拉西泮。尽管这种联合用药广泛使用，但目前的指南推荐非典型抗精神病药为一线用药，因为这类药物安全性较高（Wilson et al. 2012）。

对药物的选择还取决于给药途径，一般来说，如果患者有躯体攻击行为或迫在眉睫的危险性才予以肌内注射药物，否则，就是严重激惹的患者我们也要给予口服药物，也可以让患者参与选择既往对他（她）有效的药物（Currier et al. 2004）。这些举措即使在对患者强制的情况下也能维持良好的医患关系。有时给患者一些自主权反而能够降低一些不良的风险。在治疗精神病性障碍患者的激越时，口服利培酮（口服液）或奥氮平是合理的一线选择，氟哌啶醇与劳拉西泮作为附加选择。如果需要肌内注射药物，有必要时在场工作人员对患者进行物理约束，因为在没有约束的情况下，试图给不服从的激越患者进行注射，很可能给所有在场人员带来针刺伤或其他伤害的风险。第二代抗精神病药中，齐拉西酮、阿立哌唑、奥氮平都有肌内注射剂型。就剂量而言，我们应谨记，从来没有用过抗精神病药的患者可能会迅速产生严重的镇静效应，因此可能需要低剂量。对于肥胖、身材魁梧或严重激越的患者也不用超出常规剂量。如同所有的药物一样，老年人用量应远低于成年人用量。奥氮平和苯二氮䓬类药物应避免同时注射。

所有抗精神病药物都有潜在的副作用，急诊科患者有着特殊的风险，主要因为以下两个方面：患者有时需要药物治疗，但我们对其躯体状况以及既往服药反应了解不够，而且患者经过急诊处理出院后往往无法随访。在急诊给予典型抗精神病药或利培酮治疗的患者应观察急性肌张力障碍，如肌肉痉挛或僵硬症状。急性肌张力障碍给予抗胆碱能药物肌内注射，如苯海拉明或苯托品。肌内注射氯丙嗪可导致体位性低血压、降低癫痫发作的阈值以及抗胆碱能效应。抗精神病药的其他潜在的副作用包括静坐不能（即主观感觉不能久坐或不停的活动）和迟发性运动障碍（即异常的舞蹈样运动，常见于典型抗精神病药物服用史的患者，在使用单一抗精神病药治疗激越的情况下，上述这些情况往往不出现或明显加重）。

理想的干预是控制激越又不让患者嗜睡。临床中很多患者接受药物治疗后不久出现过度镇静而无法回答问题。因此在药物干预前尽可能多地收集信息至关重要。如果没有其他问题，关于躯体病史、物质使用、过敏史、当前用药、近期外伤和急诊室接触情况都是重要的信息。

案例（后续）

L 先生被担架抬入精神科急诊室，检查其随身携带的物品时发现一张退伍军人证。访谈中，他表现激越，存在妄想症状，拒绝回答大部分问题。他声称两周前和布什总统乘同一辆车，但是太危险了，不能说原因。他问参与访谈的学生："你们中的哪一个人今天早晨抓住的我？"当问他是从哪个战场上退伍时，L 先生回答："我现在仍在战斗！"他浑身散发出臭味，衣冠不整，不停抓自己的皮肤。精神检查：对地点和时间定向不准确。由于情绪激越，根据需要他接受了药物治疗。

精神病患者的评估

对有精神病性症状的患者初次分诊和评估后，应进行危险物品检查并安置于安全环境，这时全面的精神科评估就可以开始了。在访谈过程中，同样的基本安全防范措施适用于所有应该密切随访的精神病患者。

访谈

对有精神病性症状患者的评估应在其能够耐受的情况下尽量完善，包括完整的病史和精神检查。不要有威胁性的提问，诚恳的态度对建立治疗同盟至关重要。对有精神病性症状患者的精神检查应集中在几个主要方面，包括抽象思维、思维过程和内容的特征，以及内在的先占观念。

对于首次精神病症状发作的患者询问幻觉的问题时，询问时尽量不让患者产生耻感。如果存在幻听，要询问幻听的次数、幻听的内容，以及患者听到的或说的事与患者是否有关，是否命令过患者做什么事。对命令性幻听要格外注意，了解关于命令的详细内容，评估其是否具有暴力和自杀性质以及患者是否付诸过行动，这些都是非常重要的。

关于妄想问题应涵盖常见的妄想类型：被害妄想、躯体妄想、宗教妄想和夸大妄想等。在了解妄想内容时，医生应谨慎行事，如果对一名偏执或存在明显妄想的患者，医生质疑或挑战其坚定的妄想信念，本来脆弱的医患联盟就可能失效，但是认同患者的妄想也不可取。对于躯体妄想的患者，就诊时有躯体主诉，必须接受全面、恰当的体格检查，即使患者有原发性精神障碍也应如此，特别是在既往记录中没有类似的相关检查时。

在细致的评估过程中，关键是让患者用最舒服的语言表达自身的感受，并且他们回答的问题能够被医生充分理解。出于这个目的，如果患者和医生说不同的语言，则需要配备翻译，如果患者有听力障碍，则需要配备手语翻译。有时采用其他评估方法（如让家属当翻译，或让有听力障碍的患者书写）也比较适宜，但是要尽量避免，因为可能捕捉不到所描述症状的复杂性（如家属翻译），或造成患者隐私权受到侵犯，或者翻译时有潜在的偏见。

间接信息来源

从朋友、家属、供养者和外部观察者的渠道所获得的间接信息，其重要性不可高估。有精神病性症状的患者可能比较偏执，拒绝提供准确或完整的信息，或因为言行过于紊乱而无法提供信息。《健康保险携带和责任法案》（Health Insurance Portability and Accountability Act，HIPAA）（美国健康与人类服务部 2003）

中规定，临床医生在处理急诊案例时可以联系外界的信息源，以便使缺乏知情同意能力的患者可接受急诊医疗。其他潜在的间接信息来源（或线索）包括患者的个人财产和医疗记录。如果患者允许检查其手机、钱包以及其他物品，也能提供患者无法回忆的重要信息。美国一些州有处方药监测项目和医疗补助登记，可能提供有用的病史信息。使用互联网搜索工具和社交媒体网站须建立在个案的基础上，并且要考虑了以下问题之后再进行信息收集，包括医生搜索的动机，对治疗的潜在影响，知情同意是否恰当，是否与患者分享结果，如何分享结果，以及用何种形式记录结果（Clinton et al. 2010）。

案例（后续）

我们从附近的退伍军人管理局医院获得间接信息，L 先生 HIV 阳性，上次查 $CD4^+$ 淋巴细胞计数为 232，接受阿托伐醌和立普妥联合治疗。当问及其 HIV 感染情况时，L 先生称自己并不依从治疗。医院记录也提示他有腮腺肿块史，但没有接受全面检查。虽然医院记录提示 L 先生有酒精依赖病史，但既往没有任何精神科治疗记录。L 先生来医院时生命体征正常，呼气中不含有酒精。

鉴别诊断

精神科评估完成后，医生必须进行全面的鉴别诊断。对于所有来精神科急诊的患者，我们在进行鉴别诊断时，要考虑可能引起精神病性症状的几大类疾病：①躯体疾病，②物质使用所致障碍，③精神病性障碍，④心境障碍，⑤焦虑障碍，⑥其他各种疾病。

躯体疾病

对于已经明确属于精神科的患者，躯体问题往往是精神病性症状最少见的原因。但还是要首先检查躯体问题，不仅因为躯体问题表现的症状能够快速消退，还因为忽视躯体问题会导致严重后果。L 先生的临床案例清楚地表明了这种情况，医生不应该草率地将患者的精神病性症状归于原发性精神障碍。

表 5-1 列出了可出现精神病性症状的躯体问题（未详尽）及其常见的症状和体征。这些症状包括谵妄，以精神状态急剧变化为特征的综合征，也可以伴有精神病性症状，包括言行紊乱、幻觉（特别是视幻觉）以及通常不固定的错误信念。

表 5-1　出现精神病性症状的躯体疾病

疾病	症状和体征
电解质紊乱 病因：原发性躯体疾病（如肾衰竭）或与精神科疾病相关的（如进食障碍、精神性多饮症）	谵妄，电解质紊乱导致的躯体症状（如腮腺肿大、贪食症导致口腔疾病）
肝性脑病 病因：急性或慢性肝功能衰竭	谵妄，扑翼样震颤，黄疸，睡眠昼夜颠倒
脑肿瘤	幻觉和（或）妄想伴随头痛，如果肿瘤较局限通常不出现言行紊乱
感染（全身性和中枢神经系统均存在）	谵妄，体温升高，白细胞计数升高，感染的局部体征（如颈强直）
HIV 感染	躁狂，以显著的精神运动性抑制为特征的神经认知功能障碍（痴呆），机会性感染可导致谵妄或局灶性症状
肝豆状核变性	怪异行为，精神病性症状，运动症状，肝、肾功能异常

续表

疾病	症状和体征
亨廷顿病	人格改变、抑郁、精神病性症状，舞蹈样运动，通常有家族史
急性间歇性卟啉病	精神病性症状，腹痛，神经系统病变，自主神经功能紊乱
三期梅毒	精神病性症状，神经认知功能障碍（痴呆），共济失调，阿 - 罗氏瞳孔
甲状腺功能亢进或甲状腺功能减退	心境障碍和精神病性症状，每种综合征的躯体症状（如对热或冷不耐受，脱发，体重下降或增加）
癫痫	发作间歇期或发作期间精神病性症状，超宗教性（hyperreligiosity），"赘述"或"黏滞"的互动方式，颞叶癫痫性幻听
神经认知功能障碍（痴呆）	幻视（特别是 DSM-5 中的路易小体痴呆所致神经认知功能障碍），偏执观念（最典型的是被窃妄想）
药物 举例：皮质醇、干扰素、左乙拉西坦、多巴胺激动剂	精神病性症状通常为短暂的，与患者开始服药有关，在 DSM-5 中可归为物质 / 药物所致精神障碍

注：DSM-5 即《精神障碍诊断与分类手册》第 5 版（美国精神病学会 2013）

即使考虑到所有引起精神病性症状的可能躯体病因，我们也很难为这些患者确定恰当的躯体检查，特别是大部分疾病比较罕见而且正确检出率可能很低。然而，躯体检查除了发现目前症状的躯体病因之外，还要明确既往未经过精神科治疗的患者以往的躯体状况（是有效评估未来药物治疗潜在副作用的手段），并筛查已接受药物治疗的患者的副作用以及与易感人群中无关的躯体疾病。事实上，越来越多的证据发现，与一般人群相比，原发性精神障碍如精神分裂症患者的躯体共病率较高（如肿瘤、心脏病、糖尿病）（Newcomer 2006），当存在共病时，患者的死亡率也高于正常人群的平均水平。不管有无精神病病史，每个存在精神病性症状的患者都至少要做血细胞分析、总的代谢情况、促甲状腺激素检查以及梅毒筛查。鉴于 HIV 感染的流行以及公共卫生措施的额外获益，我们还鼓励做 HIV 检查。如果患者是首次出现精神病性症状，还应做更全面的检查：影像学，最好是磁共振成像，可以排除肿瘤以及其他引起精神病性症状的颅内病变；在提示有性病史的患者，脑电图可排除癫痫（特别是颞叶癫痫）。如果患者的个人史、家族史或首次检查结果都怀疑是罕见的躯体病因，就需要安排进一步的检查（Freudenreich et al. 2009）。比如有精神病性症状的患者肝功能异常升高，则需要进一步检查排除肝豆状核变性（Wilson 病），包括眼科检查有无角膜色素环（Kayser-Fleischer 环）以及血清铜蓝蛋白检查。同样，如果患者既往有过与神经疾病和腹痛有关的、短暂的精神病发作史，就需要在发作间期送检尿样（检查尿卟啉、胆色素原和氨基乙酰丙胺），以排除急性间歇性卟啉病。一般内科疾病继发精神病性症状的治疗，应该针对潜在的躯体疾病治疗，最好在具备精神科会诊的内科病房进行。

在精神科和急诊医学文献中，有关医学检查的时机是有争议的，要考虑到相互矛盾的利益：①迅速将患者分诊到精神科接受明确的诊治（从而减少急诊科繁忙的医疗负担），②避免将有躯体疾病的患者不恰当地转到精神科。如果患者既往有精神科疾病，本次表现与既往发作相似，一个完整的病史、躯体检查和生命体征往往足以明确其躯体状况的稳定性，可以由急诊科转到精神科（前提是精神科有能力做进一步恰当的实验室筛查和躯体检查）。相反，对于首发症状或不能提供详细病史的患者，应该在急诊科先做一些实验室筛查（Zun 2012）。

物质所致精神障碍

许多物质能引起精神病性症状，在中毒和戒断期间均可出现。表 5-2 列出了一些急诊科常见的导致精神病性症状的物质及其伴随的症状。急诊科有精神病性症状的所有患者都要做尿液和血液毒理学检查,以筛查物质使用问题。但要注意的是,合成大麻素 ["K2""香料"(spice,一种新型廉价毒品)]、卡西酮("浴盐")和范围不断扩大的合成毒品,市面上常用的筛查一般检测不出来。此外,这些毒品的化学成分彼此不同,甚至同种产品的化学成分也不同。因此,即使患者承认使用合成毒品,也不能作为中毒综合征的可靠预测因子(Rosenbaum et al. 2012)。

表 5-2 可能引发精神病性症状的物质

物质	症状和体征
酒精	中毒:激越可表现为精神病性症状 戒断:酒精中毒性幻觉症,幻觉伴有震颤谵妄
苯丙胺	中毒:精神病性症状类似于可卡因中毒,但往往持续较长时间(3 ~ 5 天),瞳孔扩大;伴有长期使用苯丙胺的特征(如神经性厌食症、营养不良)
大麻	中毒:偏执观念;如果较严重,则可能是混有其他物质(如 PCP)
卡西酮("浴盐"、甲氧麻黄酮、MDPV)	中毒:躁狂症状,偏执,怪异和攻击行为;尿毒理学检查阴性
可卡因	中毒:思维紊乱;躁狂症状,妄想,幻觉(包括幻触),瞳孔扩大;使用后持续数小时 戒断:抑郁情绪,幻觉,嗜睡,社会退缩;使用后几小时出现,持续 24 ~ 72 小时
致幻剂(LSD,有致幻作用的毒蘑菇)	中毒:生动的视幻觉,分离症状;偶尔会在使用后数月或数年出现中毒复发("回闪")
苯环己哌啶(PCP)	中毒:幻觉,妄想,无预兆的暴力行为;症状波动,持续 3 ~ 5 天;与听觉过敏和眼球震颤有关
合成大麻素 ["K2""香料""百花香"(potpourri)等]	中毒:激越,偏执,幻觉,感知觉功能障碍;尿毒理学检查阴性

注:LSD= 麦角酸二乙基酰胺;MDPV=3,4- 亚甲基二氧吡咯戊酮;PCP= 苯环己哌啶

物质使用还可能使患者发生跌倒以及其他导致脑外伤的事件，进而出现精神症状。但是我们不要将这些症状都归因于物质使用，因为如果脑外伤漏诊可能会导致严重后果。物质滥用患者首发精神病性症状需检查是否有脑外伤，如果需要应做脑影像学检查。

物质所致的精神病性症状的治疗一般采用支持性干预，保证患者在精神科的安全，直到症状改善。对于震颤性谵妄患者，需要积极治疗躯体疾病（往往在重症监护室）以预防癫痫、吸入窒息和死亡。物质所致精神障碍患者即使没有潜在的精神疾病，发作期间按照需求对症使用抗精神病药和苯二氮䓬类药物仍然会获益，特别是对严重的激越症状患者。

精神障碍

当一个有精神病性症状的患者出现在精神科急诊时，最应该考虑的诊断是 DSM-5（美国精神病学会 2013）中描述的精神分裂症谱系障碍和其他精神病性障碍，包括精神分裂症、分裂情感障碍、类精神分裂症样障碍、短暂性精神障碍、妄想性障碍和分裂型人格障碍。这些诊断之间的区别主要依靠从患者和家属那里获得的病史，包括病程、情绪症状和应激源。下面简单回顾一下每种疾病的 DSM-5 诊断标准。

- 精神分裂症　症状持续至少 6 个月，符合下列症状中的两条至少 1 个月：幻觉，妄想，言语紊乱，严重的行为紊乱或紧张行为，或阴性症状。
- 分裂情感障碍　同时符合重性心境障碍发作（重性抑郁或躁狂）和精神分裂症的诊断标准，在整个病程中同时出现或连续出现两者的症状群，发作期间至少有 2 周存在无心境症状的幻觉或妄想。

- 类精神分裂症样障碍　精神病性症状至少 1 个月，但不超过 6 个月。
- 短暂性精神障碍　精神病性症状 1 个月内出现并完全消失，症状往往由急性应激事件所致。
- 妄想性障碍　至少 1 个月出现一个或多个妄想，不伴有显著的功能损害，无其他相关的精神病症状。
- 分裂型人格障碍　维持亲密人际关系的能力下降，认知和知觉扭曲以及行为古怪。

这些精神障碍因诊断不同，治疗也不同，通常都会使用抗精神病药联合社会心理治疗。

心境障碍

躁狂和抑郁发作都可能伴有精神病性症状。鉴于心境障碍比原发性精神障碍更常见，并且心境障碍和原发性精神障碍的患者在治疗和预后上有所不同，因此，所有存在精神病性症状的患者都应该密切评估，不仅在整个访谈过程中，还要通过间接渠道收集信息，明确是否存在情感症状。心境障碍发作时伴随的精神病性症状往往与情绪一致（如躁狂患者出现夸大妄想，抑郁患者出现虚无妄想，如自己的器官腐烂）。伴有精神病性症状心境障碍的治疗包括使用药物，既要改善情绪症状也要控制精神病性症状，同时还要进行心理治疗。

焦虑障碍

一些焦虑障碍严重者也会出现精神病性症状，对急诊科就诊的患者应考虑到这种可能性。有些强迫症患者因强迫观念过于顽固，表现出怪异的仪式性动作，看起来类似于精神病性症状。创伤后应激障碍患者有场景再现的体验时（特别是涉及中毒事件）

也会表现出精神病性症状。这种现象强调在访谈过程中进行全面评估精神科症状的重要性，因为这些障碍的治疗与原发性精神障碍显著不同。

其他多种疾病

对于伴有精神病性症状的急诊患者，鉴别诊断时还要考虑其他几种疾病，基于分裂型人格障碍与精神分裂症显著的遗传关联性（因为精神分裂症患者的一级亲属更容易出现人格障碍），DSM-5 将其描述为原发性精神障碍。如果患者持续存在不信任和怀疑他人，但构不成妄想，我们还会考虑偏执型人格障碍（一种 A 组人格障碍）。边缘型人格障碍和其他 B 组的人格障碍患者也有可能表现出轻微的精神病性症状，特别是在急性应激状态下。分离障碍患者可以出现行为紊乱和精神病性症状。此外，孤独谱系障碍患者的刻板行为、交流障碍和典型的社交方式可能与精神病性症状难以鉴别，特别是无法获得患者发育信息史的情况下（Dossetor 2007）。

伪装精神病（诈病）始终应该作为一个排除诊断的问题，但遗憾的是，诈病在精神科急诊并不少见。一般来说，如果患者有明确的诈病动机（如被拘捕的患者），病史和精神检查不一致，或描述自己的症状时含糊不清，则要考虑诈病的可能性。如果患者自诉有很危险的症状，但其情感、行为和思维过程与此并不一致（如患者在候诊室表现很愉快，而随后跟医生说："我听见有声音让我杀人并自杀"），我们也要怀疑诈病。访谈中精神科医生问得越详细，诈病患者越难以自圆其说（Resnick 1999）。如果可行，我们可以参考同一医疗机构的医疗记录，如果患者既往有诈病史，或总是短暂住院并且不依从治疗建议，则增加了诈病的诊断依据。在实际操作中，精神病性障碍和诈病的鉴别很复杂，因为真正有精神障碍的患者有时为了继发获益也会有类似表现。在这种情况下，处置之前要做仔细的风险评估。

风险评估：精神病患者重要的危险因素

如果经过仔细的鉴别诊断，认为患者不仅存在一种原发的精神病性障碍，还可能存在另外一种问题，那么就需要进行其他章节中提到的相关疾病的风险评估。虽然精神病性障碍患者的很多危险因素同样存在于其他精神病性症状的人群中，但是在本章节，我们主要针对原发性精神病性障碍的患者，进行基于证据的风险评估。这当然不是有关自杀和暴力风险所有因素的详尽罗列；本次讨论旨在强调那些与急诊精神科评估相关性最大的风险因素。

暴力风险的评估

公众都认为伴有精神病性症状的患者暴力风险较高，这引发了精神科文献的一场争论。虽然有关这个话题已有一些大样本的研究，但是迄今远远没有结束（Torrey et al. 2008）。虽然就这个严重的问题仍在讨论中，但文献明确指出一些因素可以预测这类人群的暴力行为。如我们所料，既往存在暴力和犯罪行为史是预测将来暴力行为最强有力的因素。如果有的话，应该在患者的风险评估中占最高权重。但医生不能仅仅依靠既往的行为来推测将来的暴力行为：一方面，如果只把既往行为作为我们考虑的唯一的风险因素，那么风险评估将无法识别无暴力行为史却有首次暴力行为的患者（Buchanan 2008）；另一方面，暴力行为史往往表明过去曾有过暴力行为，如果把关注点只放在既往史上，将影响对患者急性发作的风险和当前症状的考虑。

在原发性精神疾病患者中，合并物质滥用最有可能造成暴力行为（Monahan et al. 2001）。但是，一些作者发现这并非物质滥用本身的作用。与物质滥用相关的其他因素，如儿童品行障碍和当前精神病性症状对暴力行为更有预测价值（Swanson et al. 2006）。酗酒由于脱抑制的效应，毫无疑问会增加暴力的风险，但这是一个很容易改变的因素，只要监护患者治疗直到不再兴奋，其风险将大大降低。静坐不能会导致患者躯体不适，同样会增加暴力行为，通过调整精神药物治疗方案也容易纠正。

　　阳性精神病性症状，包括幻觉和妄想（特别是命令性幻听和被害妄想）与发生暴力行为高度相关。而阴性症状实际上能降低严重的暴力风险（Swanson et al. 2006）。如果患者既往有过执行命令性幻听的行为，那么伤害他人的命令性幻听则需要格外关注。抗精神病药有治疗阳性症状的作用，如果服药的依从性差将增加暴力的风险。

　　近期的暴力威胁和行为导致来精神科急诊就诊，这就增加了风险评估的重要性，特别是患者既往有过暴力和被拘捕的情况。杀人想法即使是暴力幻想，虽然没有威胁的目标，同样会增加急性暴力的风险。如果患者既往有过暴力行为史，即使当前无暴力想法或行为，类似的问题也应当划分到急性高危人群中。

自杀的风险因素

　　评估自杀风险时，既往史是强有力的预测因子，**既往自杀企图**将长期增加患者未来的自杀企图风险。5% ～ 6% 的精神分裂症患者死于自杀（美国精神病学会 2013，p104）。一般认为，自杀风险在发病初期最高，强调了精神障碍患者及早就诊的重要性（Melle et al. 2006）。合并抑郁症状或物质滥用会增加伴有精神病性症状患者的自杀风险，有自伤的命令性幻听也会增加自杀风险（特别是当患者曾经受困于命令性幻听而采取过自杀行为时）。当前有自杀想法，特别是当前有自杀计划时，风险评估变得尤为重要。临时起意的自杀想法（如"如果你不让我住院，我就死给你看"）不如非偶发性的自杀想法有预测价值（Lambert 2002）。

社会隔绝可能会导致自杀风险，而良好的社会支持和治疗是保护因素。静坐不能将增加自杀风险，需要格外注意，这是一个可以改善的危险因素。有精神病性症状的患者如同所有的精神科患者一样，获得武器将增加其自杀风险。

其他自伤的风险因素

风险评估还必须考虑生活不能自理患者的潜在危险。这类评估从最初接触患者时就可以开始：如在评估时发现似乎与其精神病症状有关，而患者不能自我照料的情况，如患者蓬头垢面，有寄生虫感染，或患有未经治疗的躯体疾病，此时就可以对其进行风险评估。例如，患者在妄想状态下认为自己糖尿病已经治愈，不再坚持使用胰岛素，从而导致了糖尿病足。

如果患者无明显的自我照料缺陷，医生则必须询问一些问题（往往是细微的问题）来评估患者的自理能力。比如患者因为被害妄想害怕住在自己家里，而选择住在收容所。这表明患者无能力自我料理吗？该问题的答案取决于几个附加的问题，比如其行为（住在收容所）是否给患者造成不良后果，以至于使躯体或精神状况恶化。恰当的问题包括以下方面：患者在收容所接受过精神科治疗吗？患者还能参加门诊治疗吗？患者能一直获得家庭和社会的支持吗？同样的行为既往是否对患者造成伤害？救助服务的可获得性可能改变我们的决定：患者是需要到精神科住院治疗，还是应留在社区采取更严密的监管。

恰当的治疗决策

做完全面的风险评估后，医生会对如何恰当制订患者的治疗方案有了一个较好的印象。如果伴有精神病性症状的患者能依从医生的建议，则很容易制定治疗方案。如果医生认为患者住院更有好处（既可能因风险程度，也可能因住院治疗更能快速检查并处理患者的症状），则患者可以在自愿的基础上住院治疗。另外，如果医生觉得患者能安全出院并得到较好水平的门诊治疗，那么医生则会对患者在院外治疗的依从性比较放心。在急诊科我们了解到社区服务的程度因地各异，如第 1 章"急诊精神医学的探讨"中所讨论的，对于首发精神障碍出院的患者，很多州县会提供特殊服务，急诊服务人员应该熟悉这些情况。

如果伴有精神病性症状的患者不愿意治疗或强烈抵触治疗，那么我们选择合适的治疗场所难度就大多了。缺乏治疗意愿往往与症状严重、对他人有危险、高度敏感多疑和夸大妄想症状有关（Mulder et al. 2005）。这种情况往往需要非自愿住院。当患者不符合非自愿住院的法律标准，又不愿意依从门诊治疗时，医生将面临一定困难。在这种情况下，医生可以尝试建立治疗同盟，增强患者配合急诊治疗的动机（可以采用动机性访谈技巧）。医生还可以尝试调动患者的社会支持系统（包括家属、朋友和治疗提供者如病历管理人员）来鼓励患者依从门诊随访，并密切监测任何导致重返急诊室的症状。

一旦决定将患者收住院治疗（住院或非自愿），急诊科医生也要制订并执行一个治疗方案，直到患者得到住院医生小组的再次评估。到了这一步，医学检查已经开始，医生要与住院医生小组沟通需要进一步追踪的检查项目以及讨论躯体问题。在恰当的观察下，急诊科医生还要负责将患者送到病房，并与住院医生小组沟通患者暴力或自杀的风险等级。急诊科医生还要提醒住院医生小组其他的一些管理问题，如根据病史或临床表现，判断患者有无性行为或外跑的风险。

急诊科医生往往要负责患者的首次用药或更改用药方案，如果患者在急诊室已经有激越的表现，往往需要住院调整药物以减少患者的风险。现在更加注重健康管理和短期住院，即使在不十分紧急的情况下有必要时也应尽快换药，而不是等第二天住院医生小组决定。下面简单列出对伴有精神病性症状患者选择抗精神病药物时需要考虑的一些因素：

- 副作用　非典型（第二代）抗精神病药有较高的代谢综合征风险，而典型（第一代）抗精神病药的锥体外系反应、迟发性运动障碍和恶性综合征的风险较高。我们需要基于患者对药物的副作用或耐受性，以及对这些副作用有高风险的个人史或家族史（如糖尿病）进行个体化治疗，考虑每个患者的具体情况。
- 病史　对特定药物有效的个人史或家族史将影响药物的选择。
- 潜在的不依从　如果觉得患者在医院表现"无礼"，可以使用口服液或可溶性抗精神病药物。对于拒绝服药、需要走法律程序强制服药的患者，短效抗精神病药物注射剂可能更适合。在门诊治疗长期依从性差的患者，即使住院后病情稳定，开始选择的口服抗精神病药物，最好有长效针剂备选，这样今后换药会很快滴定。
- 费用和获得问题　保证患者出院后始终能够获得住院时使用的药物很重要，因为患者出院后出现依从性不佳的可能性很大。如果不能保证用药，开始就应该使用患者出院后负担得起的药物，或医生为患者争取医保。如果患者出院后能保证获得这类药物，但药物剂型受医疗保险限制，则开始尽量使用保险规定的剂型，或向保险公司提出申请，说明患者需要非规定的药物剂型。
- 剂量使用频率　每日 1 次服用比每日多次服用更能提高患者的依从性。

案例（后续）

鉴于 L 先生既往没有精神病史，但存在酒精依赖和复杂的躯体疾病史（这些可影响到大脑功能），并且在精神检查时发现定向力不准，因此我们高度怀疑其精神病性症状是由躯体疾病或药物所致。然而，我们最终决定 L 先生可以留在精神科治疗（而不是内科），是因为其生命体征正常，躯体状况较稳定，并且由于激越，在安全、封闭的环境治疗对患者更为有益。及时做血液学检查、尿毒理学检查、胸部 X 线和头颅 CT 等检查。初步检查头颅 CT 发现急性右侧硬膜下大面积血肿，从顶端一直延伸到侧脑室。沿着额顶部联合部进行二次轴向信号采集，发现不均匀的现象，提示急性或慢性硬膜下血肿。我们还发现患者有一处 1.3cm 的左侧中线移位和右侧沟回疝。目前认为这些创伤与之前醉酒导致多次跌倒有关。

本次就诊，L 先生被转诊到急诊科，并安排神经外科会诊。此时，他变得反应迟钝，可能与所用的治疗药物有关，也可能与沟回疝有关。给予甘露醇治疗后，L 先生病情持续恶化，因此决定进行手术治疗，随后成功清除了硬膜下血肿并留置导管。将其转入康复病房后，L 先生很有条理性，能够提供完整病史，没有残留精神病性症状。虽然左侧肢体无力，但是能独立行走。

急诊精神科医生同时也是心理宣教者

急诊精神科医生在为患者及其家属提供心理宣教中发挥了至关重要的作用。急诊科医生往往是第一个接触首发精神病患者并提供精神卫生服务的人员，但这些患者可能不了解自己的诊断，或者不清楚精神卫生系统的运作方式。伴有精神病性症状的患者就诊于精神科急诊时往往处于偏执状态，内科医生不能充分解释治疗和处置决策背后的原因，在这种情况下会加重患者的敏感多疑，让他们猜忌医生的意图，并最终归咎于医生存在恶意动机。家属也会出现同样的情况，他们虽然看到至亲之人生病，但往往会高估患者的自理能力。家属会认为强制措施如药物治疗和非自愿住院属于一种迫害，而并非对患者有益。心理宣教能转变这些认知偏差，帮助建立治疗联盟，让患者和家属都积极参与制订治疗方案。即便在最繁忙的急诊科，花费时间提供心理宣教以建立治疗联盟也是值得的。

临床要点

- 精神病性症状以妄想、幻觉和言语行为紊乱为特点。
- 虽然原发性精神障碍如精神分裂症是最明显的原因，但存在精神病性症状的患者需要仔细评估是否患有躯体疾病、物质使用和其他导致精神病性症状的精神疾病。
- 评估伴有精神病性症状的患者，以及采集病史时，一定要谨慎，保证安全。
- 评估患者既往的暴力和自伤危险因素，将为医生提供信息，决定患者是否需要住院和进一步的治疗。
- 抗精神病药对控制激越和缓解精神病性症状起到关键作用，但非药物治疗，如心理健康教育，对急诊科伴有精神病性症状的患者同样重要。

参考文献

American Psychiatric Association: Diagnostic and Statistical Manual of Mental Disorders, 5th Edition. Arlington, VA, American Psychiatric Association, 2013
Buchanan A: Risk of violence by psychiatric patients: beyond the "actuarial versus

clinical" assessment debate. Psychiatr Serv 59(2):184–190, 2008 18245161

Clinton BK, Silverman BC, Brendel DH: Patient-targeted googling: the ethics of searching online for patient information. Harv Rev Psychiatry 18(2):103–112, 2010 20235775

Currier GW, Chou JC, Feifel D, et al: Acute treatment of psychotic agitation: a randomized comparison of oral treatment with risperidone and lorazepam versus intramuscular treatment with haloperidol and lorazepam. J Clin Psychiatry 65(3):386–394, 2004 15096079

Dhossche DM, Ghani SO: Who brings patients to the psychiatric emergency room? Psychosocial and psychiatric correlates. Gen Hosp Psychiatry 20(4):235–240, 1998 9719903

Dossetor DR: "All that glitters is not gold": misdiagnosis of psychosis in pervasive developmental disorders—a case series. Clin Child Psychol Psychiatry 12(4):537–548, 2007 18095536

Freudenreich O, Schulz SC, Goff DC: Initial medical work-up of first-episode psychosis: a conceptual review. Early Interv Psychiatry 3(1):10–18, 2009 21352170

Lambert MT: Seven-year outcomes of patients evaluated for suicidality. Psychiatr Serv 53(1):92–94, 2002 11773656

Marco CA, Vaughan J: Emergency management of agitation in schizophrenia. Am J Emerg Med 23(6):767–776, 2005 16182986

Melle I, Johannesen JO, Friis S, et al: Early detection of the first episode of schizophrenia and suicidal behavior. Am J Psychiatry 163(5):800–804, 2006 16648319

Monahan J, Steadman HJ, Silver E, et al: Rethinking Risk Assessment: The MacArthur Study of Mental Disorders and Violence. New York, Oxford University Press, 2001

Mulder CL, Koopmans GT, Hengeveld MW: Lack of motivation for treatment in emergency psychiatry patients. Soc Psychiatry Psychiatr Epidemiol 40(6):484–488, 2005 16003598

Newcomer JW: Medical risk in patients with bipolar disorder and schizophrenia. J Clin Psychiatry 67 (suppl 9):25–30, discussion 36–42, 2006 16965186

Resnick PJ: The detection of malingered psychosis. Psychiatr Clin North Am 22(1):159–172, 1999 10083952

Rosenbaum CD, Carreiro SP, Babu KM: Here today, gone tomorrow...and back again? A review of herbal marijuana alternatives (K2, Spice), synthetic cathinones (bath salts), kratom, Salvia divinorum, methoxetamine, and piperazines. J Med Toxicol 8(1):15–32, 2012 22271566

Swanson JW, Swartz MS, Van Dorn RA, et al: A national study of violent behavior in persons with schizophrenia. Arch Gen Psychiatry 63(5):490–499, 2006 16651506

Torrey EF, Stanley J, Monahan J, et al; MacArthur Study Group: The MacArthur Violence Risk Assessment Study revisited: two views ten years after its initial publication. Psychiatr Serv 59(2):147–152, 2008 18245156

U.S. Department of Health and Human Services: Summary of the HIPAA privacy rule, May 2003. Available at: http://www.hhs.gov/ocr/privacy/hipaa/understanding/summary/privacysummary.pdf. Accessed December 21, 2014.

Wilson MP, Pepper D, Currier GW, et al: The psychopharmacology of agitation: consensus statement of the American Association for Emergency Psychiatry Project Beta Psychopharmacology Workgroup. West J Emerg Med 13(1):26–34, 2012 22461918

Zun LS: Pitfalls in the care of the psychiatric patient in the emergency department. J Emerg Med 43(5):829–835, 2012 22698827

推荐阅读

Freudenreich O, Schulz SC, Goff DC: Initial medical work-up of first-episode psychosis: a conceptual review. Early Interv Psychiatry 3(1):10–18, 2009

Monahan J, Steadman HJ, Silver E, et al: Rethinking Risk Assessment: The MacArthur Study of Mental Disorders and Violence. New York, Oxford University Press, 2001

Zun LS: Pitfalls in the care of the psychiatric patient in the emergency department. J Emerg Med 43(5):829–835, 2012

第6章

焦虑患者

Steven Storage, M.D.
Divy Ravindranath, M.D., M.S.
James Abelson, M.D., Ph.D.

案例

D 女士，28 岁，研究生，既往无精神病史，因胸痛就诊于内科急诊，检查无明显异常，故转诊到精神科，接诊医生诊断为焦虑状态。据患者描述大部分时间自己是个焦虑的人，不是担心这就是担心那，注意力不集中，夜不能眠。感觉浑身肌肉紧张，经常腹部不适、反酸，但并未被诊断为胃溃疡。她主诉每次和朋友外出都会有惊恐发作。如果有人提议外出活动，就会感到恐惧、过度换气、心跳过速。患者过度关注这些躯体症状，其惊恐症状加重，通过放慢呼吸和计数才能平静下来，如果外出则会喝

感谢 Dr. Brain Martis 对本章内容提出了恰当的建议。

酒。几天前，患者因为"一些鸡毛蒜皮的小事"跟未婚夫吵了一架，随后给他打了个电话，但未婚夫只回复了一句"稍等"。于是她开始担心二人关系是否稳定，回想自己这些年来的付出以及自己的将来，感觉痛苦不堪，觉得还是没有未婚夫会过得更好，于是到未婚夫家取消婚约，未婚夫默不作声。后来患者突然离职，担心自己做过的事情不妥，从那时起，她的惊恐发作更加频繁，发作前没有明确的诱因，并且通过转移注意力和谈话等方法摆脱惊恐发作越来越困难。她和前未婚夫谈话，认为二人可以和解，但她又觉得必须自我调节，不希望自己成为一个酒鬼。

显而易见，D 女士是典型的焦虑患者，具备多个 DSM-5（美国精神病学会 2013）焦虑障碍的典型特征，以及广泛性焦虑的易感特质。患者有强化焦虑症状的行为倾向（如关注躯体症状）和一些合理的缓解焦虑的措施（如放慢呼吸）。她还有高度的功能障碍：容易出现冲动行为。

每个人都会焦虑，完全没有焦虑的人极其罕见，高度病态性焦虑并不会长寿。在急性危险处境下任何人都会体验不同程度的焦虑，包括心理/情绪和躯体焦虑。交感神经系统激活是面对威胁的正常反应，也是机体应对威胁做出准备的组成部分。然而，强烈的焦虑反应可以在没有真正威胁的时候发生或反应过度。像 D 女士这个案例，如果焦虑的出现不合时宜，过分强烈或不能控制，对主要的生活功能造成损害，我们就会考虑病理性焦虑、焦虑障碍或相关疾病。

对急诊科患者进行评估的第一个挑战，就是鉴别其是真正的躯体性急症还是无直接风险的紧急情况。极度焦虑本身并不意味着躯体急症的风险低，因为严重的躯体疾病危重患者，如急性心肌梗死时的胸痛就会引起强烈的恐惧和焦虑。因此急诊科处理焦虑的首要原则是不要被症状蒙蔽，不做躯体评估而忽略需要立即处理的躯体急症。

当排除了急性躯体疾病的风险，明确是社会心理问题后，其安全还是没有保证。下一步需要仔细评估患者的精神科疾病的风险。在这里我们的关注点是患者的自杀自伤以及攻击他人的风险。单纯焦虑障碍的患者很少有暴力，但焦虑的患者的确会增加自杀的风险，并且高度焦虑的患者很可能有其他疾病（如偏执性精神病、边缘型人格障碍），这时自伤或伤害他人的风险将会增加（评估这类风险的指南见第 2 章"自杀风险评估及管理"和第 3 章"暴力风险的评估"）。

焦虑障碍很常见。多达 1/4 的人患有至少一种 DSM-IV-TR（美国精神病学会 2000）中定义的焦虑障碍，女性多于男性（比例大约为 2：1）。社会经济地位较低的人更多见。惊恐障碍的终身患病率为 1.5% ~ 5.0%，与其他疾病的共病率很高（Sadock and Sadock 2003）。

显然，很多人有焦虑障碍，焦虑的人比一般人群更频繁地占用卫生保健资源，到急诊科的可能性就更大，增加了卫生保健成本。在 171 例转诊到焦虑障碍专科门诊的患者中，前一年到非精神科医疗机构平均就诊 6 次。惊恐障碍患者最常见，其次是恐怖症、广泛性焦虑障碍和社交焦虑障碍。他们大多数是到急诊科、心脏内科和初级保健门诊（Deacon et al. 2008）。

鉴于焦虑患者到急诊科的频率较高，急诊科医生应该熟知这类患者的临床表现及处理方法。在本章，我们将列举急诊科常见的"焦虑"相关主诉，考虑到惊恐发作是这类主诉的主要表现形式，可作为理解任何焦虑障碍（或其他精神障碍）急性加重的范例，我们在本章前两节重点关注了惊恐发作和惊恐障碍。在第三节，我们评估躯体形式障碍和其他伴有显著躯体症状的障碍。躯体症状及相关障碍涉及患者对躯体症状的强烈担忧，虽然从专业上不能将其归为焦虑障碍，但这仍会导致高度焦虑的患者到急诊科就诊。最后一节，我们将简要讨论其他的焦虑和焦虑相关疾病。

惊恐发作

惊恐发作及相关疾病

焦虑可以是慢性或亚慢性疾病，但也有急性发病的。突然发作的恐惧可能是对现实威胁的恰当反应，但也可能是没有真实威胁时的惊恐发作。惊恐发作的特征是突然的剧烈恐惧或不适发作，数分钟内达到高峰。惊恐发作是可预料（有明显诱因或线索）或不可预料（无明显诱因或线索）的。突然发生的恐惧往往伴有交感神经系统激活，导致心率加快、瞳孔扩大和其他生理变化，使机体对威胁做出准备反应。它诱发了对外界线索以及内部状态（身体）的高度警觉，是机体对周围危险源的快速反应。这种警觉与机体感觉的觉醒增高有关。在惊恐发作中，特别是没有外界环境威胁时，这些躯体的感觉就被看成是威胁本身，使患者注意力集中在威胁上并导致感觉逐步升级，包括心悸气短、头晕、现实解体、感觉异常和（或）恶心。这些感觉反过来进一步增强警觉性、威胁的感觉以及产生灾难性认知（如"我心脏病发作了"或"我快死了"），继而恐惧升级，形成恶性循环，最终达到完全惊恐发作的高峰。患者对机体状态变化的主观感受通常远超出实际生理指标的改变。

虽然惊恐发作反映了恐惧系统的异常激活，但出现惊恐发作不一定意味着个体患有惊恐障碍。1/3 以上的人一生中会出现一次惊恐发作，但只有不到 5% 的人发展为惊恐障碍（Sadock and Sadock 2003）。所有人感知到威胁时都具备做出惊恐反应的应对能力，单次发作，不管是不是对线索的反应都不能构成一种疾病。一些人可能反复发作，但能够有效应对，并没有造成功能损害，因此不符合诊断标准。如果至少有一次发作为自发性的，担心害怕再次发作，并且存在功能损害，就可能诊断为惊恐障碍。很多惊恐发作患者还会伴有广场恐怖，这是一个独立的 DSM-5 诊断，包括恐惧以及回避逃生有困难的场所。任何精神障碍都会出现惊恐发作，DSM-5 将惊恐发作列为一个描述性术语（descriptive specifier），将其视为一个标志物或预测因素。比如，如果发作不是自发性但始终受特定恐惧线索诱发，则诊断特殊恐怖症伴发惊恐发作可能较为合适。经典的恐惧线索包括动物（如蜘蛛、蛇、狗）或特殊环境线索（像高处、封闭环境、飞机、暴风雨）。如果线索主要是社交场合，或害怕在公众场合产生尴尬，则诊断社交焦虑障碍伴发惊恐发作。有些患者只在回想起创伤性事件时爆发极度恐惧体验，可诊断创伤后应激障碍（PTSD）伴发惊恐发作。

惊恐发作患者往往由特定线索诱发，通过小心避开诱发因素可成功控制发作，但能否做到这一点取决于诱发因素能否随时避开，以及回避行为导致的"损失"有多大。比如，回避蜘蛛要比回避社交场合或各种公共交通工具容易得多。如果发作是自发性的，比如惊恐障碍，采用回避方式作为应对手段就比较有挑战性，而且效果不明显，因为诱发因素不具体，那么回避就变得无限和无效，最终导致足不出户。

诊断不同导致治疗决策也将不同。与特定、局限性诱发因素相关的惊恐和回避可采用非药物治疗，如基于暴露和脱敏的认知行为治疗（CBT）。这种治疗基于一个简单的原则，即与恐惧相关的回避通常涉及大脑中自主线索诱发的警觉信号。如果将诱发线索和自主反应分离，最好的办法是在可控环境中系统地逐级暴露于线索。虽然这种暴露疗法对惊恐发作患者的回避行为可能有益，但惊恐障碍患者很可能还需要药物治疗。即使在急诊科鉴别诊断也很重要，因为药物治疗可能适合于已经明确诊断为惊恐障碍的患者，而恐怖症和社交焦虑障碍患者首选 CBT 治疗，在选择药物治疗前由焦虑方面的专家进行评估很重要。

惊恐发作的处理

惊恐发作有明显的惊吓和不适感，这样的患者来到急诊科时都伴有强烈的焦虑和痛苦，而焦虑可以"传染"，特别是无法明确是什么引起的强烈反应时，与陷入恐慌的患者交流时，医生要避免自己陷入他们的紧张不安当中。在没有任何资料支持的情况下，坚持认为危险不会发生，这种保证是错误的，而且可能也没有什么用。但如果采取恰当的步骤识别并处理威胁，认真对待并减轻患者的痛苦，可能会让他们平静下来。这种安抚方法对建立医患关系至关重要，医生需要全面评估当前症状、获得病史和检查，以明确患者没有更危急的躯体疾病，为有效治疗急性焦虑奠定基础。

除了保持平静和自信，不给予错误或随便的保证外，医生还需要一些其他步骤让患者平静下来。惊恐发作有时与过度换气有关，可以诱发并加重躯体症状。帮助患者通过注意和控制放慢呼吸，关键是放慢呼吸而不是做深呼吸，一次充足的换气量能保证足够的氧合，而深呼吸会降低二氧化碳分压（pCO_2）。先全身绷紧，再舒缓各组肌肉群，逐渐放松肌肉，这种肌松训练对一些患者有益。收集完资料，明确患者没有躯体急症的危险后对患者做出保证。要对患者进行健康教育，告诉他们可能经历了一次惊恐发作；惊恐发作势不可挡，异常可怕，但并不具有真的威胁生命的问题；如果任其发展，很快就会过去。这既能安抚患者，也能为后续治疗（如 CBT）打下基础。一些行为治疗包括了将患者暴露于能诱发恐惧的线索中，并对这些线索进行脱敏，这种治疗方法不适合在急性发作的情况下进行。

CBT 治疗中的另一个认知工具可能对急诊科的某些惊恐发作患者有益。惊恐发作的患者往往会将症状与既往相关的问题进行灾难性的关联和解释。这种方法能直接解决患者的灾难性解释。患者往往将胸痛解释为心脏病发作，那么可以让患者与医生一起回顾其心脏病发作的危险因素，通常会发现患者不具有心脏病发作的因素：比如患者还年轻，无心脏病家族史，代谢状况较好，血压正常等。如果患者既往有过类似发作，并且未被诊断为心脏病，我们就可以这样讨论。医生也可以分享其他患者的经历，讲述这些患者因同样症状到急诊科就诊，最后证实不是心脏病。

如果患者有恐惧的先占观念，可以直接做行为测试，这可能很有益处。比如有些患者坚信自己如果站起来，血压就会下降，自己将会晕倒。在恰当的支持下，他们愿意检测这种信念，会试着在自动血压监测仪的检测下站起来，看自己的心率和血压究竟有什么变化，通过健康教育，他们会了解这种变化的过程。激活这样的认知过程将有助于减少患者的情绪关注度和强度。

如果患者的发作不能通过安抚和上述手段缓解，可以考虑使用苯二氮䓬类药物。比如相对短效的劳拉西泮，口服 0.5 ~ 1.0 mg 通常对没有服用过苯二氮䓬类药物的个体足够了。如果患者不能口服，还可以肌内注射劳拉西泮。

药物治疗是二线选择，因为即使是快速起效的苯二氮䓬类药物如阿普唑仑（1 ~ 2 小时达峰值），进入血液后药效释放至大脑都是需要时间的。惊恐发作可以在药物起效前自行缓解，但患者会错误地将缓解归于药物的功效，为了获得药物而快速发展为心理依赖。即使苯二氮䓬类药物确实能缓解症状，但是使用这类药物也会暗示患者，没有外界的帮助，焦虑症状是无法控制和忍受的，这样会降低患者的自我效能，逐渐削弱认知和心理因素对疾病的影响，但是这些认知和心理因素却对长期康复发挥重要作用。

鉴别诊断与进一步评估

如前面几节讨论的，惊恐发作与很多焦虑障碍以及非焦虑相关精神障碍和躯体疾病有关，表 6-1 列出了可能引起焦虑、惊恐发作或惊恐样发作的精神科和非精神科疾病。

表 6-1 与焦虑综合征相关的疾病

精神科疾病	神经系统疾病
认知障碍	脑梅毒
抑郁发作伴有焦虑	脑血管供血不足
广泛性焦虑障碍	脑炎（感染性、代谢性和中毒性）
强迫障碍	特发性震颤
人格障碍（特别是 B 型和 C 型）	亨廷顿舞蹈病
创伤后应激障碍	偏头痛
重性精神障碍	多发性硬化
社交焦虑障碍	脑震荡后综合征
特殊恐怖症	脊髓侧索硬化症
心血管系统疾病	末梢神经炎
心绞痛	癫痫（特别是颞叶癫痫）
心律失常	结节性脉管炎
充血性心力衰竭	眩晕症
高血压	肝豆状核变性
过度换气	**呼吸系统疾病**
血容量不足	哮喘
心肌梗死	慢性阻塞性肺疾病
休克	肺炎
晕厥	气胸
心脏瓣膜病	肺水肿
内分泌系统疾病	肺栓塞
库欣综合征	**与药物相关**

续表

高钾血症	兴奋剂、大麻或致幻剂滥用
高热	酒精或镇静催眠药戒断
甲状腺功能亢进	静坐不能（使用抗精神病药或继
低钙血症	发 SSRIs 药物使用后）
低血糖	抗胆碱能药物、洋地黄或茶碱中毒
低钠血症	非处方减肥药滥用
甲状旁腺功能减退	**肿瘤**
甲状腺功能减退	类癌肿瘤
饮食	胰腺癌
咖啡因	嗜铬细胞瘤
味精（谷氨酸钠）	**感染 / 炎症**
服用 MAOIs 的患者同时吃含酪	急性或慢性感染
胺的食物	过敏
维生素缺乏	系统性红斑狼疮
血液系统疾病	
急性间歇性卟啉病	
贫血	

注：MAOIs= 单胺氧化酶抑制剂；SSRIs= 选择性 5- 羟色胺再摄取抑制剂
来源：Milner et al. 1999

　　一旦患者充分安静下来，可以参与自己的诊治，我们就要进一步评估惊恐发作的原因。与所有精神科急诊一样，我们应该"排除"任何以精神症状为主诉的躯体疾病，但全面讨论如何评估和处理这些躯体疾病超出了本章的范围。

　　对于相关的精神障碍，我们需要评估住院的指征（如紧急的自杀或杀人想法）。如果没有住院指征，可以安抚患者，告诉他们惊恐发作虽然很吓人但不会危及生命，然后建议精神科门诊治疗，以减少将来的发作次数（门诊患者随访的讨论见第 1 章）。

有一种精神疾病——惊恐障碍，患者因"躯体"主诉到急诊科就诊的次数不断增加，影响急诊科的资源使用，因此值得进一步讨论。以下重点讨论惊恐障碍。

惊恐障碍

为什么关注惊恐障碍

惊恐障碍是特别重要的一种焦虑障碍，急诊科工作人员必须了解这种疾病。患者对躯体的感受高度敏感，并绝望地将这种感受曲解为严重的躯体急症，而产生典型的惊恐发作，导致反复就诊于急诊科和住院治疗以排除心肌梗死、处理呼吸困难以及做晕厥的评估。惊恐障碍患者反复就诊于急诊科造成很大的医疗资源浪费；如果能早期识别并有效治疗，可大大降低医疗成本。

惊恐障碍区别于其他焦虑障碍的一个特征，是对躯体感受极度敏感。惊恐障碍患者过分关注"身体正常运转的声音"，并担惊受怕，而大部分人对此习以为常，并学会筛选这些"声音"，除非确实发生改变或恶化。惊恐障碍的患者会将机体的"安静"状态解释为危险信号，从而诱发惊恐发作（Austin and Richard 2001）。这种患者不能将心悸作为正常感觉，而是解释为灾难性疾病（认为即将心脏病发作）。这种对机体感觉的反应称为焦虑敏感性，可以采用焦虑敏感性指数（anxiety sensitivity index）来测量（Reiss et al. 1986），有助于预测惊恐障碍常见的自发性惊恐发作（Schmidt et al. 2006）。这种特质也是造成惊恐障碍患者反复就诊于急诊科的原因。

大量研究评估了急诊科惊恐障碍患者的临床表现，筛选出很多因素，可以帮助医生确认这些症状是由惊恐障碍引起的。以胸痛为例，如果患者年龄较小，女性，已知没有冠心病，胸痛症状不典型，表现出高度的焦虑，则有可能是惊恐障碍（Huffman and Pollack 2003）。对于心脏病风险较低的胸痛患者，一系列简单的问题筛查，就能提供诊断惊恐障碍时所用的金标准相关的信息。对于胸痛的患者，如果他有心脏病的风险很低，那么即使是一个没有接受过精神科评估训练的急诊医生也能诊断出患者是惊恐障碍。Wulsin 等（2002）发现，急诊科医生不需要额外的精神科培训就能诊断中低急性冠脉综合征风险的患者为惊恐障碍，而且与精神科专业人员有较好的一致性（κ = 0.53；95% 置信区间为 0.26 ~ 0.80）。医生只需要问：①在你来急诊科之前的 4 周内有没有过突发的焦虑或恐惧；②既往有无类似的发作；③这些发作是否出乎预料，以至于担心再次发作。惊恐发作的主要症状与心脏病类似（气短、胸痛、心动过速或剧跳、出虚汗、发冷或面色潮红、头晕、恶心、濒死感、刺痛或麻木）。急诊科正确诊断并尽早使用选择性 5- 羟色胺再摄取抑制剂（SSRIs）能显著改善患者的情况（1 个月和 3 个月随访时）。

在急诊科对惊恐障碍进行筛查和诊断非常重要，患者因为症状的折磨或苦恼来到急诊科，想知道自己究竟怎么了。"一点也不严重""检查发现没有你担心的心脏病发作或其他灾难性的疾病"，像这样的简单安抚，患者往往听不进去。惊恐发作带来的恐惧使患者放大了症状的重要程度，因此医生说"没事"并不能与患者当下的体验相符。

基于实证有效的筛选方法，再给出较容易治疗的基于脑病理学的明确诊断，更能让患者满意。给患者下诊断时，应有恰如其分的同情，并且能意识到可能有需要减少与精神障碍相关的耻感。即使患者的症状确实因大脑中的神经元异常引起，也不要告诉患者他（她）的症状"都在脑子里"。比如，只要排除心脏病发作，其他的就留给患者更多的对症状的可能的解释。惊恐发作的易感患者可能会回家，上网做一些线上研究，逐渐确信问题确实是由心律失常或肺部疾患导致的。以后每次症状复发，患者都会到急诊科进一步排除躯体疾病，既造成不便又会增加医疗花费。如果在一次急诊科就诊时做了仔细评估并诊断惊恐障碍，通常会在 2 年内保持稳定；反之，如果惊恐障碍患者没有及时明确诊断惊恐发作，并且未得到恰当的治疗，2 年内精神疾病和躯体疾病都会加重（Fleet et al. 2003）。

惊恐障碍的初始治疗

如果能准确地诊断惊恐障碍，在急诊科就可以开始恰当的治疗，采用药物治疗和非药物治疗。可以选择 SSRIs 抗抑郁药，能够减少惊恐发作的频率和强度（Wulsin et al. 2002）。SSRIs 的优势在于能治疗惊恐障碍患者常见的共病，包括社交焦虑、广泛性焦虑障碍、PTSD 和抑郁障碍。

如果使用 SSRIs 药物，医生应该认识到这类患者对躯体感受有顽固的灾难性想法。由于 SSRIs 药物在治疗的最初几天甚至数周会引起躯体不适，因此加药过程中出现惊恐发作和突然停药的风险很高。如果起始剂量过高或没有充分的心理准备，这些早期激活效应可能导致惊恐障碍患者拒绝进一步使用 SSRIs 药物。我们要向患者明确说明药物的预期副作用，并将起始剂量降到最低，同时缓慢加量以应对早期风险。舍曲林或西酞普兰是惊恐障碍患者的首选药物，舍曲林的剂量范围很广，可以很低（25 mg/d）的剂量起始并缓慢加至目标剂量 100 mg/d。西酞普兰是一个很好的备选药物，因为它的激活副作用最小，带来的躯体不适感很少，在加药过程中可以减少患者的曲解。西酞普兰可以 5 mg/d 起始，加量至 20 mg/d。无论使用上述哪种药物，我们都要密切随访，在监测下根据个体的敏感性调整加药速度，有计划地使用长效苯二氮䓬类药物如氯硝西泮，以缓解 SSRIs 抗抑郁药加量过程中患者对副作用的敏感性，但这种方法并不适用于所有患者，因此需谨慎使用。加药时快速跟进、积极处理是成功治疗的关键。

惊恐发作的认知疗法是惊恐障碍的治疗基础，虽然在急诊科不太可能实施密集的CBT，但是急诊医生至少要告知惊恐障碍患者还可以有非药物治疗。了解惊恐障碍除了药物以外，还有其他治疗方法能缓解患者对药物副作用的担忧，使他们更愿意门诊随访治疗。本章前面讨论过（见"惊恐发作的处理"）的放松疗法如放慢呼吸并渐进性肌肉放松训练，是急诊科处理急性焦虑的有效手段。这些方法是否能增强标准CBT对惊恐的治疗效果，证据并不一致，但对一些患者来说，在严重焦虑的初期，这样做能有效地控制焦虑并得以进行全面的治疗。

如前面关于处理惊恐发作的章节所讨论的，惊恐障碍的全面治疗包括基于暴露的CBT。但是急性发作期患者病情非常不稳定，开展不了这种治疗，并且急诊室也不是合适的场所。应该安排具备该技能的、有经验的临床医生快速随访，以取得最大的效果并改善预后。

内科的躯体症状及相关障碍

DSM-5包括一个新的精神疾病诊断分类，称为躯体症状及相关障碍，包括躯体症状障碍、疾病焦虑障碍和转换障碍（功能性神经系统症状障碍）和其他诊断。这些诊断体现了对DSM-Ⅳ-TR诊断的重组，例如不再有躯体形式障碍和疑病症，现在更强调患者感知到的躯体症状带来的痛苦体验，而不强调这些症状无法进行医学解释。虽然躯体症状及相关障碍不归于焦虑障碍，但它们有共同的特征：严重的躯体症状导致明显的痛苦和功能损害，使得高焦虑患者寻求医疗帮助。这些躯体化患者使用医疗保健的比例较高，Barsky等（2005）发现在12个月中，躯体化患者去门诊、住院和急诊科的次数是非躯体化患者的 2 倍。实际上，由于疾病的性质，躯体症状及相关障碍患者更可能去急诊科或其他内科系统，而不会到精神卫生专业机构寻求帮助。

躯体症状障碍的诊断适用于有一种或多种躯体症状，导致痛苦或日常生活受到严重干扰的个体。虽然躯体症状障碍的患病率还不清楚，但一般认为成年人群中有 5%～7%，女性似乎更多见（美国精神病学会 2013）。这种疾病的患者会花大量的时间去思考他（她）感知到的症状的严重程度；表现出与症状相关的高度焦虑；花费大量的时间、精力和资源关注健康问题。在严重的患者中，健康问题成为患者生活的核心，超越他们的身份，并导致人际关系紧张，甚至影响到与医疗服务人员的关系。躯体症状可以是疼痛、疲劳到正常的身体知觉等一系列表现，但患者的痛苦确实存在。

与躯体症状障碍患者相反，疾病焦虑障碍患者对自身躯体症状不太关注，而是坚信自己患有某种严重的无法确诊的躯体疾病。疾病焦虑障碍患者的躯体症状一般较轻，或者可能没有症状。但全面的检查并不能打消患者的疑虑，比如患者可能始终将紧张性头痛解释为自己患有脑瘤，或将短暂性耳鸣解释为即将发生脑卒中的征兆。这些患者会出现过度及适应不良的行为，如对疾病的体征反复检查，对自己怀疑的疾病广泛研究，不断地寻求他人的安抚，回避害怕损害自身健康的环境。如果确实患有某种疾病，则患者的焦虑程度往往与疾病严重程度不成比例，医疗工作者提供安抚或尝试缓解症状并不能减轻患者的担忧，甚至会加重其焦虑。

转换障碍患者（功能性神经系统症状障碍）可能因为一种或多种运动功能障碍（如左侧肢体无力）或感觉功能障碍（如眼盲）来急诊。如果诊断转换障碍，临床上必须有明确的证据，表明该症状与神经系统或内科疾病（如 Hoover 征、管状视野）的症状不相符合。转换障碍的症状可能与急性应激或创伤有关，但也不总是如此。转换障碍相对比较常见，因为症状持续时间较为短暂，具体患病率不详。

诊断躯体症状障碍、疾病焦虑障碍或转换障碍并不能排除个体还患有独立的躯体（或精神）疾病，因此，评估的第一步与惊恐发作一样，需要排除严重的躯体急症，包括仔细的躯体检查，同时要避免损伤性的实验室检查或诊断，尽管有了临床判断才能决定需要做什么检查。

急诊科医生在处理躯体症状及相关障碍时，首先要向患者保证他并没有危及生命的病理体征，同时验证患者的体验并保持中立的情感反应（即不因躯体症状而责怪患者）。因为符合这类诊断的患者很可能被以前的医生告知过他们的症状是想象出来的，对此他们不易认同。急诊科医生应强调患者的这些症状是真实的，这种情况很常见也能治好，并且告诉患者大脑对身体有很大的影响，特别是在应激状态下（Stephenson and Price 2006）。这种方法有时被称为"好消息"，可以提高患者参与精神评估和治疗的主观意愿（Thompson et al. 2013）。此外，如果患者认为自己没有危险而不再求助急诊科，那么当他真正需要急诊处置的时候，就缺少了安全保障。

急诊科医生需要做的最重要的治疗性干预是为患者安排初级医疗保健机构的门诊随访。初级保健医生接下来会考虑将患者转诊到精神科医生或专科门诊，对患者特殊的躯体主诉更有针对性。在一些三级医疗中心，专科门诊针对功能性肠疾病、非癫痫性发作等开展了行为健康项目。躯体症状及相关障碍最好在一个医疗卫生机构内治疗，以避免不必要的重复检查。理想的状况是患者最终愿意接受精神科专业随访，因为我们发现个体和小组心理治疗能减少这类患者 50% 的医疗费用（Sadock and Sadock 2003）。

其他焦虑障碍及相关疾病

虽然惊恐和躯体化在急诊科特别突出，但其他类型的焦虑相关问题也会使患者到急诊科就诊。所有焦虑及焦虑相关障碍的患者，在面对躯体症状时恐惧和忧虑都会加剧，从而增加患者求助于急诊科的概率，而不采用其他非紧急途径就诊。强迫障碍患者可能表现为对病菌和感染近似妄想的担心。有血液 - 感染 - 损伤恐怖症的患者在急诊科可能会因为其他的原因而晕倒。对于很多精神障碍来说，创伤都是诱发事件，创伤患者（包括 PTSD）往往首先到急诊科寻求医疗帮助。全面探讨这些情况超出了本章的范围，因为无论临床经验还是科学研究都没有发现针对急诊科的能特异地给出诊断或治疗干预的方法。

临床要点

- 焦虑是急诊科常见的一个主诉，如果不能得到充分识别及治疗，焦虑障碍将给医疗系统造成很大的负担。
- 惊恐发作可以不通过药物治疗，可采用认知和行为技术。
- SSRIs 可以缓解大部分焦虑障碍，但考虑到 SSRIs 在用药初始阶段容易引起焦虑相关躯体症状，可能需要缓慢加量达到目标剂量。
- 躯体症状及相关障碍的特征是显著的躯体症状伴有严重痛苦和功能损害，促使严重焦虑患者寻求急诊治疗。
- 严重焦虑不会减少患者还存在其他需要紧急处理的躯体问题的可能性，因此不能忽视必要的医学检查。即使排除了危及生命的躯体疾病，患者仍然存在高风险，因为焦虑可能反映了患者存在潜在的可能导致自伤或伤人的精神障碍。

参考文献

American Psychiatric Association: Diagnostic and Statistical Manual of Mental Disorders, 4th Edition, Text Revision. Washington, DC, American Psychiatric Association, 2000

American Psychiatric Association: Diagnostic and Statistical Manual of Mental Disorders, 5th Edition. Arlington, VA, American Psychiatric Association, 2013

Austin DW, Richards JC: The catastrophic misinterpretation model of panic disorder. Behav Res Ther 39(11):1277–1291, 2001 11686264

Barsky AJ, Orav EJ, Bates DW: Somatization increases medical utilization and costs independent of psychiatric and medical comorbidity. Arch Gen Psychiatry 62(8):903–910, 2005 16061768

Coley KC, Saul MI, Seybert AL: Economic burden of not recognizing panic disorder in the emergency department. J Emerg Med 36(1):3–7, 2009 17933481

Deacon B, Lickel J, Abramowitz JS: Medical utilization across the anxiety disorders. J Anxiety Disord 22(2):344–350, 2008 17420113

Fleet RP, Lavoie KL, Martel JP, et al: Two-year follow-up status of emergency department patients with chest pain: Was it panic disorder? CJEM 5(4):247–254, 2003 17472767

Huffman JC, Pollack MH: Predicting panic disorder among patients with chest pain: an analysis of the literature. Psychosomatics 44(3):222–236, 2003 12724504

Milner KK, Florence T, Glick RL: Mood and anxiety syndromes in emergency psychiatry. Psychiatr Clin North Am 22(4):755–777, 1999 10623969

Reiss S, Peterson RA, Gursky DM, et al: Anxiety sensitivity, anxiety frequency and the prediction of fearfulness. Behav Res Ther 24(1):1–8, 1986 3947307

Sadock BJ, Sadock VA: Synopsis of Psychiatry, 9th Edition. Philadelphia, PA, Lippincott Williams & Wilkins, 2003, pp 591–642

Schmidt NB, Zvolensky MJ, Maner JK: Anxiety sensitivity: prospective prediction of panic attacks and Axis I pathology. J Psychiatr Res 40(8):691–699, 2006 16956622

Stephenson DT, Price JR: Medically unexplained physical symptoms in emergency medicine. Emerg Med J 23(8):595–600, 2006 16858088

Thompson N, Connelly L, Peltzer J, et al: Psychogenic nonepileptic seizures: a pilot study of a brief educational intervention. Perspect Psychiatr Care 49(2):78–83, 2013 23557450

Wulsin L, Liu T, Storrow A, et al: A randomized, controlled trial of panic disorder treatment initiation in an emergency department chest pain center. Ann Emerg Med 39(2):139–143, 2002 11823767

推荐阅读

Craske MG, Barlow DH: Master of Your Anxiety and Panic: Therapists Guide, 4th Edition. New York, Oxford University Press, 2006

Stein MB, Goin MK, Pollack MH, et al: Practice Guideline for the Treatment of Patients With Panic Disorder, 2nd Edition. January 2009. Available at: http://www.psychiatryonline.com. Accessed December 23, 2014.

Wells A: Cognitive Therapy of Anxiety Disorders. Chichester, UK, Wiley, 1997

第 7 章

激越患者

Gerald Scott Winder, M.D.
Rachel L. Glick, M.D.

案例

　　H 先生，男性，43 岁，白种人，单身，既往有精神分裂症、酒精使用障碍和兴奋剂中毒的精神疾病史，还有肥胖症、高脂血症、高血压和糖尿病前期的躯体疾病史。患者在超市行为怪异，有人报警后由警察带至急诊室，当警察和医务人员接近患者时，患者马上变得好战、好斗。一年前患者曾因相似的情况被送过急诊室，并在精神科住院治疗，没有更多的近期病历记录。实验室检查大麻尿检阳性，血液中的酒精浓度阴性，转氨酶轻度增高。目前的用药情况不详，既往病历显示患者服用精神药物的依从性较差，也没有定期到初级保健医生处复诊。在去医院的途中，为了控制激越，护理人员给患者肌内注射咪达唑仑 2 mg，并且约束于担架上。值得注意的是，最后一次血压测量 182/98 mmHg，心动过速（120 次／分），但是不需要特殊处理。在担架上，患者不断地大声同医务人员讲话，要求离开。即使不讲话时，患者也在喃喃自语，说一些关于"政府的纳米技术"的想法。患者又脏又臭，只有可怜的几颗牙齿，穿着与寒冷的天气不相符的衣服。（本章最后将对本例患者如何评估、诊断和治疗进行总结。）

激越是急诊常见的症状。各种病因引起的行为异常占美国急诊就诊者的 6%（Lukens et al. 2006）。激越行为会威胁到医患关系，一个完善和准确的病史，有助于确保医务人员和患者的安全。急诊科医生具备早期有效干预的能力至关重要。

激越是行为具有波动性的一组症状，包括运动性不安、对刺激敏感、易怒以及不恰当的语言或动作（Lindenmayer 2000）。激越可分为攻击性和非攻击性的肢体和语言表现（Cohen-Mansfield and Billig 1986）。其发作可导致攻击和行为的紧急情况。在特定的环境下，激越可以带来生存获益（Buss and Shackelford 1997），然而当激越威胁到患者或医务人员的安全，干扰了诊断和治疗或导致财产损失时，就成为了临床需关注的问题（Gates et al. 2006）。

激越源于生物学和行为复杂的交互作用。神经生理学还不是十分清楚，主要原因是多严重的激越适于研究尚不清楚（de Almeida et al. 2005）。现有的文献表明，攻击行为似乎涉及了不同的基因、神经环路和神经递质（de Almeida et al. 2005；Lindenmayer 2000）。激越的临床表现较为复杂，包含了一系列的环境因素和心理构建，导致不同的患者表现不同。所有这些因素使得对激越症状的认识、诊断和治疗都极具挑战性。

激越独特的一面是正在治疗的医生可以引起患者强烈的情感反应（Balducci 2013）。医生对行为症状的感受不同会直接影响评估和治疗。所需要的临床技能应包括预防策略、深思熟虑的诊断和循证治疗。

预防和早期干预

一般策略

所有医护人员都应该学会识别激越以及早期的干预技术。表7-1 列出的临床征象，提示医务人员需要采取行动。一旦出现激越的迹象，医护人员应该表现出同情心，并采用开放式的问题询问患者当时的需求，然后在恰当的时候进行随访。

表 7-1　激越的早期征象

语言	大声讲话
	亵渎
人际关系	辩论
	不合作
	兴奋
	对医护人员不信任
	威胁（对自己或他人）
	恐惧反应包括无眼神交流
	消极
精神运动	来回踱步
	睡眠紊乱
	肌肉紧张
	过度运动（如弹跳、改变姿势）
	撕纸或衣服
	徘徊
	重复动作（如询问问题，反复开门）

来源：Lindenmayer 2000；Richmond et al. 2012

激越的患者常以不同的方式来表达焦虑和内心的混乱，采用可靠的临床量表［如行为活动评定量表（Swift et al. 2002）］来准确评估，可以优化沟通和医疗文件。将礼貌、尊重和可靠的评估策略整合到急诊科文化中，随着时间的推移，可以降低行为紧急事件的发生以及严重程度。

患者

从分诊开始，患者就要适应新的环境和过程。急诊科医护人员可能会忽视患者的非医疗需求，如无聊、环境的温度和营养状况等。毯子、食物、电视或读物可以增加患者的舒适度，并让患者感受到被关注和关心。介绍工作人员、医院程序以及患者的权利可以缓解患者由于不确定和恐惧所带来的紧张。在所有的互动中，医务人员应该保持灵活性、职业素养和共情。

在临床冲突的进展过程中，有几种策略可以减少激越的可能性。清楚地介绍并仔细注意个人空间很重要。面谈需要在安静的空间，尤其对于醉酒的患者更为重要。房间应该具备最大限度的私密性，设施让患者和医护人员都感觉舒适。房间不应该有任何可能作为武器的物品。

医护人员应该避免长时间与患者目光接触、触摸或站在患者旁边，以免患者感觉受到挑衅。可以与患者保持一定角度（而非直接站到患者对面）表示同盟。房间里的另外一名工作人员可使患者和医护人员都感觉舒适，并且根据指导原则有权使用受过专业培训的工作人员（建议 4 至 6 人以展示力量）。医疗人员的言语应当是清晰、温柔、真诚的。然而这些措施可能是不充分的，患者的行为可能仍然令人担忧。涉及安全问题时，要及时结束面谈，并重新考虑评估的过程。

家庭和朋友

随着候诊时间延长，陪伴患者的家人和朋友的行为也可能恶化升级。由于来的时候情况紧急，大家对于要在医院待几个小时都没有充足的准备，因此一些基本的需求（食物、手机、互联网连接设备、洗浴用品、药物）可能得不到供应，此时我们提供任何便利的条件都会让他们感动。在诊疗过程中，不断与家庭成员沟通目前情况并注意保密，也能够减轻等待过程中患者和家属的挫折感。

鉴别诊断

采集信息

激越的原因通常不会从实验室或放射科检查中发现。相反，快速评估症状以及恰当的治疗主要依赖于医护人员收集并整合信息。在制订准确的临床评估和计划时，间接信息是非常宝贵的。对于重症患者，早期药物治疗可能需要获得既往史。应该要求家庭成员提供患者最近的行为细节，任何精神障碍和躯体疾病史，最近的睡眠状况，以及已知的所有物质使用情况。急诊医疗服务和养老院的护理人员也可以为完善病史和鉴别诊断提供可靠信息。

针对激越患者的病史，医生需要考虑几个方面。一个重要的问题就是目前的症状和之前相比有无变化。如果明显不同可能存在潜在的躯体原因。无论何种情况，医生必须考虑潜在的可逆原因。许多精神疾病常在早年发病，所以 45 岁之后出现新的症状应怀疑非精神病的原因。躯体原因引起的激越非常多见，应在急性评估期间单独考虑。如果在评估中发现表 7-2 列出的一些情况，需要进行躯体检查。

表 7-2　激越时需要评估的躯体状况

一般情况	生命体征异常（脉搏、血压、体温） 难以唤醒患者（如 BARS 得 1 分），注意力差 明显的躯体创伤和损害 言语不清 怀疑急性中毒或毒物接触
心血管	胸痛 持续的心动过速或心悸
代谢	非故意的体重下降 温度不耐受 高热
肌肉骨骼	极度肌肉僵硬或虚弱
神经	瞳孔大小不一致 偏瘫，半身不遂 癫痫 不协调 严重头痛
精神	新出现的精神病 显著的认知缺陷（如定向力、语言、记忆力、执行功能）
呼吸	呼吸困难

注：BARS= 行为活动评定量表（Swift et al. 2002）

来源：Adapted from Nordstrom K, Zun LS, Wilson MP, et al.: "Medical Evaluation and Triage of the Agitated Patient: Consensus Statement of the American Association for Emergency Psychiatry Project BETA Medical Evaluation Workgroup." *Western Journal of Emergency Medicine* 13(1):3-10, 2012

躯体原因

　　躯体原因所致的激越通常分为以下几类。感染，特别是老年患者的感染，脓毒血症播散和（或）直接损害中枢神经系统（CNS），导致激越性谵妄。这些都伴随意识波动、生命体征异常（如低血压，发热）和感知障碍如视幻觉。精神状态改变的同时如果出现颈部僵硬和体温改变（低体温或发热高于38℃）需要立即关注，可能提示CNS原发性感染。当直接涉及CNS时，激越的患者可能出现癫痫或局灶性神经功能缺陷。例如，头部外伤的患者常出现遗忘、语言紊乱、瞳孔大小不等、头痛或意识清晰度下降。如果患者最近有过癫痫发作，发作过后常常表现为意识不清和激越。激越经常是原发性神经退行性疾病（如神经认知障碍）的主要症状。电解质紊乱（如低钠血症）、血糖异常、缺氧、肝性脑病和甲状腺功能障碍也可能表现为行为症状。以上任何一种情况都可能影响患者的感知和意识，从而引起激越症状。

用药情况

常规剂量的药物可以引起激越。治疗炎症（CNS或其他部位）的类固醇也与行为紊乱有关。病史中应该了解抗胆碱药物、阿片类镇痛药物、镇静药物、抗精神病药物或抗癫痫药物的使用情况。查明药物依从性和血药浓度是非常有益的。值得注意的是，抗精神病药物可以使一些患者的激越症状恶化。静坐不能是一种特发的内心不安的感觉，肌肉不适，需要不断活动，常会与持续或恶化的激越混淆。如果没有意识到药源性静坐不能，重复给予抗精神病药物，就会恶化精神症状。联合用药本身也会导致精神状态的改变，并且还要考虑药物在肝肾的交互作用。

物质滥用

激越的患者常常需要评估娱乐性毒品的使用情况。从最近有物质使用史的患者那里很难获得可靠的病史，这时候要特别注意生命体征和躯体征象（如静脉注射药物的部位、瘢痕）、治疗史和随身携带的物品（吸毒用具、气味）。多种毒品的中毒或戒断期可以出现严重的行为问题。

精神兴奋剂（如可卡因、苯丙胺、合成卡西酮）通过作用于单胺类神经递质发挥拟交感神经作用，常会引起激越。致幻剂更多的是通过 5- 羟色胺能的作用，当患者曲解周围的环境，存在幻觉或妄想信念时，可能会出现攻击行为。苯环己哌啶（PCP）是一种 N- 甲基 - 天冬氨酸受体拮抗剂，因其与暴力行为有关而闻名。当使用有镇静作用的如苯二氮䓬类或酒精时，躯体稳定性阈值降低，突然戒断会出现癫痫和死亡的风险。酒精和苯二氮䓬类药物戒断时常出现精神状态的改变（定向力障碍、记忆受损）、生命体征不稳定、出汗、神经系统症状（震颤、癫痫发作）和知觉障碍（幻觉）。

精神疾病

许多重性精神疾病包括双相障碍（特别是躁狂发作和混合状态）、重性抑郁障碍和精神分裂症都与急性激越有关。激越常常与疾病的病程、治疗不依从或患者个人的生活改变有关。人格障碍或精神发育迟滞患者也会出现激越。但是，激越和攻击常常独立于精神疾病之外而存在。（第 3 章"暴力风险评估"提供了有用的信息。）

评估和检查

转诊患者

激越的患者常常由救护车从家、疗养院或者其他医院送来。为了优化诊疗服务，医护人员和（或）原来的医疗机构应该提供有关患者行为和其他的关键病史的资料。这些信息有助于确保患者在非自愿留院观察或住院过程中的安全以及全面的评估。接诊的医生应该快速了解患者的躯体和精神病史、目前的症状和既往的所有治疗（包括任何用药或约束情况），这些对于快速确定治疗方案非常重要。如果患者来院时处于约束状态，快速的生命体征评估和实验室检查是非常必要的（第 11 章"急诊科的隔离与约束原则"有详细描述）。

全科与急诊医学的合作

激越患者的诊治常常需要内科和精神卫生专业工作者的合作。因为引起激越的风险因素或原因属于多学科交叉、跨内科学和精神病学。这些学科的差异具有经济和临床效应。例如，精神科医生和急诊医生对激越的患者选择实验室检查的类型和频率不同。急诊科医生可能不认为尿毒理试验即刻有用，而精神科医生可能在稍后的诊断时需要这些结果。精神科希望患者入院前在急诊室就做了血液促甲状腺激素或尿检，而内科医生可能不这么想（Zun et al. 2004）。即使精神科入院需要体检合格（一个不可靠和模糊定义的术语）（Kom et al. 2000），但是此过程应避免生搬硬套，要始终保持以患者为中心，利于鉴别诊断。详细的医生 - 医生之间的交接优化了患者在不同学科间的转诊。

精神状况检查

激越患者的躯体检查常因其精神症状而受到限制，但是精神检查可以在第一次与患者接触时开始。让同事陪同自己，一起与激越的患者共处一室，这更为安全，也是很好的合作机会，并且多一个医生的评估能够得到更加多元化的分析思路。早期接触患者时，患者的精神运动性活动是一个关键方面。与患者面谈时可以先询问或观察其精神运动性活动是否增加（如果需要，允许医生迅速讨论药物治疗问题）。关于认知功能的信息，包括定向力，可以直接或间接在询问患者病史的访谈过程中获得。检查者可采取灵活的访谈方式，允许激越的患者重新叙述事情，在此同时了解患者的情感、自知力、判断力和执行功能。如果患者不主动暴露思维内容，应该详细检查其自杀或杀人的想法，以此作为基本风险评估的一部分。早期发现并了解患者的偏执、幻觉和妄想非常重要，因为这些症状可能影响医护人员与患者相处。结合这样多个步骤，确保及时有效的互动，可能有助于减少患者长时间访谈所伴随的沮丧感。

中毒患者

对于酒精中毒的患者，不是说其血液酒精浓度要低于一个标准差才能进行精神检查。在临床实践中，对于激越和醉酒的患者常规推迟检查，直到其血液的酒精浓度低于某个阈值，这不是基于文献的观点。对每个患者都应该进行认知测验并签署知情同意书，这样可确保患者认真参与检查并且结果可信。但是对于醉酒的患者，有时我们并不能及时签署知情同意书。

躯体检查

无论是在内科还是精神科，躯体检查都是必不可少的。检查所使用的策略应该能解决病史中的临床问题。关键是对重要脏器——心血管、呼吸、神经、胃肠道和皮肤需做充分的检查，根据既往史进行附加评估。这不仅可以完善鉴别诊断，而且如果患者需要住精神病院，还可以提供充足的证据。

影像学和实验室检查

如果某些处于高风险的激越患者显示生命体征或躯体检查结果异常，临床医生要高度关注。高风险群体包括老年、物质滥用、既往无精神异常史和社会经济状况较差的患者（Lukens et al. 2006）。医生根据情况可以考虑血清实验室检查（尿检、毒理学、电解质、血常规、血糖、尿素氮、维生素 B_{12} 水平）、腰椎穿刺、心电图、脑电图、胸片或头颅 CT。

　　然而，高危人群中的患者如何做进一步检查，文献报道形形色色。有数据显示许多患者的激越是由可治疗性的躯体原因引起的，因此一些人主张广泛性检查。另一些人则认为这样做成本高和假阳性率高。他们主张病史和躯体检查就可以预测大部分实验室检查结果，认为过多的实验室和影像学检查昂贵多余。美国急诊医师学院推荐，对于行为症状的检查包括实验室和影像学检查，应以病史和躯体检查为指导，并认为常规的实验室检查获益较低（Lukens et al. 2006）。

不伤害原则

　　对行为紧急情况的治疗同时还受医生做什么和不做什么的影响。无论医护人员是经验性治疗或谨慎等待，都应该遵守不伤害的伦理原则。不作为和草率的干预都会对结局产生不良的影响。

　　当言语疏导可能无法缓解当前或既往的激越时，就需要使用药物。预防用药可能存在伤害的风险或财产损失。在药物起效前可能无法进行有效的评估，包括面谈、实验室检查和躯体检查。但是，常规的不假思索地用药（特别是非自愿、肌内注射）具有直接的生理和心理不良反应。约束和非自愿用药常不利于医 - 患联盟关系。有创伤史的患者由于对既往记忆和行为的唤起，心理不良反应的风险特别高。

语言疏导

　　抗精神病药和苯二氮䓬类药物一直是治疗激越的一线药物，但是目前更多的是推荐语言疏导方法，目的是减少药物干预。这种方式改进了对激越患者的评估和治疗。非强制性的方法同时符合医护人员和患者的利益，原因如下：①躯体约束可能引起或强化患者使用暴力解决问题的想法；②约束患者增加住院的风险并延长住院时间；③ TJC 和 CMS 认为，低的躯体约束率是诊疗质量的关键指标；④避免躯体约束可以降低医护人员和患者受伤害的可能性（Richmond et al. 2012）。

美国急诊精神病学研究所项目 BETA（评估和治疗激越的最佳实践）降低风险工作组提出了一个实用的、非强制的、由三部分组成的总体理念（Richmond et al. 2012），包括患者的语言承诺、与团队建立合作关系，以及真正的语言激越程度下降。表7-3 总结了工作组言语疏导的各个领域。

表 7-3　美国急诊精神病学会 BETA 项目工作组关于降低风险的 10 个建议

注重个人空间	保持两臂的距离（必要时更远）；注意并回应任何患者的威胁；要意识到患者的脆弱性（过去的创伤、性虐待、无家可归）以避免加重症状
不要挑衅	使用肢体语言表达同情和安全性；保持双手可见和放松；站立时与患者形成角度以避免对立；保持面部表情平静并有风度；避免挑衅患者
建立语言接触	每次仅一个人与患者交谈；介绍自我；提供期望的方向；询问患者希望如何称呼，然后使用患者首选的名字
简洁	使用短句和简单的词汇；允许患者有时间思考和回应；重复信息，直到患者听懂
识别需求和感觉	让患者分享期望和即时需求；综合散在信息（平时的对话，肢体语言，过去相遇的经历）来识别需求；经常向患者表达帮助的愿望
仔细倾听患者	主动倾听（语言承诺、肢体语言、谈话）；使用澄清的语句；假设患者说的是真的
同意或接受不同意见	同意事实（"针刺不舒服"）、原则（"每个人都想被尊重"）和差异性（"许多人也会发现令人沮丧"），同时保持中立；愿意接受不同意见

续表

明确界限	明确告知患者可被接受的行为；告知可能的后果（从实际出发而非威胁性）；明确告知患者他们引起了他人的不适和恐慌；将不良结果限制在合理范围内；使用合适的面谈方式
提供选择和乐观	提供可以表示友好的东西（毯子、杂志、电话、食物）；避免欺骗；提供药物并允许患者参与治疗；不要急于使用药物，但也不要拖延；重申相信情况会改善
听取患者和医护人员的汇报	非自愿的行动后恢复治疗联盟；解释为什么需要采取行动；探索替代方法；指导患者学会适当地表达愤怒；联系目击整个事件的患者家属，询问详细情形；允许工作人员表达情感并指出需要改进的方面

注：BETA= Best practices in Evaluation and Treatment of Agitation，激越评估与治疗的最佳实践

来源：Adapted from Richmond JS, Berlin JS, Fishkind AB, et al.: "Verbal De-Escalation of the Agitated Patient: Consensus Statement of the American Association for Emergency Psychiatry Project BETA De-Escalation Workgroup." *Western Journal of Emergency Medicine* 13(1):17-25, 2012

在疏导过程中，重要的是每次只需一人口头与患者接触。一个以上的交谈者会增加访谈的中断、混乱、挫折的风险，激越可能会进一步升级。当然，如果若干工作人员同时表现出对患者的关心，有助于显示主管医生言语疏导的震慑力。

药物治疗的思考

不可避免地，言语疏导可能对某些激越患者无效（如患者具有精神病症状或认知损害无法有效交流），那么药物治疗就成为治疗的重要部分。当考虑用药时，应该回顾病历中的药物过敏情况并向患者核实。当出现激越的最初征兆时，口服制剂的药物是理想选择（口服药物应在肠外给药之前使用）。同时，医生应该

讨论为什么推荐这类药物。允许患者参与药物的选择，以维持临床联盟和知情同意（Allen et al. 2005）。我们应该以开放、非威胁的方式询问患者既往使用过的有效药物来决定目前的用药。

选择一个起效时间和维持时间都合适的药物需要一系列的精神病学和内科学的思考。这需要收集准确的病史并做出广泛的鉴别诊断。医生应该确定激越的临时病因，并针对此病因进行恰当的药物治疗。表 7-4 列出了治疗激越的几种主要的药物以及常用剂型。对于需要长期药物治疗的患者，早期建立耐受性评估非常必要。如果出现严重的副作用，如抗精神病药物引起的肌张力障碍，从药物治疗的角度可能会降低未来治疗的依从性（如果患者担心再次服药）并且损害治疗关系（Yildiz et al. 2003）。

非自愿药物治疗的方法

如果患者不能参与药物的选择和使用，但又需要药物维持治疗，那就应当考虑非自愿治疗。非自愿用药并不妨碍向患者提供相关的信息。每次都要积极向患者解释为什么选这种方法，并清楚描述如何进行这种治疗。如果患者需要隔离或约束，在此过程中应始终用药治疗以便快速解除约束。值得注意的是，不应该将药物本身作为约束手段或者用来诱导睡眠，因为过度镇静会增加跌伤、呼吸抑制和误吸的风险，另外，由于护士需要频繁监测而增加工作负担，通常也会影响临床的评估。

物质使用障碍

激越可能源于娱乐性药物的使用。临床医生应该利用病史（个人提供的和间接的）、医疗记录（内部和外部的）以及可利用的毒理学检验来识别可能涉及的毒品。大多数娱乐性物质引起的激越，尤其是兴奋剂，通常使用苯二氮䓬类药物有效。如果精神病行为突然恶化，可能是长期使用安非他明（苯丙胺）者，因

表 7-4　激越治疗的有效药物

药物分类和名称	FDA 批准的精神疾病适应证	推荐成人急性期治疗剂量	代谢 / 半衰期	显著的急性副作用	剂型	吸收，T_{max}
第二代抗精神病药						
利培酮[i]	双相障碍 I 型、精神分裂症	PO：初始剂量为 1～2 mg MAX：4 mg/d	CYP2D6，3～20 h（利培酮和活性代谢产物的平均半衰期是 20 h）	EPS，静坐不能，NMS、老年患者会出现脑血管事件、体位性低血压	PO（片剂、崩解片剂）	PO：1 h
奥氮平[ii]	双相障碍 I 型 [急性混合状态或躁狂发作，维持期，抑郁发作（使用与氟西汀治疗）]，治疗难治性抑郁发作，激越（与精神分裂症或双相障碍 I 型有关）	PO：初始剂量为 5～10 mg MAX：20 mg/d IM：10 mg（临床必要时 5 mg 或 7.5 mg）MAX：20 mg/d	CYP1A2，CYP2D6（最小），21～54 h	体位性低血压，镇静，EPS，静坐不能、便秘、眩晕、老年患者会出现脑血管事件，NMS	PO（片剂、崩解片剂），IM	PO：6 h IM：15～45 min（峰值浓度较 PO 高 5 倍）

续表

药物分类和名称	FDA 批准的精神疾病适应证	推荐成人急性期治疗剂量	代谢 / 半衰期	显著的急性副作用	剂型	吸收, T_{max}
齐拉西酮 [iii]	双相障碍 I 型 (急性混合状态或躁狂发作) 单药治疗或辅助治疗, 精神分裂症	PO: 初始剂量 10 ~ 20 mg, 间隔 4 h　MAX: 80 mg/d　IM: 最初剂量 10 ~ 20 mg, 间隔 4 h 可以再次给药　MAX: 40 mg/d	CYP3A4, CYP1A2 (最小) 7 h	QT 间期延长, EPS, 静坐不能, NMS, 老年患者会出现脑血管事件, 镇静	PO, IM	PO: 6 ~ 8 h (与食物同服会增加 2 倍), IM: 1 h
阿塞那平 [iv]	双相障碍 I 型 (急性混合状态或躁狂发作) 单药治疗或辅助治疗	SL: 最初剂量 5 mg　MAX: 10 mg/d	UGT1A4, CYP1A2 24 h	嗜睡, 眩晕, EPS, 静坐不能, NMS	SL (服药后 10 min 避免进食和饮水)	SL: 1 h

续表

药物分类和名称	FDA批准的精神疾病适应证	推荐成人急性期治疗剂量	代谢/半衰期	显著的急性副作用	剂型	吸收，T_{max}
阿立哌唑 [v]	精神运动性激越（孤独症谱系障碍，精神分裂症，双相障碍），精神分裂症，双相障碍 I 型（辅助治疗，单药治疗混合状态或躁狂发作，重性抑郁障碍）（辅助治疗）	PO：最初剂量 10 ~ 15 mg，每天一次 MAX：30 mg/d IM：最初剂量 9.75 mg（剂量范围为 5.25 ~ 15.00 mg）；2 h 后可重复给药 MAX：30 mg/d	CYP2D6，CYP3A4 75 h	嗜睡，眩晕，静坐不能，EPS，NMS	PO（片剂，崩解片剂，糖浆），IM	PO：3 ~ 5 h，IM：1 ~ 3 h
苯二氮䓬类药物						
劳拉西泮 [vi]	焦虑，失眠	PO：最初剂量 1 ~ 2 mg MAX：8 mg/d IM/IV：最初剂量 1 ~ 2 mg MAX：8 mg/d	UGT1A3，UGT2B15 12 ~ 14 h	过度镇静，行为抑制，昏睡，模糊，共济失调，顺行性遗忘，呼吸抑制	PO，IM，IVIM，IV	PO：2 h，IM：1.0 ~ 1.5 h

续表

药物分类和名称	FDA 批准的精神疾病适应证	推荐成人急性期治疗剂量	代谢／半衰期	显著的急性副作用	剂型	吸收，Tmax
咪达唑仑 [vii]	焦虑	IM： 年龄＜60：0.07～0.08 mg/kg； MAX：5 mg 年龄≥60：0.02～0.05 mg/kg（1 mg 足够）； MAX：3.5 mg IV： 年龄＜60：开始 1 mg，2 min 等待 2 min 内最大给予 2.5 mg。以上评估镇静作用 MAX：5 mg 年龄≥60：开始 1 mg。2 min 等待 2 min 内最大给予 1.5 mg，以上评估镇静作用 MAX：3.5 mg	CYP3A4 1.8～6.4 h	过度镇静、行为抑制，昏睡，共济失调，顺行性遗忘，呼吸抑制	IM，IV	IM：30～60 min

第一代抗精神病药物

药物分类和名称	FDA 批准的精神疾病适应证	推荐成人急性期治疗剂量	代谢／半衰期	显著的急性副作用	剂型	吸收，Tmax
氟哌啶醇 [viii]	精神分裂症，抽动障碍	PO： 最初剂量 2～5 mg，每 4～8 h 可以再次给药；MAX：20 mg/d IM： 最初剂量 5～10 mg； MAX：20 mg/d	CYP3A4，CYP2D6 15～37 h	QT 间期延长（IV 风险更大），NMS，EPS，镇静，老年患者会出现脑血管事件，体位性低血压	PO，IM，IV（不推荐）	PO：2～6 h IM：20 min

续表

药物分类和名称	FDA批准的精神疾病适应证	推荐成人急性期治疗剂量	代谢/半衰期	显著的急性副作用	剂型	吸收，T_{max}
氯丙嗪[ix]	双相躁狂、精神分裂症	PO: 最初剂量25~50 mg, 24 h内分为3~4次给药; MAX: 200 mg/d IM: 最初剂量25 mg, 1 h后可以再次肌内注射25~50 mg; MAX: 200 mg/d	CYP1A2, CYP3A4 6 h	QT间期延长, 体位性低血压, 抗胆碱能作用	PO, IM, IV (不推荐)	PO: 2.8 h IM: 2.8 h
氟奋乃静[x]	精神分裂症	PO: 最初剂量2~5 mg; MAX: 10 mg/d IM: 最初剂量2~5 mg; MAX: 10 mg/d	CYP2C19, CYP2D6, CYP3A4 33 h	QT间期延长, NMS, EPS, 镇静, 老年患者会出现脑血管事件, 体位性低血压	PO, IM	IM: 1.5~2.0 h PO: 2.8 h

注: CYP=细胞色素P450, EPS=锥体外系症状, FDA=美国食品和药品管理局, IM=肌内注射, IV=静脉注射, MAX=最大; NMS=神经阻滞剂恶性综合征, PO=口服, SL=舌下, T_{max}=达到吸收峰值的时间, UGT=尿苷二磷酸葡萄糖醛酸转移酶

来源: Micromedex Healthcare Series.DRUGDEX System.Greenwood Village, CO, Truven Health Analytics, 2014. Available at: http://www.thomsonhc.com. Accessed March 27, 2014

药物信息来源 (2014年5月21日):

续表

i Risperdal[包装说明].Titusville, NJ, Janssen.Revised April 2014. Available at: http: //www.janssenpharmaceuticalsinc.com/assets/risperdal.pdf

ii Zyprexa [包装说明]. Indianapolis, IN, Lilly, USA.Revised June 2013. Available at: http: //pi.lilly.com/us/zyprexa-pi.pdf

iii Geodon [包装说明]. New York, NY, Pfizer.Revised January 2014. Available at: http: //labeling.pfizer.com/ShowLabeling.aspx?id=584

iv Saphris [包装说明]. Whitehouse Station, NJ, Merck.Revised March 2013. Available at: http: //www.merck.com/product/usa/pi_circulars/s/saphris/saphris_pi.pdf

v 阿立哌唑 . In: U.S. National Library of Medicine. Bethesda, MD, National Institutes of Health.Updated February 2011. Available at: http: //dailymed.nlm.nih.gov/dailymed/lookup.cfm?setid=b6243233-8846-4ea8-a2fa-a563e48fdc29#nlm34090-1

vi 劳拉西泮 . In: U.S. National Library of Medicine. Bethesda, MD, National Institutes of Health.Updated October 2013. Available at: http: //dailymed.nlm.nih.gov/dailymed/lookup.cfm?setid=ad2a0633-50fe-4180-b743-c1e49fc110c6#nlm34090-1

vii 咪达唑仑 . In: U.S. National Library of Medicine. Bethesda, MD, National Institutes of Health.Updated April 2010. Available at: http: //dailymed.nlm.nih.gov/dailymed/lookup.cfm?setid=373fc1d0-9bd2-414b-8798-7bf04526a12e

viii 氟哌啶醇 . In: U.S. National Library of Medicine. Bethesda, MD, National Institutes of Health.Updated April 2009. Available at: http: //dailymed.nlm.nih.gov/dailymed/archives/fdaDrugInfo.cfm?archiveid=14040

ix 氯丙嗪 . In: U.S. National Library of Medicine. Bethesda, MD, National Institutes of Health.Updated May 2010. Available at: http: //dailymed.nlm.nih.gov/dailymed/lookup.cfm?setid=33c01749-ef88-4e9c-8b45-0f026af1d5fd

x 氟奋乃静 . In: U.S. National Library of Medicine. Bethesda, MD, National Institutes of Health.Updated June 2011. Available at: http: //dailymed.nlm.nih.gov/dailymed/lookup.cfm?setid=7b762f8b-86f7-46b0-8ace-83addaabe46b

此抗精神病药是一线选择（可以酌情同镇静剂一起使用）。

如果激越患者是由于酒精中毒，那么镇静剂会增加呼吸抑制的风险，所以任何药物均应该使用最小剂量。根据专家意见，这种情况下优先选择抗精神病药物，氟哌啶醇是比较好的选择（Wilson et al. 2012）。使用第二代抗精神病药物也是有益的（Lukens et al. 2006）。

如果患者是主动戒酒，并且经过实验室和临床检查确定为酒精戒断，为避免威胁生命的并发症，应选择苯二氮䓬类药物。可乐定调节 CNS 的交感神经活性，可以作为辅助治疗。酒精戒断时，需要注意患者的自主神经不稳定（心动过速、血压波动、发热）、精神状态改变（包括癫痫、幻觉、定向障碍）、多汗和震颤症状，临床医生应考虑咨询内科的同事。

谵妄

如果考虑患者的激越是继发于谵妄状态（与药物和酒精无关），最重要的是明确诊断和恰当的治疗，进行体格和实验室检查是明智的。如果发现有代谢紊乱（电解质、缺氧、pH 异常、糖异常），那么及时纠正可能直接影响患者的激越症状。在检查过程中为了处理问题行为，可以考虑口服第二代抗精神病药物（奥氮平、利培酮）作为一线选择（Wilson et al. 2012）。躯体疾病患者的锥体外系症状发生率较高，因此建议避免使用第一代抗精神病药（和肠外给药），但并不总是如此。苯二氮䓬类药物可能会恶化症状，通常不是这类人群的最佳选择。为治疗睡眠问题使用镇静催眠药同样应加以注意。

精神疾病

在精神病理性症状引起的激越中，医生应该关注患者的思维内容。如果存在精神病性症状，口服第二代抗精神病药（奥氮

平、利培酮）是最佳的一线治疗选择。治疗应该针对根本原因
（Yildiz et al. 2003）。第一代药物（氟哌啶醇）适合作为口服治
疗的二线选择。在抗精神病药物初始剂量无效的情况下，加用苯
二氮䓬类药物更有效，通常建议对同一药物增加剂量或使用不同
的抗精神病药物（Yildiz et al. 2003）。

　　如果目前没有精神病症状，口服苯二氮䓬类药物是一线治
疗。如果苯二氮䓬类药物效果不佳，则口服第二代抗精神病药
物（奥氮平、利培酮）。无论精神障碍患者是否存在精神病症状，
如果口服治疗不可行或不适用，可以肠外给予抗精神病药物（奥
氮平和齐拉西酮优于氟哌啶醇）。静脉给予高效价的多巴胺能药
物时（氟哌啶醇），应同时给予抗胆碱能药物如苯扎托品或苯海
拉明，以预防锥体外系症状和其他神经肌肉的副作用。如果激越
的原因比较复杂或不清楚，并且患者无意识障碍，那么苯二氮䓬
类药物是一线治疗药物；如果存在精神病性症状，则推荐使用第
二代抗精神病药物。

病例小结

　　本节我们将讨论本章开头案例中 H 先生治疗的适用原则。H
先生的病史表明他存在原发性思维障碍，目前精神状况检查提示
有精神病性观念，包括片段的妄想。患者的言语威胁行为提示可
能存在控制力降低等脱抑制行为。物质使用可能是直接原因，也
可能是促发因素。考虑到患者自我照料差、不能定期复诊以及给
予镇静药物后持续性高血压，可能有潜在的心血管系统、神经系
统疾病或感染问题。

　　将处于约束中的 H 患者临时送至一个安静的房间，明确告
知他限制的必要性，同时也展示力量以及一个医生作为领导者的
能力。与患者要保持一定距离，同时告诉患者目前在什么地方，

医护人员是谁，密切注意会发生什么事件。考虑到医生会频繁提到患者的名字，那么由患者来决定医护人员如何称呼他比较理想，保持间断的眼神接触，肢体语言开放，还有共情的对话。如果患者没有穿足够的衣服，那么要向其提供毯子，同时询问是否有其他需要，这些举措将有助于医护人员与患者建立联盟关系。

　　由于 H 先生的精神病症状、可能的不依从和目前的激越状态，选一个快速溶解的口服药物非常重要。考虑患者目前存在精神病症状和将来药物连续性治疗的可能性，非典型抗精神病药将是第一选择。如果有指征使用肌内注射药物，但要在获得可用信息下做出决定，包括患者目前服用什么处方药物，是否有过敏史，上一次给药的剂量，过去对哪种药物有效。考虑到患者的不依从性，选择剂型多样的药物是重要的，要保证从肌内注射改为口服很容易。在安保工作人员的协助下，接下来应该将患者转送并约束到医院病床上，然后给予药物治疗。鉴于 H 先生可能无法提供关于躯体症状的可靠信息，应该考虑进行实验室检查。当患者处于持续约束时，护理人员应该连续监测患者的生命体征。此时可以延迟躯体检查，但是只要临床允许，就应马上进行检查。随着药物起效，应尽快解除约束，然后询问患者情况。

临床要点

- 激越是由多种病因所致的一组具有挑战性的复杂症状群和行为。
- 激越常常需要临床医生快速对诊断和治疗方案做出决定（通常缺乏足够的信息）。
- 每次接触激越的患者时，患者和医护人员的安全是最重要的。对处于存在风险的患者，应该使用一个低临界值来升级护理的类型、程度和策略以防受伤害。

- 充分的临床训练，加上共情和灵活性，能够减少患者的激越或防止其发生。
- 对激越最佳的评估策略包括：患者详细的纵向评估，从其家庭、朋友和医疗记录采集信息，躯体、精神状况和实验室检查，以及自我意识状况。
- 每位临床医生应该考虑到导致患者目前激越的躯体的、可逆的原因。
- 口头疏导技术是有效的一线干预手段，可以预防或补充药物治疗（既往过度使用药物）。
- 当有药物治疗指征时，尽量优先选择口服制剂，然后再考虑肌内注射。如果患者处于隔离或约束状态，应给予恰当的药物治疗。
- 激越的药物治疗只能在有效的鉴别诊断情况下使用。识别患者的特殊症状群（例如精神病性症状、谵妄、物质使用）有助于优化临床医生的药物选择。

参考文献

Allen MH, Currier GW, Carpenter D, et al; Expert Consensus Panel for Behavioral Emergencies 2005: The expert consensus guideline series. Treatment of behavioral emergencies 2005. J Psychiatr Pract 11 (suppl 1):5–108, quiz 110–112, 2005 16319571

Balducci L: The "hateful" patient. Journal of Medicine and the Person 11(3):113–117, 2013

Buss DM, Shackelford TK: Human aggression in evolutionary psychological perspective. Clin Psychol Rev 17(6):605–619, 1997 9336687

Cohen-Mansfield J, Billig N: Agitated behaviors in the elderly, I: a conceptual review. J Am Geriatr Soc 34(10):711–721, 1986 3531296

de Almeida RM, Ferrari PF, Parmigiani S, et al: Escalated aggressive behavior: dopamine, serotonin and GABA. Eur J Pharmacol 526(1–3):51–64, 2005 16325649

Gates DM, Ross CS, McQueen L: Violence against emergency department workers. J Emerg Med 31(3):331–337, 2006 16982376

Korn CS, Currier GW, Henderson SO: "Medical clearance" of psychiatric patients without medical complaints in the emergency department. J Emerg Med 18(2):173–176, 2000 10699517

Lindenmayer JP: The pathophysiology of agitation. J Clin Psychiatry 61 (suppl 14):5–10, 2000 11154018

Lukens TW, Wolf SJ, Edlow JA, et al; American College of Emergency Physicians Clinical Policies Subcommittee (Writing Committee) on Critical Issues in the Diagnosis and Management of the Adult Psychiatric Patient in the Emergency Department: Clinical policy: critical issues in the diagnosis and management of the adult psychiatric patient in the emergency department. Ann Emerg Med 47(1):79–99, 2006 16387222

Richmond JS, Berlin JS, Fishkind AB, et al: Verbal de-escalation of the agitated patient: consensus statement of the American Association for Emergency Psychiatry Project BETA De-escalation Workgroup. West J Emerg Med 13(1):17–25, 2012 22461917

Swift RH, Harrigan EP, Cappelleri JC, et al: Validation of the Behavioural Activity Rating Scale (BARS): a novel measure of activity in agitated patients. J Psychiatr Res 36(2):87–95, 2002 11777497

Wilson MP, Pepper D, Currier GW, et al: The psychopharmacology of agitation: consensus statement of the American Association for Emergency Psychiatry Project BETA Psychopharmacology Workgroup. West J Emerg Med 13(1):26–34, 2012 22461918

Yildiz A, Sachs GS, Turgay A: Pharmacological management of agitation in emergency settings. Emerg Med J 20(4):339–346, 2003 12835344

Zun LS, Hernandez R, Thompson R, Downey L: Comparison of EPs' and psychiatrists' laboratory assessment of psychiatric patients. Am J Emerg Med 22(3):175–180, 2004 15138952

推荐阅读

Richmond JS, Berlin JS, Fishkind AB, et al: Verbal de-escalation of the agitated patient: consensus statement of the American Association for Emergency Psychiatry Project BETA De-escalation Workgroup. West J Emerg Med 13(1):17–25, 2012

Wilson MP, Pepper D, Currier GW, et al: The psychopharmacology of agitation: consensus statement of the American Association for Emergency Psychiatry Project BETA Psychopharmacology Workgroup. West J Emerg Med 13(1):26–34, 2012

第8章

认知损害患者

James A. Bourgeois, O.D., M.D., F.A.P.M.
Tracy McCarthy, M.D.

案例

C 先生，男性，75 岁，有多种血管风险因素，在门诊行心脏导管术发现有严重的冠心病，几天后就诊于急诊科。患者术后没有立即出现并发症；但是回家后不久，患者出现运动性激越、意识不清、定向障碍。患者没有显示任何新的神经功能障碍。会诊时发现患者意识水平波动，严重的意识模糊和定向障碍，并能看到"各种动物"。家庭成员提供患者有轻度的记忆问题和找词困难，这些问题是逐渐出现的，导管术之前就存在。患者同时还有"抑郁"以及轻度的睡眠障碍、精力缺乏和食欲问题。

认知损害的患者如 C 先生，在精神科急诊是一个独特的挑战。许多独立的精神疾病都与认知损害有关。因此，认知损害的鉴别诊断范围较广泛、覆盖许多诊断范畴，并且常常重叠诊断，促使内科医生需要考虑很多可能性。此外，急诊时见到的认知损害的"核心缺陷"可能不是十分明显，"破坏性"的临床状态（如精神病性症状、躁狂、运动性激越、针对自身或他人的暴力）最初就能引起关注。因此，当医生在急诊面对大量破坏性临床状态时，必须考虑到有潜在认知障碍的可能性，这样可以解释患者大部分的临床症状。

及时评估需要一个整合的方案，包括对病史的分析（来自患者和家属的资源）、临床检查（包括有效的"床旁"正式认知测验）、神经影像学和临床实验室检查，躯体检查、心电图以及必要时脑电图检查。

在急诊对认知损害的患者进行临床处置时会面临各种情况，有时是颇具挑战的，可能包括快速使用精神药理学、内科或外科的心身医学会诊，在心身医学科住院，在精神科住院，或被安置在有监管的地方。在急诊，给出最终的精神科诊断及长期的管理计划并不是总能实现的，但是初步的评估和干预对于这些病例的最终处置是至关重要的。

随着人口老龄化，认知障碍患病率逐渐升高（Blennow et al. 2006）。同时，越来越多的患者并没有合适的医疗保险，尽管2014年的《平价医疗法案》（Affordable Care Act）的实施可以缓解这一情况（在美国），但这种趋势无疑将导致更多的认知损害患者就诊于急诊。因此，掌握这类患者的急诊处理，在临床上是迫切需要的。

患者的评估

安全与约束

在与认知损害患者接触的早期就应该考虑安全和约束问题，且往往在给出明确诊断之前。激越和认知损害的患者除了对自身造成危险之外，对于急诊服务的实施也颇具破坏性（也可能对其他患者有潜在危险）。总之，对有破坏性的认知损害患者，急诊科必须具有完善的、必要的程序提供隔离、约束和药物治疗。一旦确认安全，就可以实施临床处置了。

病情检查

认知损害患者的急诊检查是一个整合生物 - 心理 - 社会学方法的过程。在评估中应牢记精神和躯体检查、实验室和神经影像学检查三合一；某些情况下应考虑脑电图（EEG）和腰椎穿刺检查。

检查

与其他领域的临床实践一样，采集病史的时候就可以开始检查。因为认知损害的患者总是无法正确叙述病史，所以应该向家庭成员、照料者、其他内科医生、社会服务机构以及与患者有关系的其他人员采集病史（Robert et al. 2005），特别是在急诊科。然而，我们必须遵循隐私保护原则；医生在告知旁系亲属有关患者的隐私时必须谨慎。病史中应处理的条目包括但不限于表 8-1 中列出的这些问题。

表 8-1　认知损害患者的病史采集

现病史
既往神经精神疾病史
既往非中枢神经系统病史
头部创伤、癫痫发作、脑卒中和其他中枢神经系统事件史
近期认知功能水平
物质滥用史
最高教育和职业水平
用药情况（处方、非处方、草药补充剂）
认知障碍和其他精神疾病家族史

　　表 8-2 中列出了需要进行的躯体和精神检查项目。临床医生可以使用一些简易的认知筛查工具，对认知障碍者进行评估和随访。最常用的工具是简明智力状况检查（Mini-Mental State Examination，MMSE；Folstein et al. 1975），MMSE 已经被译为多种语言，快速有效，便于使用。MMSE 的不足之处就是对额叶执行功能的评估有一定局限性，并且不能明确区分谵妄和重度或轻度神经认知障碍（neurocognitive disorder，NCD）。另一个与 MMSE 相似的评估工具是蒙特利尔认知功能评估（Montreal Cognitive Assessment，MoCA；Nasreddine et al. 2005；www.mocatest.org）。MoCA 与 MMSE 评估形式类似，并且还可以评估视空间和执行功能。画钟试验（Shulman 2000）可以有效筛查认知损害，尤其是对语言能力受限或有其他交流障碍的患者。Mini-Cog 由 MMSE 中涉及回忆的 3 个条目和画钟试验组成（Borson et al. 2000），可以快速有效筛查重度或轻度 NCD。另一个常用工具是意识模糊评估法（Confusion Assessment Method，CAM；Inouye et al. 1990）。CAM 可以在短时间内完成，并且适用于全科医师来评估急性谵妄。以 DSM-Ⅲ-R 为依据（美国精神病学会 1987），CAM 同样有效且有较高的灵敏度和特异性。执行功能可使用额叶评估成套测验（Frontal Assessment Battery），包括运动顺序测验、语言流畅性、反应抑制和其他功能（Dubois et al. 2000）。连线测验（Trail Making Test）的口述版本——B 部分，被称之为心理交替测试（Mental Alternation Test），对皮质下障碍患者更适用，在 HIV 相关的重度和轻度 NCD 中已经得到验证。这个测验比较简单，要求患者对数字和字母交替连线（1，A，2，B，3，C 等）。30 秒内正确交替的个数为所得分数，最高分 52 分，划界值约为 14 分。

表 8-2 认知损害患者的检查

躯体检查

生命体征

脉冲血氧测定

头、耳、眼、鼻和咽部（包括甲状腺）

心血管、肺和腹部检查（包括便潜血）

生殖泌尿系和（或）妇科学检查（必要时）

神经系统检查

精神状况检查

一般表现

精神运动性活动

言语

心境与情感

思维过程和内容

精神病性症状、自杀倾向和杀人倾向

判断力和自知力

标准化认知检查（如 MMSE、MoCA、画钟测验）

前额叶测试

实验室评估

评估认知损害，实验室检查非常重要。因为急性认知损害常常会同时出现谵妄和重度或轻度 NCD，需要进行广泛的、详细的实验室检查。表 8-3 列出了认知损害患者常用的实验室检查。如果临床判断认知损害的风险较低，则表中的一些条目可以省略。

表 8-3　认知损害患者的实验室检查

对乙酰氨基酚水平	肌酸磷酸激酶	药物水平定量检测
氨	血培养	风湿检测
动脉血气	重金属筛查	甲状腺检测
血酒精水平	肝炎检测	尿分析
化学物质检测	HIV	尿毒理筛查
胸部 X 线	12 导联心电图	VDRL 或 PRP
全血细胞计数	肝酶	维生素 B_{12}

注：PRP= 快速血浆反应素试验；VDRL= 性病研究实验室检查

神经影像学

许多情况下，对精神状态改变的检查与重度或轻度 NCD 的检查相同，因此影像学检查越来越多。关于计算机断层扫描（CT）与磁共振成像（MRI）检查有不同的观点；但是，对于大多数的急诊检查，CT 更简便易行，花费低，患者易于接受，且无禁忌证（如幽闭恐怖症，植入的金属设备）。另外，认知障碍者需要急查脑部病变时，CT 通常不需要注射静脉造影剂。虽然医生需要考虑反复的放射线的暴露，不能进行过多的 CT 扫描，但是在急诊科诊疗过程中应当适当增加 CT 扫描的次数，以保证不会遗漏造成认知损害的可逆原因。

EEG 和腰椎穿刺术

EEG 可能有助于谵妄和 NCDs 的鉴别，因为谵妄患者的 EEG 表现为弥漫性慢波改变，而克 - 雅病（Creutzfeldt-Jakob disease）的 EEG 具有特征性改变（Engel and Romano 2004）。但是，EEG 在某些类型的谵妄中却并不是那么有用，因此并不常规用于谵妄状态的诊断中。同样，如果临床上高度怀疑中枢神经系统（CNS）感染时，要考虑腰椎穿刺术，但是这种检查不应作为所有精神状态改变患者的常规检查。

案例（续）

C 先生入院时 MMSE 12 分，MoCA 14 分，注意广度、定向和记忆均受损。画钟测验显示数字和指针的位置画得较差。该患者诊断为谵妄状态，收入内科住院治疗需进一步评估。入院时躯体检查发现，心脏导管插口周围发红，皮温较高，有触痛，伤口处无脓性分泌物。全血细胞计数显示白细胞增多。头颅 CT 未发现有新近的脑梗死，但有弥漫性皮质萎缩以及小血管白质病变。

虽然 C 先生最初诊断为谵妄，但患者住院前就存在认知功能逐渐下降，应该考虑共病重性抑郁障碍，或重度或轻度 NCD 的诊断。结合影像学结果，应该考虑诊断重度或轻度血管性 NCD，但需要 C 先生的谵妄状态好转后才能确诊。

认知损害为特征的精神障碍

有必要对认知损害的精神病学诊断的含义与分类进行广泛的讨论。认知障碍的正式诊断不可能包含所有的急诊科以认知损害为特征的精神障碍。有认知损害的大多数急诊患者将被诊断为 DSM-5 中的 NCDs（美国精神病学会 2013）。这种新的分类系统删掉了关于遗忘症的诊断，介绍了不同的重度和轻度 NCDs。亚型是根据具体的神经病理学原因（如阿尔茨海默病所致的重度或轻度 NCD、重度或轻度的血管性 NCD）进行区分的。重度与轻度的比较以主要疾病的认知下降和功能损害的严重程度划分。这种分类可以在临床上灵活应用，如脑震荡后综合征和颅脑损伤（traumatic brain injury，TBI）精神障碍，这可能是多种损伤性障碍的亚综合征，或者是重度或轻度 NCDs 和谵妄的混合状态

（Mooney and Speed 2001）。少部分认知损害的患者包括成年人，被诊断为 DSM-5 中的神经发育障碍。然而，即使有这两大类，仍然无法覆盖急诊中遇到的所有认知损害，因为某些精神病性障碍、分离障碍和物质使用障碍的患者也可能表现为认知损害。

谵妄

根据 DSM-5 的描述，谵妄为亚急性、急性起病，以注意和觉醒障碍、昼夜节律紊乱、认知损害（如记忆缺陷、定向力障碍、语言紊乱、视空间损害、知觉障碍）以及波动性病程为特征。它是系统性失调所致的精神问题，可能涉及不同系统的障碍（表 8-4）。谵妄诊断的要点是急性或亚急性起病，病程波动。尽管谵妄经常是一种或多种系统功能紊乱的结局，但在之前就存在重度或轻度 NCD，这是最主要的导致谵妄的"静态"风险因素。这一概念可以理解为"大脑易感性"或"认知储备下降"（Engel and Romano 2004）。即使谵妄是急性或亚急性起病，如果潜在的系统性原因未解决，也可以转变成慢性。慢性谵妄相关的疾病包括播散性癌症和终末期肝病。

表 8-4　谵妄的常见原因

脑肿瘤	感染
心肺疾病	肾病
电解质或液体平衡失调	肝病
头部创伤	癫痫
高碳酸血症	物质中毒
低蛋白血症	物质戒断
低血糖	维生素 B_1 缺乏
低氧症	其他系统性疾病

虽然重度或轻度 NCD 患者很容易发展为谵妄，但之前无 NCDs 的患者也可能出现。因为谵妄是系统性疾病的精神症状，多种原因可以造成，因此急性谵妄需要对可能涉及的全身各个系统进行有效而全面的检查。从急诊科就开始检查比较理想，虽然初期潜在的原因可能并不明显，但在快速检查系统性紊乱原因的同时谵妄也应该积极处理。这一点对激越和非激越的谵妄患者都适用。

谵妄的快速处理对于最大限度地减少痛苦和提高安全性非常重要。患者时常记得谵妄发作时的状态，并且对家庭成员来说谵妄也很可怕。

谵妄重叠于重度或轻度 NCD

急诊室经常见到重度或轻度 NCD 的患者随后发展为急性谵妄状态（Fick et al. 2002）。但是对于之前的 NCD，医生通常意识不到并且未能给予治疗。谵妄可能反复发作，这提示重度或轻度 NCD 是谵妄的风险因素。

神经阻滞剂所致恶性综合征

一种特别危险的谵妄形式就是神经阻滞剂所致的恶性综合征（neuroleptic malignant syndrome，NMS）。使用过抗精神病药物的患者，如果出现精神状态的改变，并且僵硬、肌酸磷酸激酶（CPK）增高都应该考虑谵妄的可能性。近几年来，报道使用非典型抗精神病药出现 NMS 的病例逐渐增多。明确的 NMS 病史是患者既往病史中的重要部分。处理这种情况需要对恶性综合征的可能性保持高度警觉，快速测定 CPK 水平，支持性治疗，停用抗精神病药直到 CPK 恢复正常至少 2 周，此时在监测 CPK 的情况下可谨慎使用抗精神病药。某些病例中，可以考虑硝苯呋海因（丹曲林，dantrolene）、溴隐亭（bromocriptine）和电休克治疗。

重度或轻度 NCD

根据 DSM-5 诊断系统，重度或轻度 NCD 是一个认知损害综合征，指先前的一个或多个认知功能下降（轻度 NCD 中"轻度 / 适度"下降；重度 NCD 中"显著 / 实质性"下降），并且这种认知下降不单是由于谵妄或其他精神疾病所致。轻度 NCD 的患者还保持着独立的功能，而重度 NCD 患者（以前称之为**痴呆**）独立功能受到影响。与谵妄不同的是，重度或轻度 NCD 患者警觉性完整，是鉴别诊断的关键点，但是两者常常共病。大多数重度或轻度 NCD 综合征隐匿起病，缓慢进展，但是医生必须牢记，虽然这是重度或轻度 NCD 的典型病程，并且常见于大多数病例，但是并不是所有的 NCD 都是这样的（Engeland Romano 2004）。认知功能快速下降可能是由于急性的局部 CNS 损害所致，如脑卒中后重度或轻度 NCD 患者发生优势半球的大脑中动脉脑血管事件（CVA）（Román 2002）。重度或轻度 NCD 综合征可能进展非常快如克 - 雅病（Creutzfeldt-Jakob disease），某些疾病也可能在临床干预后具有某种程度的可逆性，如甲状腺功能减退、维生素 B_{12} 缺乏（Boeve 2006；Engel and Romano 2004）。

虽然临床上对重度或轻度 NCD 与谵妄进行鉴别很重要，但在某种程度上二分法是错误的，因为之前未诊断的重度或轻度 NCD，常常与谵妄同时出现。重度或轻度 NCD 是以后发展为谵妄的最明确和重要的风险因素。许多重度或轻度 NCD 的患者在病情恶化的过程中会有多次谵妄发作。

另外，重度或轻度 NCDs 与一些其他的精神障碍相关，偶尔可能占主导地位（从某种意义上甚至明确存在）。心境障碍中最常见的抑郁状态，重度或轻度 NCD 患者中很常见（Lyketsos et al. 2002；Robert et al. 2005）。急性严重的抑郁和有慢性轻度痴呆的患者，即使其潜在的精神疾病是重度或轻度 NCD，也可能因为抑郁心境、自主神经系统体征以及自杀危机到急诊科就诊。许多共病重度或轻度 NCD 和抑郁的患者在一次抑郁发作中，其表现出的认知问题（如记忆或注意力下降）多于情感表现，可能认知损害触发了更严重的抑郁情绪，因此导致恶性循环。

重度或轻度 NCD 与精神症状互相影响，可能会加重行为紊乱，导致患者频繁地就诊于急诊科。重度或轻度 NCD 常见的共病是精神病性症状，包括妄想，特别是偏执妄想和幻觉（Leverenz and McKeith 2002）。重度或轻度 NCD 的妄想可能是试图"掩饰"认知损害的防御方式。例如，患者本来因认知损害丢失了一件贵重物品，但是他可能认为家庭成员偷了该物品。实际上，重度或轻度 NCD 患者出现精神病性症状，无论是对患者还是其家人都具有破坏性和危险性，也是急诊中常见的情况（Robert et al. 2005）。因此，急性精神病的鉴别诊断必须要排除重度或轻度 NCD。重度或轻度 NCD 的患者共病急性轻躁狂或躁狂发作的现象并不常见（Román 2002）。

重度或轻度 NCD 的患者可能有日落现象，即在傍晚和夜间意识混乱和运动性激越更明显。虽然这些患者可能符合或不符合共病谵妄的标准，但在家里或不可控的生活条件下，这些患者是非常危险和不安全的。

最后，重度或轻度 NCD 的患者在急诊的表现可能由于社会因素所致而不是躯体因素所致。如果轻到中度认知损害的患者能得到其他人提供的足够的监管和基本需求，那么他们通常可以生活在社区。但是，如果提供帮助的人生病或去世，无人监管的重度或轻度 NCD 患者，可能会因为没有能力自我照料而被带至急诊科。因此，当重度或轻度 NCD 患者来到急诊室时，医生应该常规询问社会系统的稳定性，特别是主要支持人员的丧失情况。

阿尔茨海默病所致重度或轻度 NCD

阿尔茨海默病（AD）所致的重度或轻度 NCD（后面简称 AD 所致 NCD）是西方社会中最常见的重度或轻度 NCD 亚型，在美国占痴呆的绝大多数（Blennow et al. 2006）。AD 所致 NCD 起病一般在 65 岁以后，随着年龄增加患病率也增加。AD 所致 NCD 是以隐匿起病、多个认知功能缓慢而进行性丧失为特征。临床上，患者可能表现为遗忘和其他多种认知功能缺陷，包括定向障碍、失语、命名障碍、失用、执行功能障碍以及丧失日常生活能力。这些患者很少因为认知功能的丧失去急诊就诊，更常见的是自我照料能力下降或共病精神疾病（如抑郁、精神病、激越、暴力）就诊。

重度或轻度血管性 NCD

具有多种血管风险因素的患者，通常共病高血脂、高血压、吸烟和（或）糖尿病，当发生 CNS 梗死时，会出现重度或轻度血管性 NCD。认知损害的形式可能与阿尔茨海默病所致的 NCD 类似，但是疾病的进程不同。重度或轻度血管性 NCD 的患者可能在一段时间内认知缺损相对稳定，伴有偶尔的突然下降；这种阶梯式的进程与阿尔茨海默病所致 NCD 不同（Román 2002）。也有不常见的情况（如继发于优势半球 CVA），重度或轻度血管性 NCD 患者之前并无认知损害，但是突然出现大量皮质功能快速丧失。虽然继发于大面积 CVAs 的患者可能出现急性谵妄状态，但是一旦谵妄消失，最好对这些患者做出重度或轻度血管性 NCD 的诊断。

伴有路易小体的重度或轻度 NCD

伴有路易小体的重度或轻度 NCD（简称伴有路易小体的

NCD）和阿尔茨海默病所致 NCD 导致的路易小体变异，虽然它们的神经病理学变化有某种程度的不同，但是临床上常常重叠。伴有路易小体的 NCD 和阿尔茨海默病所致 NCD 的路易小体变异都具有路易小体这个典型的神经病理学特征，但是阿尔茨海默病所致 NCD 的路易小体变异同时具有阿尔茨海默病的特征性神经病理改变。上述两种在临床上都与阿尔茨海默病所致 NCD 不同（可以认为更严重）。与阿尔茨海默病所致 NCD 进行比较，伴有路易小体的 NCD 的特征：前者发病年龄较小，病程进展较快，精神状态波动，早期出现明显的幻觉，特别是视幻觉（Boeve 2006；Leverenz and McKeith 2002）。这些患者通常因为戏剧性的视幻觉导致瓦解症状而就诊于急诊，具有明确的临床特征。

重度或轻度额颞叶 NCD

　　重度或轻度额颞叶 NCD（简称额颞叶 NCD）是一种重度或轻度的 NCD，和阿尔茨海默病所致的 NCD 比较，其记忆功能相对保留，而与额叶功能缺损有关的恰当社会行为明显下降。这些患者在疾病早期就会表现出社会行为的瓦解，如不良的性行为、攻击、冲动以及情感失调（Boeve 2006；Kertesz and Munoz 2002）。所有这些行为往往是针对照料者；实际上，照料者的痛苦通常比患者本人更明显。当进行临床评估时，患者有上述额叶功能缺损表现而其他认知功能保留较好，MMSE 得分往往正常。

HIV 感染所致的重度或轻度 NCD

　　HIV 感染所致的重度或轻度 NCD（HIV 感染所致的 NCD）可能是 HIV 病毒直接侵犯 CNS 组织所致，不一定有全身免疫抑制的临床证据，由于 HIV 感染患者系统性免疫应答低下，可能会增加 CNS 感染（如弓形体病）和 CNS 淋巴瘤的风险，这进一步使得临床状况复杂化。HIV 感染患者可能在某种程度上临床表现处于模棱两可的状态，同时有谵妄和重度或轻度 NCD 的体征，因此任何新出现的神经认知损害患者都需要排除 HIV 感染所致的 NCD（强烈建议在首发重度或轻度 NCD 病例中检测 HIV）。HIV 患者首发认知损害应该先考虑 HIV 感染所致 NCD，直到明确证实有其他原因。HIV 感染所致 NCD 的早期识别也很重要，因为使用高活性抗反转录病毒治疗药物可能使神经认知症状出现某些逆转。另外，确诊的 HIV 感染患者由于持续存在认知损害，他们自我管理药物的能力明显受到影响，这也是一个很突出的问题。

创伤性脑损害所致重度或轻度 NCD

创伤性脑损害（traumatic brain injury，TBI）是急诊科常见的伤害。我们处理的关键问题是意识障碍的持续时间、创伤后遗忘的程度以及评估时的认知状态。急性 TBI 患者的临床表现可能更符合谵妄状态。而随着时间的变化，一些患者可能持续表现为重度或轻度 NCD。TBI 所致重度或轻度 NCD 可能需要长期恢复（甚至是数月至数年），并且也无法准确预测预后。许多 TBI 的病例都同时存在谵妄和重度或轻度 NCD，或在重度或轻度 NCD 和谵妄状态的边缘。临床上还有一些 TBI 病例是其他轻微认知障碍的亚综合征，有时称之为脑震荡后综合征。

其他神经退行性疾病所致重度或轻度 NCD

神经退行性疾病是由多种原因引起的，以认知损害为临床特征。形象化地说明全脑概念，即 CNS 退行性疾病患者常常同时存在"神经病学"和"精神病学"的表现，其进展性病程和其他神经疾病类似（如帕金森病、亨廷顿病、多发性硬化症），是重度或轻度 NCD 的显著风险因素（大约 50% 或更多的患者在患病的某个期间会出现；Boeve 2006）。这类患者易发生谵妄。已知有神经性疾病的患者出现认知损害时应该想到这些情况。实际上，以多发性硬化症为例，当出现急性精神状态的改变时，可能反映了其基础神经性疾病的"急性发作"。

认知损害的其他临床综合征

短暂的全面遗忘症

短暂的全面遗忘症是急性起病的全面性可逆性遗忘，通常发生在既往没有精神疾病史的中年患者中，患者认知功能的其他方面并未受损。病因不清，但可能与颞叶功能的短暂性紊乱有关。短暂性全面遗忘症由于急性起病并且其他认知功能保留，因此令患者非常不安，常导致急诊就诊。这类患者需要进行全面的检查，包括神经影像学和血管疾病的评估，至于是否增加将来认知损害的风险尚不清楚。

科萨科夫综合征

科萨科夫综合征（Korsakoff syndrome）通常在酒精依赖的基础上发生，表现为急性发作性遗忘障碍，与维生素 B_1 缺乏有关。这种情况可能单独发生，也可能是酒精所致的重度或轻度 NCD 的一部分，可以通过静脉给予维生素 B_1 以及后续营养支持治疗。

一氧化碳中毒

一氧化碳中毒可导致局灶性海马损害，因此有遗忘症状但是全面的认知损害不明显。可见于通过汽车排气方式企图自杀的患者或者火灾受害者。如果急诊条件允许，应考虑高压氧治疗。

分离性遗忘

分离性遗忘是 DSM-5 所列分离障碍之一，它的临床急诊表现是可以识别的。这种障碍的患者通常在经历心理烦恼或创伤性事件后出现急性遗忘，以分离性的防御来对抗这种现实，导致对所经历的痛苦出现遗忘。但是，在患者的意识中可能不存在之前发生的这种事件，因此需要从间接的来源确认事件与症状的时间联系。

硬膜下血肿或蛛网膜下腔出血

硬膜下血肿（常继发于头部外伤）和蛛网膜下腔出血（常与未治疗的高血压有关）都是血管受损，可导致精神状态的改变，从而来急诊就诊。急诊中这些损伤可能伴发急性谵妄、进展性的重度或轻度 NCD，或两者共病。

酒精和（或）物质障碍

许多物质相关疾病可出现认知损害。酒精或物质中毒可导致暂时的认知损害。酒精性"失忆"（与酒依赖有关的短暂性记忆缺失）会来急诊评估。酒精、镇静药或安眠药的戒断可能出现明显的谵妄和自主神经不稳定（Engel and Romano 2004）。

抑郁症假性痴呆

抑郁症假性痴呆表现为情绪和认知功能症状的重叠。这种情况常见于老年患者，抑郁症的表现主要是认知症状而不是情绪症状。隐匿起病的认知损害常使患者非常痛苦，担心自己正在发展为重度或轻度 NCD。常规的认知检查可以发现患者的定向力、回忆和注意力存在轻度损害。另外，也可能会引出抑郁的其他症状。患者经过足量、足疗程的抗抑郁剂治疗（可能至少 2 个月）后，对认知功能和心境症状进行再评估，经常会发现认知功能得以改善。

以认知损害为特征的童年起病综合征

有几种儿童期发病的疾病，在成人的心身医学文献中相对被忽视，但是因为这些疾病是以认知损害为特征，因此我们将会在本章中讨论。当在急诊室看到这些患者时，他们的主要临床表现可能是认知损害。另外，由于智力障碍是以后发展为重度或轻度NCD 的风险因素，因此，有关重度或轻度 NCD 的所有考虑也可能适用于这些患者。

智力障碍

智力障碍（早期 DSM 版本称为精神发育迟滞）在 DSM-5中虽归于神经发育障碍，却定义为是一种认知损害。除了由基线认知缺陷所致的损害以外，智力障碍患者随着年龄的增长，其发生重度或轻度 NCD 的风险也在增加（甚至从受损的基线开始）。另外，患者可能共病其他精神障碍，如孤独谱系障碍，可能会影响急诊的临床表现。

唐氏综合征

唐氏综合征（Down syndrome）是由于 21 号染色体异常所致。大多数唐氏综合征的患者都存在轻度智力障碍。但是，随着年龄增加，在智力障碍的基础上很可能叠加重度或轻度 NCD。

脆性 X 染色体异常

脆性 X 染色体综合征是智力障碍中最常见的原因，该病是由于单基因缺陷所致。除有认知损害外，脆性 X 染色体综合征患者经常会患孤独症谱系障碍，伴有社会功能受损。

胎儿酒精综合征

胎儿酒精综合征是一种智力障碍综合征，与母亲酒精依赖导致胎儿宫内酒精暴露有关。这些儿童可能有胎儿酒精综合征的特征性面容以及不同程度的智力残疾。

临床处理

治疗

认知损害治疗的第一步是以躯体检查、实验室和影像学的结果作为指导，处理各种躯体因素。目前常使用抗精神病药物治疗行为症状。抗精神病药物（典型和非典型）都是急诊科治疗的标准用药（Carson et al. 2006；Kile et al. 2005；Lacasseet al. 2006；Meagher 2001；Tune 2001；Weber et al. 2004）。急诊科最常用的是典型抗精神病药氟哌啶醇（其他典型抗精神病药很少在急诊科使用）和几种非典型抗精神病药物。

苯二氮䓬类药物由于其镇静 - 催眠的特点，可单独用于治疗酒精戒断所致的谵妄状态或镇静 - 催眠药物戒断所致的谵妄状态，两者都与自主神经过度觉醒有关。苯二氮䓬类药物常联合典型或非典型抗精神病药用于治疗其他原因所致的谵妄（Meagher 2001）。但是，苯二氮䓬类药物应谨慎使用，因为他们可能会加重谵妄，并增加重度或轻度 NCD 患者的认知损害。苯二氮䓬类药物之间的最大不同是其药代动力学特点——半衰期短的药物起效更快，但是需要频繁给药。

有些药物虽然急诊科很少用来治疗认知损害，但有的时候也是有益的。抗惊厥药物可以辅助治疗激越症状。一个有效的剂型就是丙戊酸钠注射液，通过静脉给予丙戊酸钠，在监测肝功能、血小板、血氨和丙戊酸盐血药浓度的情况下可以加量至 15 ～ 20 mg/（kg·d）（Kile et al. 2005）。如果出现抗胆碱能毒性和（或）证实既往共病重度或轻度 NCD，应早期开始使用胆碱酯酶抑制剂（多奈哌齐、利斯的明或加兰他敏）（Coulson et al. 2002）。如果认知损害伴有危险的激越，紧急情况下可以短期使用麻醉剂如异丙酚，但是患者必须在重症监护室接受治疗，密切观察并保持气道畅通。

特别需要注意的是，控制激越的药物也会增加认知损害患者的谵妄风险，继而加重患者的认知功能损害。因此，需要谨慎使用药物，选择最小有效剂量，特别是老年患者。

案例（续）

C 先生在谵妄状态下接受小剂量抗精神病药治疗激越。静脉给予抗生素治疗伤口感染。将阿片类药物用量最小化，禁用抗胆碱能药物和苯二氮䓬类药物。几天后，患者谵妄症状改善。MMSE 重测得分 22 分，其家庭成员对治疗团队非常放心，患者的认知状态接近基线水平。出院后到社区进一步接受重度或轻度 NCD 和重性抑郁障碍的门诊检查。

处置

认知损害患者一旦稳定下来，可以从急诊科转至许多接收机构。这些处置过程通常很复杂，并且没有任何一种类型的机构能满足所有患者的管理需求（Meagher 2001）。表 8-5 中总结了一些可能的处置选择并列出了优缺点。

表 8-5 认知损害患者处置的考虑

处置	优点	缺点
内科住院病房	全面内科检查 获得咨询	有限的精神疾病照料
精神科住院病房	全面的精神科照料 24 小时监护	有限的内科照料 可能拒绝认知损害患者
内科 - 精神科住院病房	综合管理 24 小时监护	数量少 可能拒绝认知损害患者
康复住院病房	熟悉认知损害	内科照料有限 可能不具有综合的精神 科照料
结构化住所（专业护理机构）	认知受损患者安全 24 小时监护	最低限度的内科照料 最低限度的精神科照料

认知损害的法律问题

对于认知损害的患者，许多法律问题虽然在急诊科就诊时并不是主要的关注点，但是临床医生需采取有效的方法去解决急诊就诊时的这些问题（表 8-6）。

表 8-6 认知损害患者管理的法律考虑

对内 / 外科流程、放弃抢救、财产管理、社会安置，以及其他决定的决策能力

代理决策者的评估

超说明书用药的知情同意

与社会服务机构的接洽（如成人收容）

临床试验的参与

隐私性

保险问题

经济问题

临床要点

- 认知障碍是急诊科最常见的一类精神问题。
- 在急诊科认知损害患者可能表现出各种各样的行为症状（如精神病症状、激越、暴力）。
- 激越状态的鉴别诊断最主要的部分是认知损害。
- 谵妄就像"烟雾"，常会因此发现重度或轻度神经认知障碍这个"火花"。
- 最初的检查和系列评估时需要全面评估精神状况和量化认知功能。
- 对有认知损害的激越患者，需要进行神经影像学、临床实验室和躯体的评估。
- 认知损害患者到急诊科就诊较多的是由于精神病性症状、激越和护理模式的破坏，而并非认知损害本身的进展。
- 认知损害的紧急处理可能需要使用典型抗精神病药、非典型抗精神病药、苯二氮䓬类药和其他镇静药物，长期治疗需要使用多种精神药物。

参考文献

American Psychiatric Association: Diagnostic and Statistical Manual of Mental Disorders, 3rd Edition, Revised. Washington, DC, American Psychiatric Association, 1987

American Psychiatric Association: Diagnostic and Statistical Manual of Mental Disorders, Fifth Edition. Arlington, VA, American Psychiatric Association, 2013

Billick SB, Siedenburg E, Burgert W 3rd, et al: Validation of the Mental Alternation Test with the Mini-Mental State Examination in geriatric psychiatric inpatients and normal controls. Compr Psychiatry 42(3):202–205, 2001 11349238

Blennow K, de Leon MJ, Zetterberg H: Alzheimer's disease. Lancet 368(9533):387–403, 2006 16876668

Boeve BF: A review of the non-Alzheimer dementias. J Clin Psychiatry 67(12):1985–2001, discussion 1983–1984, 2006 17194279

Borson S, Scanlan J, Brush M, et al: The Mini-Cog: a cognitive "vital signs" measure for dementia screening in multi-lingual elderly. Int J Geriatr Psychiatry 15(11):1021–1027, 2000 11113982

Carson S, McDonagh MS, Peterson K: A systematic review of the efficacy and safety of atypical antipsychotics in patients with psychological and behavioral symptoms of dementia. J Am Geriatr Soc 54(2):354–361, 2006 16460391

Coulson BS, Fenner SG, Almeida OP: Successful treatment of behavioural problems in dementia using a cholinesterase inhibitor: the ethical questions. Aust NZ J Psychiatry 36(2):259–262, 2002 11982550

Dubois B, Slachevsky A, Litvan I, et al: The FAB: a frontal assessment battery at bedside. Neurology 55(11):1621–1626, 2000 11113214

Engel GL, Romano J: Delirium, a syndrome of cerebral insufficiency. 1959. J Neuropsychiatry Clin Neurosci 16(4):526–538, 2004 15616182

Fick DM, Agostini JV, Inouye SK: Delirium superimposed on dementia: a systematic review. J Am Geriatr Soc 50(10):1723–1732, 2002 12366629

Folstein MF, Folstein SE, McHugh PR: "Mini-mental state": a practical method for grading the cognitive state of patients for the clinician. J Psychiatr Res 12(3):189–198, 1975 1202204

Inouye SK, van Dyck CH, Alessi CA, et al: Clarifying confusion: the confusion assessment method. A new method for detection of delirium. Ann Intern Med 113(12):941–948, 1990 2240918

Kertesz A, Munoz DG: Frontotemporal dementia. Med Clin North Am 86(3):501–518, vi, 2002 12168557

Kile SJ, Bourgeois JA, Sugden S, et al: Neurobehavioral sequelae of traumatic brain injury. Applied Neurology 1:29–32, 2005

Lacasse H, Perreault MM, Williamson DR: Systematic review of antipsychotics for the treatment of hospital-associated delirium in medically or surgically ill patients. Ann Pharmacother 40(11):1966–1973, 2006 17047137

Leverenz JB, McKeith IG: Dementia with Lewy bodies. Med Clin North Am 86(3):519–535, 2002 12171059

Lyketsos CG, Lopez O, Jones B, et al: Prevalence of neuropsychiatric symptoms in dementia and mild cognitive impairment: results from the Cardiovascular Health Study. JAMA 288(12):1475–1483, 2002 12243634

Meagher DJ: Delirium: optimising management. BMJ 322(7279):144–149, 2001 11159573

Mooney G, Speed J: The association between mild traumatic brain injury and psychiatric conditions. Brain Inj 15(10):865–877, 2001 11595083

Nasreddine ZS, Phillips NA, Bédirian V, et al: The Montreal Cognitive Assessment, MoCA: a brief screening tool for mild cognitive impairment. J Am Geriatr Soc 53(4):695–699, 2005 15817019

Robert PH, Verhey FR, Byrne EJ, et al: Grouping for behavioral and psychological symptoms in dementia: clinical and biological aspects. Consensus paper of the European Alzheimer Disease Consortium. Eur Psychiatry 20(7):490–496, 2005 16310680

Román GC: Vascular dementia revisited: diagnosis, pathogenesis, treatment, and prevention. Med Clin North Am 86(3):477–499, 2002 12168556

Shulman KI: Clock-drawing: is it the ideal cognitive screening test? Int J Geriatr Psychiatry 15(6):548–561, 2000 10861923

Tune LE: Anticholinergic effects of medication in elderly patients. J Clin Psychiatry 62 (suppl 21):11–14, 2001 11584981

Weber JB, Coverdale JH, Kunik ME: Delirium: current trends in prevention and treatment. Intern Med J 34(3):115–121, 2004 15030459

推荐阅读

Blennow K, de Leon MJ, Zetterberg H: Alzheimer's disease. Lancet 368:387–403, 2006

Kile SJ, Bourgeois JA, Sugden S, et al: Neurobehavioral sequelae of traumatic brain injury. Applied Neurology 1:29–32, 2005

Lacasse H, Perreault MM, Williamson DR: Systematic review of antipsychotics for the treatment of hospital-associated delirium in medically or surgically ill patients. Ann Pharmacother 40:1966–1973, 2006

第 9 章

物质相关的精神科急诊

Adam D. Miller, M.D.
Gerald Scott Winder, M.D.
Kirk J. Brower, M.D.

案例 1

N 女士，68 岁，既往体健。由其儿子带入急诊室，主诉类感冒症状 2 天。症状包括流鼻涕、恶心、出汗、全身疼痛。1 个多月前 N 女士 40 岁的丈夫去世。药物筛查试验结果阿片类显示阳性。当其得知这一结果时，N 女士不情愿地透露，近 10 年她一直服用丈夫的羟考酮，3 天前停用。

案例 2

K 先生，44 岁，既往有慢性抑郁症病史。近年来由于出现定向力障碍由初级保健医生带至急诊室。患者到达急诊室时，存在定向力障碍并伴有幻觉。躯体检查：高血压、心动过速、震颤。伴诊者提供病史，诉患者近 10 年每天饮酒 6 至 8 杯，任职前为了"保持健康"停饮 3 天。

本章我们将介绍急诊科常见的物质滥用，帮助医生对常见的综合征做出鉴别诊断，并进一步深入探讨机制问题、药理学以及具体的新治疗方法。读者可参考有关急诊医学、精神病学、毒理学和成瘾的教科书（e.g., Glick et al. 2008）。

物质相关急诊的流行病学、患病率及其影响

美国每年有超过 12.9 亿的患者到各地急诊科（EDs）就诊（美国疾病控制与预防中心，2010）。在这些人当中，约 250 万与物质滥用或误用有关。每年有 8.7 万多美国人因为酒精丧生（美国疾病控制与预防中心，2013），3.8 万人由于使用违禁药物死亡（美国疾病控制与预防中心，2012）。2011 年一项关于急诊的全国调查发现，与物质使用相关的患者中，10% 因自杀相关原因来诊，10% 因物质依赖就诊（物质滥用和精神健康服务机构，2013）。

因此，急诊精神病学的评估，必须包含物质使用的系统询问，包括潜在的中毒以及戒断综合征，重要的是还要了解物质相关的精神病症状及其可能增加的自杀风险。对于许多物质使用障碍的患者来说，就诊 ED 可能是首次和（或）唯一的开始治疗的机会（Rockett et al. 2006）。

患者的初步评估

精神科的 ED 中很大比例是完全或部分由物质使用而导致的问题。因此，对就诊于精神科 ED 的所有患者进行一致和定式的物质使用筛查是非常值得推荐和有效果的（ED SBIRT 研究协作

学院 2010；Madras et al. 2009）。高风险饮酒筛查可以使用国家酒精滥用和酒精中毒研究所推荐的单一项目："过去一年中你饮酒多少次……每天饮酒 5 杯或以上吗？"（男性）或者"每天饮酒 4 杯或以上吗？"（女性）。一次或以上为筛查阳性。酒精使用障碍筛查检测酒精使用问题（Alcohol Use Disorders Identification Test Alcohol Consumption Questions，AUDIT-C）是一个自评工具，有 3 个条目，用于筛查精神疾病和急诊人群中的高风险饮酒和酒精使用障碍患者（Dawson et al. 2005；Sanjuan et al. 2014）。10 项物质滥用筛查量表（Drug Abuse Screening Test，DAST-10）（Macias Konstantopoulos et al. 2014）还可以筛查酒精以外的物质。诊断就需要通过有效的信息，全面了解患者病史、躯体功能以及对患者进行精神检查。如果筛查结果不确定，仍怀疑有物质使用问题，那么应该进行尿液筛查。医生应该询问处方药物和非处方药，以及植物药材、营养补充剂和通过网络获得的物质的使用和滥用情况。躯体检查可能发现物质使用的指征，如静脉注射的痕迹。躯体检查之后应该进行恰当的实验室和影像学检查，以排除常见的躯体并发症如酒精中毒引起的硬脑膜下血肿。

医生应该意识到一些病情的变异可能提示病程比较艰难。总的来说，躯体免疫力低下的患者，戒断和中毒综合征更复杂。物质 - 躯体共病的管理也是一个问题，如可卡因滥用合并心脏病，酒精依赖合并癫痫发作，阿片类或镇静 - 催眠药依赖合并慢性阻塞性肺疾病或睡眠呼吸暂停。

只要有可能，医生应该本着求实的态度和助人的精神对患者进行物质筛查。某些急诊科医生没有开具筛查是因为这些结果可能无法及时返回以改变治疗。但是，即使直到患者出院后才能拿到检查结果，医生也应该考虑对其进行筛查。一个反复就诊于急诊科或在急诊健康保健系统就诊的患者，其筛查的结果对其他医生来说可能非常宝贵。如果患者合作提供尿样就可以避免血液学检查。在紧急的医疗情况下，不必获得患者的同意就可以进行物质筛查。

尿液物质测试是一项免疫分析筛查，其敏感性优于特异性。但是在实践中会有一些限制，如交叉反应易出现假阳性，因此即使是有限的几种物质仍需要多种不同测试板的检测，或者由于测试板上没有这些物质（如阿片类筛查时丁丙诺啡、美沙酮、芬太尼）或者物质的浓度低于检测阈值而出现假阴性。医生应该熟悉测试板所能测定的特定物质及其实验分界值。如果测试板上不包含所怀疑的某种物质，那就应该专门订制。阳性筛查的定性检测包括气相或液相色谱 - 质谱法（gas or liquid chromatography–mass spectrometry）。

血液毒理学检测通常使用气相色谱 - 质谱法，可以发现多种药物过量和一些精神药物的使用（三环类抗抑郁药、锂盐），但是可能需要数小时到数天才能获得结果，这取决于检测和实验室条件。这些检查结果应该保留在检测机构，在某些时候可能用得到，比如当一个阳性结果有争议时，或者具有法律意义时，这个结果就至关重要。物质筛查结果应该能和患者整体表现相吻合。阳性测验仅表示最近使用的物质，并不能以此做出诊断。患者伪造样本也是有可能的，虽然不常见，但应该采取措施防止这种情况，如不允许携带个人物品进入采集样本的卫生间。

自杀患者与物质使用障碍

急诊精神科医生面临的最大挑战是扬言自杀的醉酒患者的处理（Rothschild 1997）。本节主要讨论与物质使用障碍患者有关的内容；读者如果想了解更全面的风险评估，可参考第 2 章"自杀风险评估及管理"。这些醉酒的患者一旦清醒，常否认自伤想法，事实上滥用物质增加了自杀风险。物质使用障碍患者企图自杀的风险比常人高 6.2 倍（Molnar et al. 2001）。如果在 ED 没有得到处理，出院后物质使用会增加他们的自杀企图。因此，我们不应该简单相信患者清醒时的保证。医生应该询问患者既往是否有过自杀企图。如果存在则询问其他问题："患者当时喝醉了吗？患者有无一个安全计划，包括如何保持清醒？这个计划可行吗？谁能支持患者执行这个计划？"近期社会支持的缺乏（如离婚或分手，失业或失去住房）是物质使用障碍患者特殊的风险因素。关于共病精神障碍，临床医生应该牢记，与物质相关的心境改变与独立的心境障碍一样都会增加自杀企图的风险，所以评估安全性时不要忽视前者。

物质相关的急诊综合征

物质相关急诊的表现可分为以下几种。本节我们从神经生理学方面讨论抑郁患者，激越、攻击或精神病患者，药物渴求患者。对于急诊医生来说，关键是保持高度的怀疑并识别患者的行为是中毒还是戒断综合征。

神经生理性抑郁患者

从广义上来说，神经生理学的抑郁是指精神状态和生理状态大多表现为迟缓和忧郁，不仅指急性镇静、嗜睡或昏迷状态的患者，还指那些近期有精神状况下降的患者。常见的物质相关的抑郁是中枢神经系统（CNS）抑制剂中毒或 CNS 兴奋剂戒断的表现。

最常滥用的 CNS 抑制剂是酒精、巴比妥类、苯二氮䓬类、其他镇静 - 催眠药物和阿片类。青少年最常滥用的非处方药是抗组胺药、减充血药、右美沙芬和吸入剂。

酒精中毒

在美国，每年急诊科原发性酒精中毒 60 多万人（Pletcher et

al. 2004）。中毒初期可表现为去抑制状态，从而导致激越、好斗，少数病例出现精神病性症状。随后就是 CNS 功能全面抑制，剂量依赖性运动控制能力下降、协调性降低、言语不清、共济失调，最后呼吸抑制甚至昏迷。高水平的血液酒精浓度（blood alcohol levels，BALs）可能引起致命性的呼吸抑制（如在不耐受个体中 BAL > 400 mg/dl）。酒精通常会引起血管扩张、低体温和低血压伴有反射性心动过速。虽然酒精中毒容易诊断，但某些昏迷的表现（如高血糖酮症昏迷）可能会产生混淆。

酒精中毒要给予支持性治疗（Reoux and Miller 2000）。因为酒精可能被胃肠道快速吸收，因此洗胃无效。应当连续监测中毒水平是否按预期逐步下降。慢性酒精中毒患者可能以 15 ~ 20 mg/（dl · h）的速度代谢酒精，数个小时后中毒的迹象就会逐步好转。如果没有好转，医生应该考虑意识改变的其他原因，包括其他毒素、代谢紊乱或硬膜下血肿，后者可以在没有任何外伤证据下发生。

同时使用酒精和其他物质，往往会导致过量。例如，三环类抗抑郁药不仅能增加酒精对 CNS 的抑制作用，还能延缓其代谢（Kerr et al. 2001）。与可卡因一起使用会产生代谢产物——可卡乙碱（cocaethylene），而可卡乙碱的半衰期是可卡因的 3 ~ 5 倍，与单独使用可卡因相比，猝死的风险增加 20 倍。（Farré et al. 1997）。

既往饮酒的时候使用了戒酒硫，那么酒依赖就比较显而易见了，除非患者真的不知道饮用的东西含有酒精成分（Fuller et al. 1986）。例如，所谓不含酒精的啤酒仍然含有足够的酒精加速戒酒硫的反应。这个症状可归因于乙醛蓄积。乙醛是一种血管扩张剂，可以引起危险的低血压、心动过速、显著的脸红、胸痛和压迫感、恶心和呕吐以及虚弱。联合使用对有潜在心脏疾病的患者会产生致命风险。

苯二氮䓬类药物和其他镇静催眠药物中毒

苯二氮䓬类药物和其他镇静催眠药物中毒不仅发生在急性过量服药的情况下，也会在一些不太明显的情形下发生，如患者超剂量或合并使用其他 CNS 抑制剂时（酒精、阿片类或非处方药）。静脉注射长效苯二氮䓬类药物也会导致蓄积，或者由于肝损害、高龄以及药物之间相互作用影响了大部分的氧化苯二氮䓬类药物的代谢，从而导致活性代谢产物的蓄积（D'Onofrio et al. 1999）。替马西泮、奥沙西泮、三唑仑、阿普唑仑和劳拉西泮主要通过葡萄糖醛酸代谢，因此在肝损害患者中较少蓄积。

苯二氮䓬类药物在协调性、记忆和认知功能上呈剂量依赖性影响。它们影响意识水平导致嗜睡，在极端情况下或与其他毒物合用时可以引起昏迷。在某些情况下可能出现相反的情况，如激越和兴奋，但这是药物诱导的去抑制和外部"刺激"因素共同作用的表现。苯二氮䓬类药物中毒后也会发生胃肠道症状如呕吐、腹泻和尿失禁，这可与阿片类中毒进行鉴别，后者伴有尿潴留，但没有腹泻。

氟马西尼静脉给药不超过 1mg，可以快速起效逆转苯二氮䓬类药物的作用。但有苯二氮䓬类药物生理依赖的患者应谨慎使用氟马西尼，因为有诱发癫痫的可能性。

苯二氮䓬类药物本身极少致命，但是与其他呼吸抑制剂协同作用可以致命，特别是酒精、巴比妥类或阿片类。对于有严重心肺问题的患者，苯二氮䓬类药物会影响通气功能，如睡眠呼吸暂停、慢性阻塞性肺疾病或充血性心力衰竭。

如果患者饮酒量超过中等水平或者有酒精使用障碍史，当合用苯二氮䓬类药物时，医生应该高度警惕，因为这些患者对交叉依赖高度敏感，联合用药可能导致过量。阿片类物质依赖的患者也会滥用苯二氮䓬类药物，可卡因使用者也会如此，因为这可以缓解可卡因所致的焦虑。

如果个体（特别是女性）在参加聚会过程中或者聚会后出现了问题，医生应该考虑到患者可能在不知情的情况下，服用了 γ-羟基丁酸盐或氟硝西泮（flunitrazepam），所谓的约会迷奸药。这些药物可能致命，尤其是与酒精合用时。这些物质的中毒表现为突然觉醒、肌阵挛、低体温、大小便失禁以及心动过缓，与其他抑制剂的中毒表现不同，并且这些物质引起的昏迷给予兴奋剂后可出现发作性激越。主要的干预方式是积极的支持治疗以及心动过缓的监测，通常静脉注射阿托品对心动过缓有效（Robert et al. 2001）。

与巴比妥类药物有关的急诊从 2009 年至 2011 年已经翻了一番（物质滥用和精神卫生服务机构 2013）。巴比妥类比苯二氮䓬类药物中毒更可能引起昏迷和心脏反应。与苯二氮䓬类药物相比，巴比妥类单独使用具有较强的致命性，因为它可以引起呼吸抑制，尤其是剂量高于催眠剂量的 10 倍时。瞳孔大小、血压、眼球震颤和反射是可变的，但是严重中毒时，大多数患者出现低体温、呼吸暂停和休克。有一个特征可以和其他中毒鉴别，即尽管出现明显的呼吸抑制，但是保护性反射相对保留，如喷嚏和咳嗽。支持性治疗包括低体温给予保暖，心血管休克给予扩容，呼吸暂停给予机械通气，还可以通过碱化尿液和利尿来促进药物清除。但是使用 CNS 兴奋剂、氟马西尼和纳洛酮治疗无效（Wilensky et al. 1982）。

阿片类中毒

阿片类中毒可以通过瞳孔缩小快速识别，这是 CNS 和呼吸抑制的表现。除非过量导致显著的缺氧后可出现瞳孔扩大，否则这一特征持续存在。但是，不是所有的阿片类都能引起显著的瞳孔缩小，有报道称使用丙氧芬、哌替啶、吗啡和喷他佐辛后瞳孔可以正常甚至扩大，部分原因是这些物质的抗胆碱能作用所致（Estfan et al. 2005）。患者中毒时对躯体刺激反应轻微或者无反应，呼吸浅慢，胃肠音消失，常见尿潴留。

阿片类和其他药物合用时非常危险，如单胺氧化酶抑制剂。同样，阿片类常与对乙酰氨基酚或其他非甾体类抗炎药物（NSAIDs）一同开具处方。因此，中毒或过量的毒性反应也可能来自这些药物。

纳洛酮是阿片类药物中毒的特异性解毒剂，要谨慎应用于阿片类依赖的患者，因为它可以引起急性戒断反应，导致激越、意识模糊或好斗。由于纳洛酮半衰期短，所以治疗长效的羟考酮毒性可能需要相对较高的剂量（Schneir et al. 2002），并且有必要重复给药。2014年，美国食品和药品管理局批准注射用的（皮下或肌内注射）纳洛酮直接处置患者。当发现患者处于过量的紧急情况时，可一次注射0.4 mg的盐酸纳洛酮（0.4 ml）。对有过量服用阿片类药物高风险的患者，在ED应该考虑处方给予纳洛酮并允许患者带回家。

治疗咳嗽和感冒的非处方药物

在青少年中，治疗咳嗽和感冒的非处方药物滥用很常见，这类药物可能含有各种抗组胺成分、有或没有右美沙芬的拟交感神经药物以及对乙酰氨基酚。这些非处方药物可以单独或联合使用，有时可能会造成特异性的心境改变（高涨），但是可以自行缓解。尿液中很难检测这些物质，但是苯丙胺类似物如伪麻黄碱可能存在苯丙胺筛查阳性。

新型毒品

新型毒品是一组不同种类的物质，类似于广泛使用的滥用药物，通过现代化技术被广泛地制造并销售。使用者能够体验到大麻的精神活性作用，例如合成的大麻酚类（"K2""香料"）和合成的卡西酮（"浴盐"）（Jerry et al. 2012），可能是尚未由政府机构列入管控名单的化合物。这些药物不断推出，尽管联邦机构近期立法，仍然广泛存在（Nelson et al. 2014）。许多药物的名字很吸引人（"极乐""孟买蓝"），或者是家用产品的名字（"浴盐""香薰"），并且使用欺骗性话语，如"不适用人类"和"合法兴奋剂"。

许多新型毒品会引起严重的精神病症状（严重的激越、幻觉、妄想、躁狂症状）以及躯体并发症（谵妄、电解质紊乱、5-羟色胺综合征）。常规的药物筛查无法检测出这些药物。通常由专业的实验室通过毒理学分析，对这些药物进行单独检测。急诊科可能无法获得这些结果，但是对入院后的主管医生以及日后的医疗服务者的诊断将会有帮助。

当物质使用者出现显著的精神病症状，躯体检查没有定论，并且毒理筛查阴性，应该考虑使用了新型毒品。在这种情况下，从间接的信息获得患者的病史就显得特别重要。治疗主要是支持性治疗（静脉给液、生命体征、观察），必要时使用抗精神病药物（对单有精神病症状或伴有激越者）和苯二氮䓬类药物（对不伴有精神病激越的）（Peglow et al. 2012；Winder et al. 2013）。

吸入剂中毒

吸入剂包括多种脂肪族、芳香族和卤代碳氢化合物 [麻醉气体如一氧化氮和短效血管扩张剂如亚硝酸戊酯，在 DSM-5 中从吸入剂中单独列出（美国精神病学会 2013）]。中毒导致脱抑制、兴奋或醉酒的感觉。增加吸入浓度可导致烦躁不安，然后意识下降和共济失调，继而可能出现昏迷、呼吸抑制和死亡。急性危害包括心肌对肾上腺素的敏感，伴有心律失常的风险，可能的肝损害，以及对认知和注意力造成长期影响。

CNS 兴奋剂戒断

似乎亚急性的 CNS 抑制也可能是 CNS 兴奋剂戒断的表现（如可卡因"崩溃"）。CNS 兴奋剂戒断的标志是严重抑郁（severe depression），可能伴有自杀观念、烦躁不安和睡眠紊乱，以及严重的药物渴求，也有可能食欲增加，这可能是兴奋剂对食欲抑制的反弹效应。

激越、攻击或精神病患者

ED 的激越行为相当广泛，从好斗到躯体攻击，有时是明显的精神病症状。这些问题可能是 CNS 兴奋或激活的表现，也可能由 CNS 抑制剂戒断或 CNS 兴奋剂中毒所致。反常的兴奋（paradoxical excitement）也可能由酒精、大麻、镇静 - 催眠药物中毒和吸入剂引起的。

酒精戒断

酒精戒断是 ED 患者激越、冲动或精神病症状最常见的原因。在高水平的 BAL 情况下，如果合并使用兴奋剂或同时存在其他物质的戒断可能使酒精戒断复杂化。酒精中毒和戒断都会出现好斗和攻击行为，然而随着 BAL 恢复正常，严重中毒的酒依赖患者的典型行为也趋于稳定。在 ED 这种情况很常见。

出现戒断反应的 BAL 因人而异，慢性嗜酒患者可能在最后一次饮酒后最短 6 小时出现戒断症状，表现为自主神经不稳定，血压增高、心动过速和大汗；胃肠道症状有恶心、呕吐和腹泻；CNS 激活症状如焦虑和震颤。如果有幻觉和癫痫发作，通常是单次癫痫大发作，预示更严重的戒断症状。48 ~ 72 小时后，约 5% 的酒精戒断患者将发展为震颤谵妄（delirium tremens，DTs），表现为幻觉（通常是视幻觉）、谵妄和严重的自主神经不稳定。酒精戒断的早期治疗可以预防 DTs 的发生，经过治疗的 DTs 患者的致死率为 5% ～ 10%，未经治疗者为 20% ～ 35%。饮酒量大，共病躯体疾病，既往有 DTs 史，都可能增加患者戒断时出现 DTs 的风险（Ferguson et al. 1996）。

　　酒精戒断最佳治疗策略是用等效的药物进行替代治疗，如苯二氮䓬类药物或苯巴比妥类药物，然后替代药物逐渐减量。这样可以避免从代偿的中毒状态到失代偿的戒断状态的平衡突然发生改变。短效的苯二氮䓬类药物如劳拉西泮可以逐渐滴定，达到轻度镇静的状态。长效的苯二氮䓬类药物如氯氮（利眠宁），其优势为自我衰减，但是在肝损害情况下可能会蓄积（Greenblatt et al. 1978）。反过来，苯二氮䓬类药物蓄积可以导致谵妄状态，与原有的症状可能无法鉴别。加巴喷丁对轻至中度酒精戒断也有效。相比镇静作用明显的苯二氮䓬类药物和巴比妥类药物，加巴喷丁是一种更好的选择，其潜在滥用可能性较低，经肾排泄，副作用较少，单独或与酒精联合使用可以减少过量的风险（Myrick et al. 2009）。

　　对于苯二氮䓬类药物治疗无效的幻觉或严重激越，通常使用一种低抗胆碱能或无抗胆碱能活性的抗精神病药物（如氟哌啶醇）。如果以自主神经症状为主，可给予中枢 α_2- 肾上腺素受体激动剂如可乐定或 β- 受体阻断剂如美托洛尔治疗高血压或心动过速。所有这些药物都有可能导致中毒（Battaglia et al. 1997）。鉴于酒精戒断有潜在的致命性，治疗应该谨慎行事，尽量避免过量用药，但也不要冒治疗不足的风险。

　　给患者补液并为他们提供维生素 B_1 和叶酸有助于减少酒精依赖带来的对个体功能和神经系统的长期影响，如韦尼克脑病和科萨科夫综合征。因此，这些做法在治疗中仍然至关重要。

镇静 - 催眠药物的戒断

　　镇静 - 催眠药物（如苯二氮䓬类药物）戒断常发生于 GABA

能药物停用的最初几个小时至数天内。这种戒断反应从现象上看与酒精所致的戒断非常相似，只是酒精戒断出现在停饮后数天至数周（而非数小时至几天），而这取决于镇静 - 催眠药物的半衰期。患者可能开始就能识别戒断反应，大多为主观不适。这些症状可能从焦虑的前驱症状发展为震颤、心动过速、高血压、出汗、胃肠道不适、瞳孔散大、睡眠紊乱和梦魇、耳鸣，并且对声、光、（有时对）触觉敏感性增加。如果戒断反应严重，随着体温升高可出现意识不清或谵妄。CNS 的兴奋性可发展为全身强直 - 痉挛发作，在最后一次服药的 2 周内出现。随着严重的戒断反应，谵妄和癫痫的发作比酒精戒断更频繁，一旦症状迅速发展，即使给予大剂量的镇静药物也很难恢复 CNS 的平衡。

长期服用治疗剂量突然停药可以发生明显的焦虑、睡眠紊乱以及轻至中度的自主神经症状。这些症状可能以某种程度持续数月，难以与广泛性焦虑或惊恐症状相区别。因为这些特征，对于长期使用这类药物者，几乎没有一个好的策略可以突然停掉。

治疗的最佳方案包括替换为长半衰期的药物以保证稳定，然后在允许的情况下逐渐减量。也有证据支持卡马西平可以减轻苯二氮䓬类药物持续的戒断症状（Schweizer et al. 1991）。奥卡西平的支持证据较少，但它的优点是相对毒性反应较轻。对于持续性的戒断症状，β- 受体阻断剂如普洛萘尔的辅助治疗可能对某些患者有益（Onyett 1989）。

阿片类戒断

阿片类戒断是一种特殊表现，很少引起精神状态的改变。常见症状包括瞳孔扩大、流泪、流鼻涕、出汗、竖毛、关节痛和（或）肌痛（痛觉过敏和酸痛）、腹泻、打哈欠和严重的药物渴求 / 觅药。这些症状最好使用经过验证的工具检测，如临床阿片类戒断量表（the Clinical Opiate Withdrawal Scale）（Wesson and

Ling 2003）。

　　焦虑、渴求 / 先占观念和模糊的不适感（痛觉过敏）是戒断的前驱症状。短效药物如海洛因，在最后一次服用后 6 ～ 18 小时开始出现戒断症状，2 ～ 4 天达到高峰，7 ～ 10 天后减轻至消失。长效药物如美沙酮或丁丙诺啡可能在 1 ～ 3 天内不出现明显的戒断症状，某些情况下还会延长。

　　虽然阿片类戒断对于健康的患者没有生命危险，但是如果合并有严重的躯体疾病也会致命，如近期心肌梗死。对症治疗对于戒断症状是恰当的处理方式，因为坚持让患者断然停用药物是不近人情的。有效地缓解症状有助于建立联盟关系，能为患者参与治疗打开一扇窗口。

　　丁丙诺啡（buprenorphine）是高亲和性的 μ- 阿片类受体部分激动剂，可以有效治疗急性阿片类戒断症状，也可以用于维持治疗。与其他阿片类相比，因为丁丙诺啡是部分激动剂，如果给没有处于阿片类戒断的患者使用，可以引起急性戒断反应。如果舌下给药，丁丙诺啡会快速释放。然而，2000 年药物成瘾治疗方案（P.L.106-310）要求，如果使用这种药物用于阿片类药物戒断或维持治疗，须由经过特殊训练的提供者开具处方，并从药物执行管理局获得豁免权。对于患者来说，服用丁丙诺啡后或减量时，必须门诊随访。由于依从性差和药物获取问题，未能参与门诊成瘾综合治疗的患者，其复发率显著增高（Brigham et al. 2007）。

　　其他药物也可以在不同程度上缓解阿片类戒断症状，但是没有一种像阿片类一样有效。可乐定是一种中枢 α_2 肾上腺素受体激动剂。它可以减少交感神经传导并能减轻某些症状。NSAIDs可以缓解肌痛。洛哌丁胺（loperamide）有助于缓解腹泻。具有镇静作用的抗惊厥药（加巴喷丁）或神经阻滞剂如喹硫平有时用于缓解焦虑和烦躁不安，睡前服用曲唑酮有助于睡眠。苯二氮䓬类药物或其他管控的镇静 - 催眠药物使用时应格外小心，因为它们容易被滥用，导致交叉性依赖，与阿片类相互作用，且阿片类戒断的患者一旦开始使用后，将会难以中断。

CNS 兴奋剂中毒

CNS 兴奋剂如苯丙胺、可卡因和致幻剂如 3,4- 亚甲二氧甲基苯丙胺（MDMA，俗称迷魂药，Ecstasy），由于其效力、剂量以及使用者对药物的敏感性不同，可以引起各种不同的症状，其差异大多体现在强度和持续时间上。某些特定的制剂可能有更特殊的其他中毒症状，如 MDMA 引起轻度幻觉，而可卡因和甲基苯丙胺中毒引起蚁走感。

中毒的躯体体征包括心动过速、呼吸急促、高血压、瞳孔散大、肌阵挛、反射亢进、震颤、运动障碍、恶心和呕吐、可能的癫痫发作、呼吸频率增加、高热。这些特异性体征有助于对药物中毒与原发性精神病进行鉴别。

中毒时常见的精神病症状是偏执性妄想。如果有幻觉的话，典型的是触幻觉（如蚁走感）或视幻觉（如简单的几何图案或形状）。系统的思维障碍或严重的、怪异的妄想比较罕见。了解精神病性症状的病史和病程，有助于鉴别是物质所致还是原发性精神病的症状，物质所致的症状可以突然出现并迅速缓解（如数天内）。物质使用者很少有精神病家族史，通常没有显著的前驱症状。药物筛查的结果也会影响医生是否怀疑精神病是由物质使用所致。

严重的兴奋剂中毒通常由于心脑血管原因而致死。当患者有神经系统症状时，有必要快速进行影像学检查以排除颅内损伤或出血的可能性。当患者存在胸痛时需要排除心肌梗死。

苯二氮䓬类药物有镇静作用，适用于 CNS 兴奋剂中毒的早期干预，治疗癫痫发作并针对可卡因的毒性效应提供保护作用。

如果在偏执状态下使用镇静药物，苯二氮䓬类药物优于神经阻断剂，后者可降低癫痫发作的阈值，促发心律失常，其抗胆碱能作用还会增加高热的风险。在急诊科，足够的镇静作用通常能使病程"平稳"。

对于兴奋剂所致的心动过速和高血压，禁止使用 β- 受体阻断剂，因为 β- 受体阻断剂会产生不耐受 α- 肾上腺素能作用。

致幻剂中毒

致幻剂引起的躯体症状可能包括体温的改变和癫痫发作（除非高温得到处理，否则难以治疗）。致幻剂可能与自知力有关，即患者知道症状是由药物所致；然而精神病症状确实出现了。焦虑症状可能是最突出的"难受体验"，包括惊恐发作和担心丧失理智。处置与兴奋剂所致精神病状态类似：减少刺激，保持安静，员工的安慰都有助于治疗。询问既往有关致幻剂治疗后的类似体验，有助于安抚患者并提高真实性检验。

大麻中毒

长期高剂量使用大麻者常出现过度警觉和人格解体 / 现实解体。结膜充血、直立性低血压、口干、心率增快是大麻相关的症状，有助于与其他原因所致精神病性症状鉴别。已经明确的精神疾病的患者，如果频繁使用大麻，可能导致症状恶化，且可能是药物治疗效果差的因素之一。

觅药患者

到急诊就诊的患者使用的物质类型相当广泛，从治疗"焦虑"的苯二氮䓬类药物和治疗疼痛的阿片类（常与客观结果不成比例）到处方药，但是患者往往声称"丢失"了处方（通常在周末或药店下班之后）。

当出现下列情况时，医生需警惕患者是否存在觅药行为：当患者明确说出他（她）需要某种药物，并强调短期内无法预约到自己的家庭医生，或者声称自己对可改善症状的替代药物过敏时。必要时可以查看全州的审核登记记录，如密歇根自动处方系统，可以生成该患者在 12 个月内关于所有管控药物的处方记录，以确定患者的处方习惯。

觅药行为可能表示：①为疾病需求合适的治疗，②觅药来维持成瘾。虽然成瘾也是一种疾病，但是成瘾需要完全不同的治疗方案。区分患者的行为是为治疗非成瘾疾病还是觅药维持成瘾是很难的。举例来说，即使可以合法使用药物的疼痛患者，有时由于情绪原因也可能使用止疼药。这些患者以强求或敌意的态度要求高剂量的处方并不少见。焦虑和抑郁的患者可能会担心医生减少止痛药的剂量，因此，他们的疼痛评分报告从来不会低于5 ~ 6 分。

如何指导物质使用患者做出改变

与特定技术相比，动机访谈更适合这类患者。这种方法的基本特征是以患者自我的感知来构建治疗平台，把行为和态度的转变作为对患者有意义的治疗目标（Smedslund et al. 2011）。

以下是动机访谈的基本要素：

- 理解患者对他（她）目前状况的看法，特别是通过使用反馈的倾听方法。
- 在访谈中对患者保持肯定和接受的态度是最重要的。
- 激发或者选择性地强化患者对自身问题的认知、关注、改变的欲望、改变获益等的描述性看法。
- 保持耐心并使患者意识到自己的问题，而不是告知、诊断或描述一个问题给患者，这往往容易引起阻抗。
- 明确告诉患者他可以自由选择需要确定的问题及其相关结局，以及治疗方法（需要对结局进行反思）。

Miller 和 Rollnick 对这些技术做了一个非常好的综述（2012）。

处置问题

医生应该充分利用急诊这个特定的干预窗为物质使用障碍患者及其家属提供可使用的康复资源，包括社会服务机构、儿童或成人保护服务机构、社区内的慈善机构、庇护所以及各种治疗项目。为患者提供当地嗜酒者互诫会（Alcoholics Anonymous，AA）、匿名戒麻醉品协会以及 AA 聚会的目录是有帮助的。大型的 AA 社区可以协调安排成员访问酒依赖患者，分享康复的经验（第 12 步的一个要求）（D'Onofrio et al. 1998）。

临床要点

- 熟悉物质使用障碍的急性表现是精神科急诊培训的重要组成部分。这种培训应该包括行为快速改变的一般处理，以及习惯性或偶尔滥用物质伴随而来的并发症的相关医学知识。
- 在最初评估中，医生应确保急需的生命支持，并对严重的中毒或戒断状态给出一个可操作的诊断。之后，医生需要制定一个可以在一般的急诊（具备医疗设备及专家）或精神科急诊［专家能重点加强行为管理，使用精神科药物和（或）隔离］可以对其进行适当治疗的决定。

- 通过对患者的评估，明确是中毒还是戒断，然后合理使用解毒剂或戒断剂，并确定进一步的处置方案。
- 精神科急诊医护人员应该熟悉物质使用障碍患者的社会资源。
- 精神科急诊医护人员应该帮助患者开始康复之路。
- 在整个诊断、评估和治疗过程中，患者、家属和医护人员的安全问题是至关重要的。

参考文献

Academic ED SBIRT Research Collaborative: The impact of screening, brief intervention and referral for treatment in emergency department patients' alcohol use: a 3-, 6- and 12-month follow-up. Alcohol Alcohol 45(6):514–519, 2010 20876217

American Psychiatric Association: Diagnostic and Statistical Manual of Mental Disorders, 5th Edition. Arlington, VA, American Psychiatric Association, 2013

Battaglia J, Moss S, Rush J, et al: Haloperidol, lorazepam, or both for psychotic agitation? A multicenter, prospective, double-blind, emergency department study. Am J Emerg Med 15(4):335–340, 1997 9217519

Brigham GS, Amass L, Winhusen T, et al: Using buprenorphine short-term taper to facilitate early treatment engagement. J Subst Abuse Treat 32(4):349–356, 2007 17481458

Centers for Disease Control and Prevention: Division of Health Care Statistics: National Hospital Ambulatory Medical Care Survey. Emergency department summary tables. 2010. Available at: http://www.cdc.gov/nchs/data/ahcd/nhamcs_emergency/2010_ed_web_tables.pdf. Accessed December 28, 2014.

Centers for Disease Control and Prevention: Wide-ranging Online Data for Epidemiologic Research (WONDER). 2012. Available at: http://wonder.cdc.gov/mortsql.html. Accessed December 28, 2014.

Centers for Disease Control and Prevention: Alcohol Related Disease Impact (ARDI) application, 2013. Available at: http://apps.nccd.cdc.gov/DACH_ARDI/Default.aspx. Accessed December 28, 2014.

Dawson DA, Grant BF, Stinson FS: The AUDIT-C: screening for alcohol use disorders and risk drinking in the presence of other psychiatric disorders. Compr Psychiatry 46(6):405–416, 2005 16275207

D'Onofrio G, Bernstein E, Bernstein J, et al; Society for Academic Emergency Medicine: Patients with alcohol problems in the emergency department, part 2: intervention and referral. SAEM Substance Abuse Task Force. Acad Emerg Med 5(12):1210–1217, 1998 9864135

D'Onofrio G, Rathlev NK, Ulrich AS, et al: Lorazepam for the prevention of recurrent seizures related to alcohol. N Engl J Med 340(12):915–919, 1999 10094637

Drug Addiction Treatment Act of 2000, Pub. L. No. 106-310, sec. 3501, 21 USC 801

Estfan B, Yavuzsen T, Davis M: Development of opioid-induced delirium while on olanzapine: a two-case report. J Pain Symptom Manage 29(4):330–332, 2005 15857733

Farré M, de la Torre R, González ML, et al: Cocaine and alcohol interactions in humans: neuroendocrine effects and cocaethylene metabolism. J Pharmacol Exp Ther 283(1): 164–176, 1997 9336321

Ferguson JA, Suelzer CJ, Eckert GJ, et al: Risk factors for delirium tremens development. J Gen Intern Med 11(7):410–414, 1996 8842933

Fuller RK, Branchey L, Brightwell DR, et al: Disulfiram treatment of alcoholism. A Veterans Administration cooperative study. JAMA 256(11):1449–1455, 1986 3528541

Glick RL, Berlin JS, Fishkind AV, et al: Emergency Psychiatry: Principles and Practice. Philadelphia, PA, Lippincott Williams & Wilkins, 2008

Greenblatt DJ, Shader RI, MacLeod SM, et al: Clinical pharmacokinetics of chlordiazepoxide. Clin Pharmacokinet 3(5):381–394, 1978 359214

Jerry J, Collins G, Streem D: Synthetic legal intoxicating drugs: the emerging "incense" and "bath salt" phenomenon. Cleve Clin J Med 79(4):258–264, 2012 22473725

Kerr GW, McGuffie AC, Wilkie S: Tricyclic antidepressant overdose: a review. Emerg Med J 18(4):236–241, 2001 11435353

Macias Konstantopoulos WL, Dreifuss JA, McDermott KA, et al: Identifying patients with problematic drug use in the emergency department: results of a multisite study. Ann Emerg Med 64(5):516–525, 2014 24999283

Madras BK, Compton WM, Avula D, et al: Screening, brief interventions, referral to treatment (SBIRT) for illicit drug and alcohol use at multiple healthcare sites: comparison at intake and 6 months later. Drug Alcohol Depend 99(1–3):280–295, 2009 18929451

Miller WR, Rollnick S: Motivational Interviewing: Preparing People for Change. New York, Guilford, 2012

Molnar BE, Berkman LF, Buka SL: Psychopathology, childhood sexual abuse and other childhood adversities: relative links to subsequent suicidal behaviour in the US. Psychol Med 31(6):965–977, 2001 11513382

Myrick H, Malcolm R, Randall PK, et al: A double-blind trial of gabapentin versus lorazepam in the treatment of alcohol withdrawal. Alcohol Clin Exp Res

33(9):1582–1588, 2009 19485969

Nelson ME, Bryant SM, Aks SE: Emerging drugs of abuse. Emerg Med Clin North Am 32(1):1–28, 2014 24275167

Onyett SR: The benzodiazepine withdrawal syndrome and its management. J R Coll Gen Pract 39(321):160–163, 1989 2576073

Peglow S, Buchner J, Briscoe G: Synthetic cannabinoid induced psychosis in a previously nonpsychotic patient. Am J Addict 21(3):287–288, 2012 22494236

Pletcher MJ, Maselli J, Gonzales R: Uncomplicated alcohol intoxication in the emergency department: an analysis of the National Hospital Ambulatory Medical Care Survey. Am J Med 117(11):863–867, 2004 15589492

Reoux JP, Miller K: Routine hospital alcohol detoxification practice compared to symptom triggered management with an Objective Withdrawal Scale (CIWA-Ar). Am J Addict 9(2):135–144, 2000 10934575

Robert R, Eugène M, Frat JP, et al: Diagnosis of unsuspected gamma hydroxy-butyrate poisoning by proton NMR. J Toxicol Clin Toxicol 39(6):653–654, 2001 11762678

Rockett IRH, Putnam SL, Jia H, et al: Declared and undeclared substance use among emergency department patients: a population-based study. Addiction 101(5):706–712, 2006 16669904

Rothschild AJ: Suicide risk assessment, in Acute Care Psychiatry: Diagnosis and Treatment. Edited by Sederer LI, Rothschild AJ. Baltimore, MD, Williams & Wilkins, 1997, pp 15–28

Sanjuan PM, Rice SL, Witkiewitz K, et al: Alcohol, tobacco, and drug use among emergency department patients. Drug Alcohol Depend 138:32–38, 2014 24594289

Schneir AB, Vadeboncoeur TF, Offerman SR, et al: Massive OxyContin ingestion refractory to naloxone therapy. Ann Emerg Med 40(4):425–428, 2002 12239500

Schweizer E, Rickels K, Case WG, et al: Carbamazepine treatment in patients discontinuing long-term benzodiazepine therapy. Effects on withdrawal severity and outcome. Arch Gen Psychiatry 48(5):448–452, 1991 2021297

Smedslund G, Berg RC, Hammerstrøm KT, et al: Motivational interviewing for substance abuse. Cochrane Database Syst Rev (5):CD008063, 2011 21563163

Substance Abuse and Mental Health Services Administration: Drug Abuse Warning Network, 2011: National Estimates of Drug-Related Emergency Department Visits. (HHS Publ No SMA-13-4760, DAWN Series D-39). Rockville, MD, Substance Abuse and Mental Health Services Administration, 2013

Wesson DR, Ling W: The Clinical Opiate Withdrawal Scale (COWS). J Psychoactive Drugs 35(2):253–259, 2003 12924748

Wilensky AJ, Friel PN, Levy RH, et al: Kinetics of phenobarbital in normal subjects and epileptic patients. Eur J Clin Pharmacol 23(1):87–92, 1982 7128675

Winder GS, Stern N, Hosanagar A: Are "bath salts" the next generation of stimulant abuse? J Subst Abuse Treat 44(1):42–45, 2013 22445773

推荐阅读

Hawkins SC, Smeeks F, Hamel J: Emergency management of chronic pain and drug-seeking behavior: an alternate perspective. J Emerg Med 34(2):125–129, 2008

Moeller KE, Lee KC, Kissack JC: Urine drug screening: a practical guide for clinicians. Mayo Clin Proc 83(1):66–76, 2008; erratum in Mayo Clin Proc 83(1):851, 2008

Schanzer BM, First MB, Dominguez B, et al: Diagnosing psychotic disorders in the emergency department in the context of substance use. Psychiatr Serv 57(10):1468–1473, 2006

第10章

儿童与青少年急诊精神病学

B. Harrison Levine, M.D., M.P.H.

Julia E. Najara, M.D.

　　Sills 和 Bland（2002）对 1993 年至 1999 年期间，美国急诊中儿童精神疾病数据进行了分析，发现 18 岁及以下的患者因精神症状、自杀企图或自伤就诊的人数相对稳定，但是非紧急主诉的就诊人数却在增加。这些主诉包括物质使用相关障碍、焦虑障碍、注意缺陷和破坏性行为障碍，使用的诊断标准为 DSM-Ⅳ -TR（美国精神病学会，2000）。在 DSM-5（美国精神病学会，2013）中这些诊断仍然保留，其变化很小。但是，破坏性行为问题在急诊科过度使用有增加的趋势，门诊精神卫生服务的质量并没有相应改变，因此急诊科医生除了处理稳定数量的较严重的精神病问题如自杀观念，往往还需要评估那些似乎并非急性症状的儿童和青少年的问题。据世界卫生组织估计，到 2020 年，神经精神障碍将成为儿童发病、死亡和致残最常见的病因（Dolan et al. 2011）。

Goldstein 等人（2005）注意到，把儿童和青少年精神科急诊就诊的情况与校历结合后发现，学校压力可能是主要的压力来源，或者使儿童青少年潜在的、未发病的精神病状况加重。虽然低龄儿童在夏季的几个月就诊于精神科急诊的人数较少，但是青少年由于其年龄特征以及某些较严重精神障碍的自然发展特点，在全年中都可能就诊。

反复就诊于精神科急诊的儿童和青少年常常被诊断为适应障碍、品行障碍或对立违抗障碍，他们常常被儿童福利机构看管。此外，这些孩子对治疗以及门诊随访的依从性往往较差，常常被收住院，并且需要额外的社会服务，住院治疗也难以管理，因为各种各样的理由他们都不愿住院（Cole et al. 1991）。自 1958 年 Shortliffe 等首次提出以来，合理的精神科服务不足的问题就反复被提及，然而持续恶化却成为一个公共卫生问题，使得美国儿科学会（2004）开始呼吁急诊科过于拥挤的问题。美国儿科学会儿童急诊医学委员会指出，自 1996 年到 2006 年急诊科就诊人数增加了 32%，而急诊科室的数量却减少了 5%（Dolan et al. 2011）。疾病预防与控制中心（2013）描述了儿童和青少年最常见的急诊精神科表现。

基本要素

在接诊儿童或青少年患者时，医生应该牢记他们是未成年人，必须有人陪伴以提供必要的病史。通常情况下，特别是在正常工作时间，伴诊者必须来自与儿童利益相关的机构，如学校老师、治疗医生、寄养机构或儿童保护服务机构。

虽然儿童精神病学家可能会使用某些不同的标签（特别是低龄儿童），但是精神状况的分类与年龄范围相当一致，更多地依赖于对儿童与他人（父母或检查者）互动、玩弄东西或一些专门用于评价发育水平的物品时（如做一个塔或执行纸 - 笔任务）的自发行为的观察。理想状态下，任何一个在 12 岁或更小年龄段的孩子，应该由儿童和青少年精神科专家来评估，他们比普通成人精神科医生能更好地处理发育问题。

基本原则

以下是与儿童或青少年相关的急诊精神科的重要原则（Allen et al. 2005）：

1．精神科医生要作为患者的支持者。

2．急诊评估的主要目标是安全性评估。

3．任何干预方式都应该有利于确立或保持患者以及患者周围人群的安全。

4．评估测试、程序和干预方式应该是有效、切实可行的，能明确患者症状的病因学，有助于确定躯体疾病和精神疾病哪个是首要的。

安全第一

为了确保安全，评估者必须获取以下几方面的知识：

1．该患者所属的群体。

2．这类人群相关的特定风险因素。

3．恰当的干预方式需要保证暂时的和长期的安全。

4．为特定服务人群提供的资源。

5．国家、联邦政府和监督管理机构的授权。

6．照料的标准化水平。

综合评估的思考

针对儿童和青少年患者，评估者必须评估和考虑 3 个功能层面：家庭、学校和社会。这些层面的相关问题见表 10-1。

表 10-1　儿童与青少年的功能评估

功能	评估

家庭　**患者与家庭 / 监护人的关系**

1．父母

　　a．他们结婚了吗？最近分开了？有新的情侣？

　　b．他们有没有社会经济问题或压力？

　　c．他们有精神科问题吗？有药物或酒精滥用 / 依赖？

　　d．有无家庭暴力问题史？患者是否见证了这些问题？

　　e．患者是否担心一些不好的事情发生在父母身上？

　　f．家庭收入的主要来源是什么？

　　g．患者与父母关系的本质是怎样的？

2．兄弟姐妹

　　a．有生物学同胞吗？表亲？领养或收养？

　　b．年龄差距如何？

　　c．在同胞中排位如何？

　　d．患者与同胞关系的本质是怎样的？

3．照料者

　　a．如果父母不是主要的照料者，谁是照料者？

　　b．照料者是亲戚？领养家庭？收养者？

　　c．儿童是在哪里被照料？是机构？是自住家里还是教养院？

患者在家庭中的乐趣和地位

1．家庭系统有哪些情况引起了患者的反感？

2．家庭系统能否支持患者，怎样支持？

3．患者的父母 / 照料者是谁？他们是已婚、分居、离异还是再婚？

4．患者认为自己的家在哪里？他是否需要将时间分配在不同的家之间？有无抚养安排？

5．患者在家里高兴吗？害怕吗？患者是否经历过情感、躯体或性虐待？家庭成员在一起时怎样消磨时光？

6．患者是否被允许有家庭圈以外的朋友？

7．最近有无搬迁？

8．最近有无丧亲？

监督

1．该家庭对未成年人（包括患者）有无适当的监督？

对家庭的社会支持

1．家庭系统很严格？无监督？

功能	评估

家庭　2．如果有一名以上的照料者 / 父 / 母，那么照料者之间对孩子的养育问题是否观点一致？

上床时间 / 宵禁时间

1．患者的上床时间 / 宵禁时间是什么时候？是强制性的吗？

2．患者使用计算机的频率如何？尤其是上网？平板游戏？视频游戏？智能手机？

3．患者是否通宵玩计算机，以至于第二天在学校感到疲劳，效率低下？

4．患者每天在线的平均时间是多少？在网上做些什么？

　　a．在线学习

　　b．游戏（标注具体类型，例如第一人称射击游戏、战争游戏、幻想游戏、建筑游戏等）

　　c．短信（具体说明发给谁）

5．患者玩游戏花的时间和与同伴面对面的时间（在宵禁时间以外）相比是否差不多？

学校　**学习表现**

1．有无功能出现下降？

2．患者是否降级？

3．患者是否旷课过多？

4．家里是否接到过老师打来的电话？

5．最近学校有什么变化？留级？停课？转学？

朋友

1．在学校患者有朋友吗？

2．患者是欺凌者还是被欺凌的受害者？

3．患者是否孤立自我？属于某个小组或者帮派？

老师

1．是否做过心理教育评估？

2．有无学习困难或演讲 - 语言困难？

3．在教室中的座位是否合适？

4．孩子是否需要更多的组织或监督？需要进一步测试？

照料者

1．照料者能否支持患者的学习？

2．照料者是否有助于患者做作业？能提醒他做功课吗？

续表

功能	评估
学校	3. 照料者是否参与患者的学校管理？
	4. 照料者使用什么方法来帮助患者达到应有的学习水平？在学校是否表现恰当的行为？是正强化还是负强化？

愉悦感 / 成就感

1. 患者喜欢去学校吗？
2. 患者是否感到适当的挑战？
3. 患者跟上学校的课程是否很费劲？

社会	朋友

1. 患者在校外有朋友吗？
2. 患者感觉交朋友"困难"还是"容易"？能保持朋友关心吗？
3. 患者拥有一个朋友的最长时间是多久？
4. 是否留意患者遭遇欺凌，无论是作为作恶者、参与者还是受害者？
5. 患者是否只有"虚拟"的朋友（也就是说，通过网络视频游戏或聊天室认识的朋友）？

爱好

1. 患者是否参与课后或业余活动、运动、俱乐部？
2. 患者是否有特殊的兴趣爱好，比如电脑或视频游戏、演奏乐器、唱歌、跳舞？

愉悦感 / 频率

1. 患者喜欢与同龄人社交吗？
2. 患者多久和朋友见一次面？参与社会活动吗？
3. 患者是否有控制感？
4. 患者的自我意象如何？
5. 患者未来的前景是什么？患者希望自己长大后成为什么样的人？

初步评估

建立和维持暂时的安全

在精神科急诊对儿童或青少年进行评估时，首先要排除任何可能引起患者精神状态改变或精神病性症状的非精神科或一般躯体问题，否则患者应该分流至更合适的科室。这就意味着如果就诊于躯体急诊科而不是精神科，那么这种快速评估无疑为救治患者争取了时间，特别是在某些疾病，如不明显的脑外伤、低血糖或其他潜在的导致精神状态改变的可逆性原因。无论什么诊断，意识到儿童及其父母或照料者是惊慌的、担心的和（或）困惑的，是重要的。

　　清晰而得体的沟通是非常重要的，医生不仅要表现出同情心和关心，还必须积极倾听患者意见并把患者带入急诊室。医生必须明确沟通精神评估的过程，以及评估前、评估中和评估后可能采取的干预方式。如果患者感觉自己被虐待或未被理睬，症状可能迅速升级，而父母或照料者可能会感到他们被排斥或者排除在外，往往变得对抗而不与医生达成联盟。

精神科评估

　　医生必须确保患者对自身或他人没有危险性，并提供一个安全、没有威胁的环境，以免危险行为升级。为患者提供一个安静、灯光柔和的房间可能就足够了，不过，也有一些患者需要使用药物或躯体约束以缓解焦虑，减少精神病症状或控制潜在的危险行为。医生应快速评估患者与照料者之间的交流与互动，以明确他们之间的接触是阻碍、恶化还是改善了患者的安全。

　　医生在了解成人患者的病史和检查过程中，会同时观察患者的精神状态，随后才会通过询问具体问题来补充或扩展信息（如定向力、记忆力和精神病性症状）。有经验的精神科医生会设法将需要澄清的具体问题融入与患者的谈话之中。因此，在成人的评估中，患者是信息的主要来源，包括他（她）的病史、疾病、症状以及精神状态等。

　　我们对儿童的评估与成人不同，他们的病史往往需要从他人那里获取，精神检查也是基于观察以及与评估者的互动，尤其在低龄儿童中，要观察他们与父母的互动情况。评估结果是综合患者、其父母、生活中其他的照料者所提供的主观、客观信息而得出的。

1．目前疾病的主诉和病史：询问患者来急诊室的具体原因，了解急性和慢性应激源的详细情况，以及与目前的急性或慢性症状时间上的关系，探寻患者的优势和劣势。

2．精神病史。

3．家族史：①当前的应激源，②家族的应激源，③家庭的应对能力与策略，包括宗教和精神信仰。

4．发育史（相关的）。

5．躯体疾病史（相关的）。

6．社会史（相关的）。

7．精神检查。

躯体检查与评估

患者的精神状态改变提醒医生需注意一些可逆的病因，包括谵妄、药物中毒或过量、躯体疾病、创伤、儿童虐待或原发性神经疾病。躯体评估见表 10-2，医生应该遵照执行。

表 10-2　医学评估的重要实验室研究

基本的实验室检查

为了排除潜在的导致谵妄或精神状态改变的可逆病因，或者作为用药前的基线评估：

　　全血细胞分类计数

　　血糖

　　一般生化筛查

　　肝功能

　　甲状腺功能

续表

尿分析

尿毒理筛查

酒精浓度（有迹象时）

妊娠筛查（适用时）

心电图

新发精神病患者的实验室检查

如果存在风险，或者新发精神病及非典型精神病，除上述检查外，还需完成以下检查：

感染性疾病筛查：莱姆滴度（流行区），HIV，RPR（有风险者，如离家者、犯罪少年、儿童物质滥用者）

类风湿因子

抗核抗体

红细胞沉降率

维生素 B_{12}/ 叶酸（有风险者，如神经性厌食症患者、严格素食者或新发精神病患者）

脑电图（有癫痫病史或类似癫痫发作事件）

腰椎穿刺（病史提示中枢神经系统受累）

特定实验室检查

如果患者服用丙戊酸盐：

淀粉酶

脂肪酶

丙戊酸浓度——排除中毒，评价治疗水平，测定上午服用丙戊酸前的最低水平

如果患者服用锂盐：

血锂——排除中毒，评价治疗水平，测定上午服用碳酸锂前的最低水平

如果患者服用抗精神病药物：

血红蛋白 A_{1c}（体重增加者）

快速血糖（体重增加者）

血脂（已经服用或者开始服用抗精神病药物）

催乳素水平

常见的疾病

尽管儿童和青少年可能因为各种原因就诊于急诊精神科，但是常见的包括自杀、精神病性症状、激越或攻击行为、儿童虐待和进食障碍。

自杀

评估

一旦确保了安全，就应该评估患者是否有自杀观念。与成人相比，青少年出现自杀观念或自杀企图的情况更常见；在自杀死亡的群体中也有较高的比例。此外，破坏性行为障碍也会增加自杀风险，在青少年中的蔓延效应比成年人中更强烈（Ash，2008）流行病学及临床研究显示，共病其他精神障碍往往是儿童和青少年自杀的风险因素，如抑郁、破坏性、焦虑或物质使用相关障碍。其他风险因素还包括不良的家庭状况，如父母对家庭环境满意度低、监护水平低、父母有精神病史。家庭对现代技术（包括社交媒体）的理解和使用程度越低，越容易对个体自尊带来伤害，并阻碍支持性社会关系的发展。研究表明，上述因素都与子代的自杀观念或自杀行为有关（King et al. 2001）。评估儿童的家庭环境以及父母或照料者对风险儿童的支持能力非常重要，特别是当要基于这些评估对患者做出处置时。

医生在评估风险时应谨记青少年的自杀率。青春期前的孩子自杀成功是少数事件，但在 13 岁以后，自杀风险开始增加，至青少年后期，自杀成功率与年轻的成年人相似。女孩较男孩的自杀企图更多，但男孩更可能自杀死亡。自研究者们开始关注这个问题以来，美国青少年（15 ~ 19 岁）的自杀成功率没有明显变化，20世纪的近 10 年里虽有明显的增加，但随后却逐渐下降，并保持相对平稳，大约 8.5/100 000（美国疾病控制与预防中心，2012）。

医生评估青少年的自杀意图是非常重要的，可以按照表 10-3 列出的内容询问相关问题。

表 10-3　自杀评估的要素

自杀评估要点	评估问题
死的欲望	患者希望他或她死去后会发生什么？
	患者结束生命的方法致命性如何？
准备	这次尝试是事先计划好的还是一时冲动？
	患者是否留下文字或企图告别？
隐蔽性	患者的自杀计划是否是不易被人发现的方式（调查自杀的时间以及依据能被他人发现而选择的地点）？
沟通	患者是否尝试通过直接或间接的方式告诉他人？
促发因素	导致事件发生的因素是什么或死的愿望是什么？
	事前的应激或焦虑达到了何种程度？
	事后症状是否得到一些缓解？
	事后患者与其他重要人物的关系是否实现了某种程度的修复？
	如果再遇到类似的或更糟的应激因素，当前患者是否会否认自杀？

干预

医生要花一些时间向患者及其家属就自杀、自杀预防和精神疾病问题进行宣教。医生要认真倾听，表达关切，并确保患者及其父母或照料者完全理解医生想要表达的意思。这一点非常重要。

如果患者的自杀姿态好像是一种求助，那么他（她）可能需要住院进一步治疗，而不是在门诊密切随访。后续处理的选择需要基于患者的个体化情况、可利用的资源、家庭参与治疗的意愿以及其他情况。对于一个明显表现出非致死性自杀企图或有消极自杀观念的年轻人来说，进一步了解其家庭环境非常重要，之后方能确定哪里对患者是最安全的。如果父母或照料者不能充分监护青少年，或者有危险或滥用酒精及其他物质，或不能完全理解出院的指导，或者其本身就是孩子的应激源，家中的安全性无法保证时，那么应为患者选择其他的安置地方。如果患者在家中的安全性受到任何质疑，第一选择就是找到愿意并且也有能力暂时接管这个孩子的其他家庭成员。如果这一点办不到，应该将孩子收入院，直到为其安排了恰当的场所，如寄养机构或类似的社会服务机构。

因为患者往往不愿意复诊，所以在急诊精神科一般不会处方抗抑郁药。

法医学问题

医生要谨记各种法医学问题，法律要求精神科医生上报儿童虐待包括躯体忽视。如果患者的法定监护人拒绝合作，而儿童又有伤害自己或他人的危险，医生可能需要上报这类病例。在这种两难情况下，医生应该咨询上级医师。此外，虽然儿童可以在无须签署知情同意书的情况下被强制收入封闭病房治疗，但是如果监护人不合作或者医生认为儿童经历了虐待或存在受虐待的风险，那么医生需要知道他（她）所在州的法律是否允许以委托的方式对患者进行隔离。如果患者因为"意外"伤害，例如，摄入药物、酒精或使用火器，可能说明儿童被忽视（Dubin and Weiss 1991）。根据最近可查到的统计数据，2008 年大约有 450 万被虐待和被忽视的儿童病例，而 2000 年有 300 万。2010 年，与被忽视相关的儿童虐待病例占 78.3%（Dolan et al. 2011）。对医生来说，需要考虑的最重要一点，就是儿童急诊就诊最可能的原因是什么：通常受害人都认识施虐者，而施虐者往往涉及药物滥用，此外儿童很可能是被施虐者带来就诊的。每一个案例都应该重新检查，不要有先入为主的想法。事先对所有的背景进行了解，而不是直接做出结论，有助于问诊。

处理

通过在急诊室对患者的了解，医生要决定下一步的照料程度。可能的情况包括：住院治疗；基于医院急诊室的服务（危机干预）；次选方案，如日间治疗项目，基于家庭的危机干预或优化的个案管理；标准化的门诊照料；完全不随访。另一个选择是联系儿童保护服务机构或其他社会服务机构。

精神病、激越或攻击性

评估

面对有精神病性症状、激越或攻击行为的儿童或青少年患者时，医生需要考虑以下问题：

1. 患者的症状是精神病性障碍还是某种躯体或神经疾病的表现？医生需要排除其他任何可能导致精神状态改变的可逆性病因（例如，疼痛、感染、感染所致混乱状态、部分复杂的癫痫发作、中毒、药物中毒/戒断综合征）。

2. 是意志性行为还是继发获益的问题？

3. 该行为是继发于恐惧还是焦虑？或者是住院预期？

4. 患者的认知水平如何？某些有神经发育障碍的儿童出现激越行为，实际上可能是他试图减轻痛苦的努力或者是刻板行为有轻微的恶化。

5. 患者是否有幻觉？该幻觉是与发育相关的（原发性的），还是精神病性障碍的表现？鉴别两者非常重要。Aug 与 Ables（1971）列出了 5 种可能引起儿童出现所谓原发性幻觉的因素，但是却不能给出任何诊断：

- 年龄和智力受限是重要因素。对一个儿童来说，一厢情愿的幻想是常见的思维模式，但是智力水平在 3 岁左右的孩子通常可以区分幻想与现实。
- 情感剥夺可导致幻想性思维或幻觉的增加，当现实无法提供满足时，这是提供快感的一种方式。
- 强调某种特定的感知模式也很重要。如果一个孩子听力受损，对生活经历可能很难区分是生动的听觉想象还是幻听。如果视力受损，孩子可能无法区分视觉想象与幻视。
- 家庭宗教和（或）文化信仰可能会使儿童出现偏离常态的感知体验。
- 应激时的强烈情绪状态可能导致退行、幻觉和（或）分离状态。

原发性幻觉包括以下方面：

- 入睡前或初醒时的幻觉（短暂的，发生于入睡和觉醒之间）。
- 逼真的想象（即使已经过了一段时间，儿童仍能将他看到过或听到过的物体视觉化或听觉化，如果没有发育延迟或创伤史，这种能力通常至青春期时会消失）。
- 想象的玩伴（典型的见于 3 ~ 5 岁儿童，他们能意识到这个伙伴是幻想的而非真实的）。
- 梦，梦魇。
- 孤立的幻觉（基于影子、颜色和移动的影像而产生的短暂性错觉）。
- 幻觉状态（大量的幻觉持续超过了一定时间，但是却未找到任何已知的病因）。

确定患者是否存在继发性幻觉，有利于区分患者所患的是精神疾病还是躯体疾病，医生应该充分考虑患者临床表现的所有背景信息（Weiner 1961）。如果患者有严重的情感症状（无论是躁狂还是抑郁），情感不协调、平淡、迟钝或夸大，或记忆力受损、激越、静坐不能、睡眠-觉醒节律紊乱，或记忆力、注意力或注意集中困难，都应该考虑原发性心境或精神障碍。如果患者有幻觉，同时伴有感知扭曲、自主运动和重复运动、部分意识丧失或模糊，或有视觉先兆，则应该考虑原发性神经疾病如癫痫或偏头痛。

干预

鉴于安全是最重要的，如果所处环境风险比较高，医生首要的任务是降低环境中的风险。如果可能，应该让熟悉的人待在附近，为患者提供食物、饮品，做一些能转移注意力的活动，如玩具、游戏或者画画。

一个认知受限的患者有言语和躯体攻击性时，医生应尝试着忽略患者（如避免眼神交流、言语回应和接触）。如果患者接近工作人员实施攻击或破坏行为时，工作人员应该远离患者，减少互动，但是要随时监护。然而，如果局势对患者或其他人有潜在风险时，工作人员必须立即采取行动。

如果患者一直处于激越状态，医生就要考虑采用表 10-4 中列出的药物，在选择药物时医生要考虑以下几点：

- 患者既往或者目前服用的其他精神活性药物或物质。
- 精神药物对患者躯体疾病的可能影响。
- 患者的精神疾病诊断和共病（例如孤独症谱系障碍、智力残疾）。

- 患者所服药物之间潜在的交互作用。
- 给药途径。
- 潜在的副作用和患者的风险因素。
- 快速起效的期望值。
- 剂量。

表 10-4　儿童常用抗精神病药物

名称	剂量	起效时间	清除半衰期
劳拉西泮	0.25 ~ 2 mg po 或 im q6 ~ 8 h prn（24 h 内最多 2 ~ 3 次）	im：20 ~ 30 min po：30 ~ 60 min	儿童：11 h 成人：13 h
氟哌啶醇	0.25 ~ 5 mg po 或 im q2 ~ 4 h prn（24 h 内最多 2 ~ 3 次）	im：20 ~ 30 min po：2 ~ 3 h	18 ~ 40 h
利培酮	0.125 ~ 2mg po q4 ~ 6h prn（24h 内最多 2 ~ 3 次）	po：1 ~ 3 h	20 h
奥氮平	Zyprexa 1.25 ~ 5 mg po q4 ~ 6 小时 （24 h 内最多 20 mg）； Zyprexa Zydis 是快速口服崩解（quick-dissolving oral option）	im：15 ~ 45 min po：6 h	30 h
苯扎托品	0.25 ~ 2 mg po 或 im	im：≤ 15 min po：≤ 1 h	6 ~ 48 h
苯海拉明	12.5 ~ 50 mg po 或 im q4 ~ 6 h prn （24 h 内最多 2 ~ 3 次）	im：< 2 h po：2 ~ 4 h	2 ~ 8 h

氟哌啶醇和劳拉西泮
　　用于极度激越患者，有高水平镇静作用
氟哌啶醇、劳拉西泮和苯扎托品或苯海拉明
　　对极度激越患者，有高水平镇静作用，并预防锥体外系症状（EPS）

氟哌啶醇与苯海拉明

达到较高水平的镇静作用，预防 EPS

为了预防 EPS 或处理已发生的 EPS，口服苯海拉明 q6 ~ 8 h 可以覆盖一次使用氟哌啶醇后 48 h 的时间

氟哌啶醇与苯扎托品

预防 EPS

为了预防 EPS 或处理已出现的 EPS，口服苯扎托品 q8 ~ 12 h 可以覆盖一次使用氟哌啶醇后 48 h 的时间

劳拉西泮

与呼吸抑制有关，肺功能有问题时需谨慎使用。此外，劳拉西泮用于低龄儿童和神经发育障碍的儿童时可出现异常反应（增加激越）

其他抗焦虑药或抗精神病药物

如果患者已经服用这些药物，且效果较好，可以考虑继续加量

在急诊室使用抗精神病药物必须严格限于精神病、躁狂或激越患者。使用最低有效剂量来控制靶症状，并对不良事件保持最高的警觉性

低龄儿童、未服用过抗精神病药者以及共病智力残疾或孤独症谱系障碍的患者对药物的不良反应较敏感，反应性可能也较差。只有当所有的环境和行为干预方法无效时，才考虑谨慎地使用药物治疗

奥氮平（Zypreaxa Zydis）

作为注射药物以外的口服用药选择，超说明书用药在急诊科很常见。药物规格为 5 mg，使用时需要戴上手套用剪刀将其剪开，避免因疏忽导致的药物溶解和吸收。急诊精神科流程包括在注射药物之前先给予口服药物，除非患者拒绝服药或者患者不能耐受。为了使药物起效，患者服用时必须吞咽唾液。奥氮平不能在颊黏膜被吸收

注：im= 肌内注射，po= 口服，prn= 必要时，q= 每，h= 小时

来源：Findling 2008；Schatzberg and Nemeroff 2004

医生应遵循以下重要的原则：

- 没有内科医生的重新评估，不要开具"必要时（prn）"使用的药物。
- 不要混用不同类型或等级的抗精神病药物。
- 不要混用不同类型的苯二氮䓬类药物。

有时候，对有精神病性症状、激越或攻击的患者可考虑约束，但应该尽量限制束缚的使用。如果各种干预方法都无效时，应该考虑短时间的束缚，直到患者的行为控制能力恢复到正常水平。

法医学问题

所有需要镇静或束缚的措施都要遵循医院和当地州的指南，此外，父母必须参与所有的决定。

处理

任何患者只要出现前驱的精神病性状态、初发精神病或者是之前控制良好的精神病性症状恶化时，为了患者的安全都应住院治疗，以进一步评估并处理症状。有时，一些患者可能只表现轻微的精神病性症状，可以在家里安全处理。如果家庭能保证恰当的监护和门诊随访，家庭环境可能更好。当患者出现新的情绪症状、焦虑或破坏行为时，应当重新评估其安全性，并决定最恰当的照料水平。但是，神经发育障碍的患者对环境和（或）照料者的变化不能很好地响应。当熟悉的照料者到达急诊室的那一刻，患者的激越程度往往会降低，并快速重建常规状态。如果激越快速得到控制，患者就可以回家，避免住院。急诊精神科医生应该熟悉神经发育障碍患者可获得的资源，并且在急诊科就要开始申请学校和家庭的外部支持。对于神经发育障碍的儿童，除非有特殊干预的病房，否则住院治疗应作为一个最后的选择。为这类人群提供特定的治疗干预很有限，而且缺乏常规的精神科病房，而且由于这些患者的行为问题，在这样的环境中常常被隔离和过度用药。

儿童虐待

成人对儿童躯体、心理或正常生长发育造成伤害的任何行为都被视为是对儿童的虐待。自 2005 年 10 月至 2006 年 9 月，在美国儿童中，被国家或当地儿童保护服务机构证实遭受虐待的大约有 90.05 万人（美国疾病控制与预防中心 2008）。在不同的种族和社会经济群体中，儿童虐待事件并无很大差异。由于儿童虐待通常发生在家庭危机的背景下，因此，医生应该对儿童就诊于急诊科的实质原因持怀疑态度，同时也要努力与儿童及其父母建立和谐的医患关系，不要有任何先入为主的观念或态度。一个牢固的联盟关系将有助于让儿童患者暴露一些敏感的信息。此外，如果需要将儿童从家庭转移至安全的保护性环境，如住院或其他社会服务机构进行干预，直到所有细节都得到评估，那么保持专业的立场也是有帮助的。

根据美国健康和人类服务部的儿童和家庭管理规定，儿童虐待的风险因素列入表 10-5 [儿童福利信息网站（Child Welfare Information Gateway）2013]。除了识别儿童虐待的风险因素，医生还要了解儿童虐待的类型，并熟知儿童虐待的相关法律，以及专门处理此类问题的医院和社区资源。

表 10-5　儿童被虐待的风险因素

父母或照料者因素	人格特征 / 精神健康状况
	虐待史
	物质滥用
	儿童养育方式
	青少年父母
家庭因素	家庭结构
	家庭暴力
	应激性生活事件
儿童因素	≤ 3 岁
	残疾
	低出生体重
环境因素	贫穷和失业
	社会隔离和社会支持
	社区暴力

儿童虐待的类型

儿童忽视　指由于照料的缺失导致明显伤害或存在明显伤害的风险。一般来说，儿童忽视分为三类：躯体、教育和情感忽视。忽视通常是指不能为儿童提供基本需要，例如充足的食品、衣物、住所、监护或医疗。

性虐待　包括接触性侵犯（爱抚或性交）和非接触侵犯（让儿童接触色情资料），可以涉及不同程度的暴力和情感创伤。最常报告的案例是乱伦——这是指性虐待发生于家庭成员之间，包括生物学家庭、领养家庭和继父母家庭。乱伦多发生于父女关系中，但也会见于母子、父子和同胞之间。其他亲属或照料者也会实施性虐待。

躯体虐待　躯体虐待导致的伤害并非意外，虽然父母和照料者可能并不是有意的伤害，多是严格惩戒的结果，如伤害性的拍打、不适合儿童年龄或身体状况的躯体惩罚。伤害也可能是一次或多次施虐的结果，其严重程度可以从轻微伤到伤害致死。

心理虐待　在儿童福利机构网站的"情感虐待"页面上，心理虐待或情感虐待定义为照料者行为的重复模式或极端事件，传递给儿童的一种信息，使儿童认为自身是毫无价值的、有缺点的、不被爱的、不被需要的、濒死的，或者仅供满足其他人的需要。网站列出了六类心理虐待现象：

- 拒绝（如轻视、敌意的拒绝、嘲笑）。
- 恐吓（如对儿童暴力威胁，将儿童置于有明确危险的情境中）。
- 孤立（如限制儿童，不合理地限制儿童的活动自由，限制儿童的社交）。
- 利用或诱使犯罪（如反社会行为，犯罪活动，鼓励卖淫，允许物质滥用）。

- 否定情感反应（如忽视儿童交流的尝试，情感表达失败）。
- 精神、躯体健康和教育忽视（如拒绝或不能为个体严重精神健康或躯体问题提供治疗，忽视教育服务的需要）。

评估

患者的精神状况检查可能会为我们展示一个受惊吓少年的表现。对于与虐待的家庭或家庭成员团聚，他可能有不切实际的期待，或者对脱离虐待有一些奇幻思维。儿童或青少年可能会有多种表现，例如过度反应、冲动、极端的情绪波动、人际边界的误解或羞怯、退缩，年龄较小的患者可能有梦魇或夜惊、过度依赖某人并拒绝与其他人接近。年龄较大的儿童，特别是青少年，可能会变得非常退缩，穿衣风格更性感，或者努力掩盖自己的性发育和吸引力。年龄大的儿童还可能出现混乱的或异常的性行为、外跑，发展为酒精或物质滥用或企图自杀。

如果怀疑某个孩子可能受虐待，那么应该请急诊儿科医生仔细检查，确定有无虐待的体征。实验室检查、细胞培养、拭子检测和影像学检查或许可以证实临床的结果。

干预

在处理潜在的受虐者时，医生要始终保持职业立场，这就需要具备敏感、深思熟虑、同情、客观、目的与行动为导向。儿童虐待可能会使医生产生反移情，对侵犯者感到愤怒，对受害者表示同情，但是医生必须克制自己以避免对抗和指责，保持冷静和急诊室内的安全。医生要从患者和患者父母或照料者那里获取更多的虐待细节，然后邀请心理社会小组的其他成员、医院儿童虐待评估小组或上级医师会诊并确定恰当的处理方式。

法医学问题

无论是怀疑还是确定有儿童虐待，必须进行以下两个报告：①书面的法律表格，记录检查结果；②电话报告儿童保护性服务机构，为儿童及其家庭启动处置流程，制订治疗计划。一旦患者离开医院，保护性服务机构会进一步处置。通常来说，儿童有风险时，儿童保护服务机构会对该家庭进行调查，并在 24 小时内做出全面评估。有时医生可能需要提供法庭证言，医院管理者可能需要介入并用法律权限保护儿童或让儿童住院，或清除有威胁和暴力性的家庭成员。

在任何情况下，都应该告知家庭成员拥有的权利和责任，包括有权出庭参加听证会以及保护儿童免受进一步虐待的责任（Ludwig 1983）。如果躯体检查证实涉嫌虐待（性和其他），应将儿童收入院，合适的调查部门可以立即介入。如果虐待发生所在的州有合适的非医院门诊机构或特殊团体之家，那么这些地方可能更合适。调查当局可能包括医院儿童虐待评估小组、当地社会服务办公室，或至少是执法部门。如果躯体检查没有任何发现，而儿童声称有虐待事件，也要联系并报告上述调查部门。通常官方会指导医生如何进行下一步工作。

处置

如果首先考虑儿童的安全，应该将其收入院并控制其周围的环境，然后对孩子以及孩子的指控进一步评估。一旦确定存在虐待事件，应立即通知父母或照料者，开始处置计划。

进食障碍

对神经性厌食症的年轻患者来说，急诊就诊的常见原因是在家或学校出现眩晕、晕厥或癫痫发作，当父母或照料者观察到患者有呕吐或主诉胃肠道疾病，或观察到患者有危险的限制进食行为时，会怀疑有进食障碍。2008 年的一项研究发现，大约 16.9% 的神经性厌食症患者有自杀企图（Bulik et al. 2008）。

对急诊精神科医生来说，是否需要将进食障碍的患者收入内科或精神科取决于医生所在医院的可利用资源，随后需要进行全面的躯体和精神评估，包括必要的家庭评估，使住院躯体治疗能够得到保证。无论与喂养和进食有关疾病的信息是否可以获得，每家医院都可能有自己的标准来确定可疑或者确诊的进食障碍患者是否需要住院。在科罗拉多儿童医院，满足以下标准的进食障碍患者方可被收入院：

- 患者的体重 ≤ 75% 理想体重（排泄后穿着衣服时）。
- 至少平卧 5 分钟后再测量心率低于 45 次 / 分。
- 低钾血症（血浆电解质评估）。
- 低钠血症（血浆电解质评估）。

由于神经性厌食症患者有较高的自杀率，他们的某些表现和其他精神病患者一样，所以为了稳定病情和确保安全，需要立即安排患者住院治疗（美国精神病学会，2006）：

- 有高致死性或目的性的严重自杀倾向（在任何情况下都要警示住院治疗）。
- 自我催吐的控制能力较差，暴食情况增加，使用利尿药和泻药以至于威胁生命。
- 体重改变与心境障碍症状恶化、自杀或精神病失代偿导致的精神状态改变有关。
- 对体重和（或）体像过度关注并伴有拒食行为，或者与体像或体重相关的强迫观念导致患者不配合治疗，且需要高结构化的康复场所。

其他情况可能没有必要住院治疗，这取决于整个临床表现和全面的精神病学评估（美国精神病学会，2006）。

- 近期体重迅速或平稳下降和（或）总体重低于正常健康体重的 85%。体重指数 [body mass index，BMI；体重（kg）/身高（m）^{2}] 在儿童中的评估作用不如成人，除非在极端的情况下，一般不用于评估患者的营养状态。年龄调整后的 BMIs 是有效的（美国疾病控制与预防中心，2006）。低于 5% 的儿童被视为体重过轻。但是，其他因素例如异常肌肉发达、骨架状况、便秘和血容量也会影响这些结果并可能误导诊断。此外，针对不同种族群体，特殊的、个体化 BMI 可能更好理解（Lear et al. 2003）。
- 代谢紊乱：包括低磷血症、低钠血症、低钾血症或低镁血症；肾功能正常时血尿素氮升高。
- 儿童和青少年血流动力学紊乱：心率 40 次左右，直立改变（心率增加 20 次/分或血压降低超过 10～20 mmHg），血压低于 80/50 mmHg。

一个认真的医生会仔细检查患者的用药情况，确保所服药物不是患者来急诊室的直接原因。例如，联合用药可能会产生不必要的或不了解的副作用，药物过量引起副作用，患者可能因过敏或代谢原因不能耐受某种药物。医生应该充分了解所有抗精神病药物或潜在的抗精神病药物，以便更好地了解患者的全部背景。上述调查还应包括非处方药和补充剂。患者可能并不认为这些是真正的药物，但是却有可能与其他非处方药或精神药物产生交互作用。

临床要点

- 安全性是急诊评估的主要目标。
- 任何一种干预方式都要有利于建立并保持患者的安全。
- 评估测验、程序和干预应该是有效的、可行的,并有利于明确主要的是躯体疾病还是精神疾病。
- 处理急性激越时,在使用药物或物理约束之前,应首先尝试环境降级。
- 在评估患者表现是药物所致还是戒断反应时,医生需要全面了解患者当前和近期服用的所有处方药、非处方药或其他获得的药物。
- 急性危机干预需要医生具备职业态度,表现出共情、积极倾听的态度并恰当地提供教育和指导。
- 对急性的行为失控、激越、攻击或精神病患者,可以尝试临时给予抗精神病药物治疗。
- 对儿童患者,特别是未服用过抗精神病药物者,药物仅在必要时使用,且从小剂量开始。
- 如果经过 1 ~ 2 次给药后没有疗效,医生应该停药并详细评估该病例。
- 应该给予临时诊断,便于指导治疗并给予患者初步处理。
- 医生应该与患者及其家庭建立信任和联盟关系,同时避免对不确定或做不到的事情做出任何承诺。

参考文献

Allen MH, Currier GW, Carpenter D, et al; Expert Consensus Panel for Behavioral Emergencies 2005: The expert consensus guideline series. Treatment of behavioral emergencies 2005. J Psychiatr Pract 11 (suppl 1):5–108, quiz 110–112, 2005 16319571

American Academy of Pediatrics Committee on Pediatric Emergency Medicine: Overcrowding crisis in our nation's emergency departments: is our safety net unraveling? Pediatrics 114(3):878–888, 2004 15342870

American Psychiatric Association: Diagnostic and Statistical Manual of Mental Disorders, 4th Edition, Text Revision. Washington, DC, American Psychiatric Association, 2000

American Psychiatric Association: Practice guideline for the assessment and treatment of patients with eating disorders, third edition. 2006. Available at: http://psychiatryonline.org/pb/assets/raw/sitewide/practice_guidelines/guidelines/eatingdisorders.pdf. Accessed May 20, 2015.

American Psychiatric Association: Diagnostic and Statistical Manual of Mental Disorders, 5th Edition. Arlington, VA, American Psychiatric Association, 2013

Ash P: Suicidal behavior in children and adolescents. J Psychosoc Nurs Ment Health Serv 46(1):26–30, 2008 18251349

Aug RG, Ables BS: Hallucinations in nonpsychotic children. Child Psychiatry Hum Dev 1(3):152–167, 1971 5163289

Bulik CM, Thornton L, Pinheiro AP, et al: Suicide attempts in anorexia nervosa. Psychosom Med 70(3):378–383, 2008 18256339

Centers for Disease Control and Prevention: Tools for calculating body mass index (BMI). March 22, 2006. Available at: http://www.cdc.gov/nccdphp/dnpa/growthcharts/bmi_tools.htm. Accessed January 2, 2015.

Centers for Disease Control and Prevention: Nonfatal maltreatment of infants—United States, October 2005–September 2006. MMWR Morb Mortal Wkly Rep 57(13):336–339, 2008 18385640

Centers for Disease Control and Prevention: Injury Prevention and Control; Data and Statistics (Web-based Injury Statistics Query and Reporting System [WISQARS])—National Violent Death Reporting System: Violent Deaths 2003–2012. 2012. Available at: http://www.cdc.gov/injury/wisqars/nvdrs.html. Accessed June 18, 2015.

Centers for Disease Control and Prevention: Mental health surveillance among children—United States, 2005–2011. MMWR Surveill Summ 62 (suppl 2):1–35, 2013 23677130

Child Welfare Information Gateway: What is child abuse and neglect? Recognizing the signs and symptoms. Washington, DC, U.S. Department of Health and Human Services, Children's Bureau, 2013. Available at: https://www.childwelfare.gov/pubpdfs/whatiscan.pdf. Accessed May 20, 2015.

Cole W, Turgay A, Mouldey G: Repeated use of psychiatric emergency services by children. Can J Psychiatry 36(10):739–742, 1991 1790520

Dolan MA, Fein JA; Committee on Pediatric Emergency Medicine: Pediatric and adolescent mental health emergencies in the emergency medical services system. Pediatrics 127(5):1356–1366, 2011 21518712

Dubin WR, Weiss KJ: Handbook of Psychiatric Emergencies. Springhouse, PA, Springhouse, 1991

Findling RL: Clinical Manual of Child and Adolescent Psychopharmacology. Washington, DC, American Psychiatric Publishing, 2008

Goldstein AB, Silverman MA, Phillips S, et al: Mental health visits in a pediatric emergency department and their relationship to the school calendar. Pediatr Emerg Care 21(10):653–657, 2005 16215467

Human Rights Watch: U.S.: Number of Mentally Ill in Prisons Quadrupled: Prisons Ill Equipped to Cope. September 6, 2006. Available at: http://www.hrw.org/news/2006/09/05/us-number-mentally-ill-prisons-quadrupled. Accessed May 20, 2015.

King RA, Schwab-Stone M, Flisher AJ, et al: Psychosocial and risk behavior correlates of youth suicide attempts and suicidal ideation. J Am Acad Child Adolesc Psychiatry 40(7):837–846, 2001 11437023

Lear SA, Toma M, Birmingham CL, et al: Modification of the relationship between simple anthropometric indices and risk factors by ethnic background. Metabolism 52(10):1295–1301, 2003 14564681

Ludwig S: Child abuse, in Textbook of Pediatric Emergency Medicine. Edited by Fleisher GR, Ludwig S. Baltimore, MD, Williams & Wilkins, 1983

Schatzberg AF, Nemeroff CB: Textbook of Psychopharmacology, 3rd Edition. Washington, DC, American Psychiatric Publishing, 2004

Shortliffe EC, Hamilton TS, Noroian EH: The emergency room and the changing pattern of medical care. N Engl J Med 258(1):20–25, 1958 13493729

Sills MR, Bland SD: Summary statistics for pediatric psychiatric visits to U.S. emergency departments, 1993–1999. Pediatrics 110(4):e40, 2002 12359813

Weiner MF: [Hallucinations in children]. Arch Gen Psychiatry 5:544–553, 1961 14042371

推荐阅读

Allen MH, Currier GW, Carpenter D, et al; Expert Consensus Panel for Behavioral Emergencies 2005: The expert consensus guideline series. Treatment of behavioral emergencies 2005. J Psychiatr Pract 11 (suppl 1):5–108, quiz 110–112, 2005

Findling RL: Clinical Manual of Child and Adolescent Psychopharmacology. Washington, DC, American Psychiatric Publishing, 2008

Tardiff K: Medical Management of the Violent Patient: Clinical Assessment and Therapy. New York, Marcel Dekker, 1999

第 11 章

急诊科隔离与约束原则

Heather E. Schultz, M.D.

Divy Ravindranath, M.D., M.S.

案例 1

E 先生是一名 33 岁、无业的单身白人，因为在马路中间行走被警察送至急诊科。既往有丙型肝炎和双相障碍病史。回顾病历后发现该患者因为可卡因中毒和横纹肌溶解曾先后 3 次住院治疗。警方记录显示该患者有暴力伤人的前科。近期精神科就诊记录提示该患者服药依从性较差。

该患者就诊时激惹性高、定向力障碍，并有视幻觉。肢体可见多处静脉穿刺痕迹，尿检结果提示可卡因阳性。急诊科医生给予氟哌啶醇 5 mg 和劳拉西泮 2 mg 处理激越症状后，患者逐渐安静下来。因为患者肌酸激酶和肌酐明显升高，因此收入内科病房进一步治疗。

E 先生清醒后拔掉自己的静脉输液器，向医务人员吐口水，并扬言要咬人。主管护士立即将当前情况告知了主管医生，并尝试着用言语进行安慰。当主管医生到达后，患者情绪仍非常不稳定并在室内乱扔尿壶。保安人员接到护士通知后迅速到位。主管医生医嘱给予保护性约束，患者随即被保安人员制服并四肢约束在床上，给予奥氮平肌内注射，随后的几个小时患者情绪较为平稳，继续接受静脉输液和其他支持治疗。之后 E 先生重新开始应用丙戊酸盐治疗双相障碍，并会见了医院的社工人员。E 先生总共住院 3 天，此期间没有再发生激越或其他暴力行为，在安排好门诊医师预约后，患者的兄弟将其接出院，并同意在接下来的一段时期内临时照料 E 先生。

就像上述所描述的，内科和精神科急诊都会遇到需要约束治疗的激越患者。急诊科的患者可能会有中毒、谵妄、躁狂、精神病性症状和认知功能损害等，通常病情复杂，既往病史所知甚少。比如，患者既往可能对某种特殊的药物治疗有效。在对患者实行物理约束之前，应做各种尝试进行言语安慰和自愿性的药物治疗。如果患者持续激越，置其自身、医护人员或其他患者于风险中，约束对保证安全就至关重要。

在美国，有两个国家级机构，美国医疗补助与医疗保障服务中心和美国联合委员会（TJC）（即前美国医疗机构认证联合委员会）负责制定和调整隔离以及约束治疗的执行标准。在美国不同的州县、联邦管理机构和专业组织对隔离和约束的定义各不相同。简单来说，物理约束是用来限制个体自由活动的手段和方式。从使用床栏杆预防残疾患者坠床，到为了限制患者外跑，采用约束四肢的四点约束法，以及包含上腹部固定在内的五点约束法等多种方式。对患者进行物理约束必须使用人工制造的设施，并以限制活动为目的，还要遵循美国食品和药品管理局的相关规定。物理约束的材质多种多样，比如皮革、聚氨酯或尼龙的扣带。

在精神科病房，约束很常见，多是由受过专门训练的工作人员将患者置于平卧位，并对其进行约束固定，直到患者平静。对于儿童患者，这种约束行为还包含了另一重含义，我们委婉地称之为"治疗性控制"。这一短暂的物理约束主要是出于安全而限制儿童的活动自由（Berrios and Jacobowitz 1998）。

隔离则是一种暂时性的、非自愿的管理行为，主要是将患者单独置于特定的房间或区域内，并且不允许其自行离开。隔离区域可能是封闭的或开放的。隔离行为并不意味着要中断患者当前的诊疗计划，一般来说，隔离时间不超过 1 小时。

化学约束则是一个不太受欢迎的话题，历史上是指使用一种药物控制患者的行为和行动自由，但这并不是患者日常药物治疗的一部分。我们不应该使用药物来限制患者的行为，因为过度镇静会增加跌倒、呼吸衰竭以及误吸的风险。

适应证

美国医疗保险和医疗服务中心（CMS）制定的操作指南规定（CMS，2006），隔离和约束只有在紧急情况下才能实施，仅适用于保护患者的人身安全。此外，隔离和约束仅适用于急救情况下，在其他非约束性的医疗干预无效时，为保证患者或者他人的安全而使用。TJC(2000) 也有类似的指南，并提出需要对"迫在眉睫的危险行为"使用。两个指南都禁止工作人员把约束和隔离当做虐待、惩罚、方便或打击报复患者的手段。

在写这篇文章的时候，美国儿童和青少年精神病学会（AACAP；Masters et al. 2002）和美国精神病学会（1984）联合声明，使用隔离和约束是出于安全的原因。这些机构还声明，当患者干扰治疗秩序或破坏财物时，也可以对其实施约束或隔离。必须明确患者有对自己或他人造成危险的行为，并且非创伤性治疗效果不佳。因此，医生在面对处于激越状态、可能对自己或他人造成伤害的患者时，必须快速评估在场人员的安全性。

　　生物伦理学家 George Annas（1999）认为，只有在患者存在自伤或伤人行为的紧急情况下才能对其进行约束，并且尽可能缩短约束时间，减少约束的可能性。

　　判断患者是否需要约束，必须由受过专业训练的人员进行评估决策。TJC 和 CMS 针对隔离和约束的相关条目详见表 11-1。

表 11-1　隔离和约束的管理规定

MD / LIP 下医嘱（CMS）

在下达医嘱之前必须确认有合格的、受过训练的人员可用（TJC）

MD / LIP 巡视患者

　1 小时内（CMS）

　4 小时内（儿童应更短）（TJC）

通过初级处理，MD / LIP 重新评估并重建治疗方案（CMS 和 TJC）

　成年患者每 4 小时一次

　9 ～ 17 岁患者每 2 小时一次

　9 岁以下的患者每小时一次

MD / LIP 对住院患者在随后每 24 小时应重新评估一次（CMS）

MD / LIP 对住院患者重新评估时间（TJC）

　成年患者每 8 小时一次

　18 岁以下患者每 4 小时一次

无须给予临时或长期医嘱（CMS 和 TJC）

如果当前情况没有好转可以以"重新使用"当前医嘱（TJC）

注：CMS：美国医疗补助与医疗保障服务中心（2006）；MD/LIP：临床医师或独立执业医师；TJC：美国医疗机构认证联合委员会（2000）

患者评估

　　精神科患者的首诊精神评估应该包括引起暴力行为的原因（包括详细的鉴别诊断）、暴力行为史、早期预警信号和触发因素、相关创伤经历以及之前的躯体状况。当患者确实有受伤或死亡的风险时，应该使用隔离、化学约束和（或）物理约束等安全措施。

隔离与物理约束的选择

急性激越患者的处理是精神科急诊的主要问题。对激越或有攻击行为的患者，首选的治疗方式是通过言语劝说和共情疏导使其保持冷静，同时要始终关注安全问题。这样的患者可能会引起工作人员的恐慌，导致治疗和交流困难。但是，正确使用共情技术则能够使其成为临床工作中最为有利的工具。

在现行的约束隔离实施标准当中，通常是依靠有限的经验来指导临床实践，没有一个完整的执行标准，也缺乏对不同患者联合使用约束、隔离、药物的相关数据。针对有伤人、自伤风险的患者正确使用紧急措施这一问题，不同的医疗机构间是有争议的。在急诊科，内科医生经常使用物理约束和药物治疗来处理有暴力行为的患者。Zun（2005）在研究了有关急诊科的治疗资料后认为，有些研究已经对药物控制激越症状进行了观察，但是有关约束、隔离及药物 3 种方法单独使用或以各种方式联合使用的研究非常缺乏。

值得注意的是，美国的每个州虽然都遵从联邦法律，但是对患者的权利却有各自的法律规定。此外，不同的医院也分别有自己的"约束原则"，所有医生及其他工作人员必须熟悉这些"原则"。这些"原则"写得非常具体，诸如如何约束患者，以及在患者被约束后需要通知什么人等。

图 11-1 列举了一个规范化的约束操作流程，基于目前该领域内大量描述性的文献综述，基本能够反映该领域内专家对于常规约束、隔离治疗的临床共识。

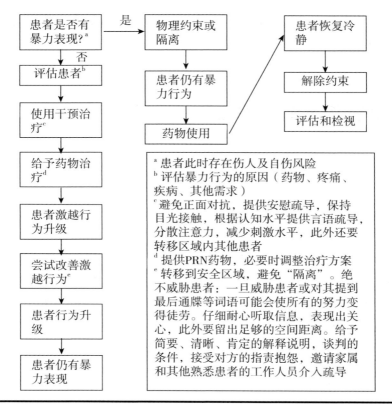

患者是否有暴力表现?[a] —是→ 物理约束或隔离 → 患者仍有暴力行为 → 药物使用 → 患者恢复冷静 → 解除约束 → 评估和检视

否↓

评估患者[b]

使用干预治疗[c]

给予药物治疗[d]

患者激越行为升级

尝试改善激越行为[e]

患者行为升级

患者仍有暴力表现

[a] 患者此时存在伤人及自伤风险
[b] 评估暴力行为的原因（药物、疼痛、疾病、其他需求）
[c] 避免正面对抗，提供安慰疏导，保持目光接触，根据认知水平提供言语疏导，分散注意力，减少刺激水平，此外还要转移区域内其他患者
[d] 提供PRN药物，必要时调整治疗方案
[e] 转移到安全区域，避免"隔离"。绝不威胁患者：一旦威胁患者或对其提到最后通牒等词语可能会使所有的努力变得徒劳。仔细耐心听取信息，表现出关心，此外要留出足够的空间距离。给予简要、清晰、肯定的解释说明，谈判的条件，接受对方的指责抱怨，邀请家属和其他熟悉患者的工作人员介入疏导

图 11-1　隔离与约束的决策流程

隔离与约束的禁忌证

　　非物理性的安全措施常常比隔离与约束更可取。毕竟任何形式的约束，都需要由参加过常规危机预防或管理项目并受过严格培训的工作人员实施，就如同心肺复苏术一样。精神科病房内配备一套自动体外除颤仪非常必要。工作人员应该知道何时使用以

及如何操作。美国精神病学会（1984）规定，精神科使用隔离和
约束有相对禁忌证，包括任何躯体疾病不稳定的患者、谵妄或痴
呆患者以及有明显消极观念的患者等。美国儿童和青少年精神病
学会（AACAP）数据提示，对曾经遭受过性虐待的儿童也应该
避免实施约束（Masters et al. 2002）。Mohr 等人（2003）建议，
避免对腹围过大的患者实施俯卧式约束，这在使用非典型抗精神
病药物的患者中很常见。TJC（2000）提示，吸烟者在约束过程
中死亡风险很高。此外也不应该对肢体畸形的患者进行约束，因
为约束设施无法正确使用。最后，提示俯卧式约束可能会导致患
者窒息，而仰卧式约束有可能造成误吸。

操作步骤

当患者有暴力危险时，并没有一个经过临床验证的一般的
专业标准来处理这种情况。精神病学专业组织、护理组织以及急
诊科专家针对隔离和约束问题发表了共识声明，但是，对于如何
处理这种情况仍是缺乏明确的指导方针。尽管有规定，但并不是
所有的医院都能够提供有关暴力及攻击防范的培训（Peek-Asa et
al. 2007）。总体来说，下列情境在临床工作中很常见：当患者的
暴力行为开始升级并显示马上有危险时，例如当其开始使用威胁
性言语或出现任何自伤举动时，工作人员就可以启动紧急呼叫代
码。这类紧急呼叫代码与心血管急诊代码类似。在收到呼叫代码
之后，会出动一组受过培训的指定人员，通常有 4～5 个人，来
帮助工作人员控制当前事态，避免危险进一步升级。每个小组都
有一名组长，如果需要对患者进行物理约束，则组长指挥约束，
同时与患者进行交谈，其他每位工作人员负责一个肢体，之后合
力控制患者，将其转移至隔离房间或实施物理约束。

观察（1小时原则）

无论对患者采取何种约束方式，TJC 和 CMS 都要求必须有专门的工作人员观察患者出现的任何身体不适。此外，工作人员永远不要忽视患者提到的呼吸困难等不适，并认为这是患者捏造的，从而不以为然。在许多情况下，无视这种请求往往会导致悲惨的后果。

CMS 要求，患者处于约束期间必须有工作人员对其进行面对面的持续监护。TJC 要求在约束的第 1 个小时内必须面对面监护，之后可以通过视频或音频设备继续进行监控。TJC 要求每 15 分钟查看一次患者，保证患者处于舒适状态，并判断是否可以解除约束或隔离。舒适是指生命体征、活动范围、正确的身体姿势、循环情况以及是否需要如厕或饮水，另外还包括心理舒适。上述监护应由受过专业训练的工作人员进行，并且该人员有能力识别何时需要联系有独立行医资格的医务人员或急诊医疗服务。约束治疗必须有详细的记录。医护人员应注意，必须持续监护被约束的患者，不能将"15 分钟巡视表"停留在形式上。

不论是内科医生或其他独立的执业医生，要和工作人员以及患者一起，寻找方法帮助患者控制其行为。如有必要，我们可以提供新的隔离和约束医嘱，这些医嘱必须与表 11-1 中的规则相符。

在患者被约束或隔离的 1 小时内，医生必须对患者进行面对面的重新评估。这就是 CMS 制定的"1 小时原则"，由一些专业人士以及律师促成，目的是关注隔离和约束是否为滥用和过度使用，以及由此带来的致死及致伤事件（详见本章"死亡及其他副作用"一节）。

解除约束和病历记录

当患者平静下来且不再对自己或他人有威胁时，应当及时解除约束。在约束的早期就应该告知患者约束治疗的意义以及解除约束的标准。这些信息必须清晰地告知患者，并且在其激越症状好转后重申（多数在急性激越药物干预后）。在解除约束前，患者必须能够正确面对当前环境，并且已经停止辱骂威胁医务人员。有些机构的操作条目中清晰描述了具体的行为标准，可以指导工作人员。有些机构可能也要求患者做出安全的口头保证。大多数机构的操作指导手册及培训项目都有解除约束的具体操作流程。

CMS 指南要求机构在患者解除约束的 24 小时内，要和工作人员以及患者一起作一个事件汇报。这种报告的目的在于避免以后再次发生类似事件。讨论的重点应放在导致隔离和约束的原因，是否有其他更安全的解决办法，帮助工作人员了解促发因素，并找到合适的替代处理方式，以避免以后的隔离或约束。此外，这样一个报告最重要的意义在于能够重新审视治疗方案，评估操作步骤是否安全并且与培训相一致，以及明确这种操作是否有必要。

死亡及其他副作用

最常用的物理约束方式是由工作人员人为地限制患者的活动自由，直至患者情绪稳定，或换用其他机械约束手段为止。控制一个人没有什么首选地点。所有约束行为都有致伤和致死的风险。TJC 总结了 20 起约束致死的案例，其中 40% 的案例中患者死于窒息，主要原因是患者背部负重过大或气道受阻（医疗机构认证联合委员会 1998）。

　　Mohr 等人（2003）认为窒息是最常见的与约束相关的致死方式，此外还包括误吸、胸部钝伤（心脏震荡）、儿茶酚胺激增引发恶性心律失常、血栓形成、横纹肌溶解、兴奋性谵妄伴重度代谢性酸中毒以及肺栓塞。Evans 等人（2003）对死亡证明以及病历记录进行了回顾性研究分析，发现大量与约束相关的死亡。这一结果进一步强调约束并不是一种良性的操作。

　　Equip for Equality（2011）的一项总结性研究显示，有 61 起死亡事件与使用约束相关。这些死亡案例在小型社区、大型社区、农村、城市的医疗机构中都有发生。其中 26% 的死亡事件发生在精神科病房，其余的则发生在其他地方，例如医院病房、急诊科、学校、疗养院以及野营地。死者的年龄范围从 9 岁到 95 岁不等，其中 75% 的人有精神病史。此外，有半数的死者存在沟通表达障碍（可能是由于当时的医疗条件限制了知觉 / 意识）。几乎所有的死者之前都有躯体疾病，包括心血管问题、呼吸障碍或肥胖症。在这个报告中有两点需要我们特别注意：①死亡与不安全的约束方式之间显著相关，②有些约束缺乏符合法律标准的依据。考虑到这些惊人的数据，建议医疗机构都应该制定政策和流程来规范危险的约束行为。医生要接受培训，识别可以增加死亡风险的禁忌证，并且要教育工作人员能够发现必须立即处理的危险征兆。此外，约束过程中的严密观察与医疗评估以及对既往事件的回顾都有可能减少日后的约束。

　　Nunno 等人（2006）发现，1993 年至 2003 年间在机构内有 45 名儿童和青少年的死亡与约束相关，超过半数死于窒息。O'Halloran 和 Frank（2000）分析了 21 起俯卧型约束所致窒息死亡的案例，发生地点包括医疗机构、拘留所和监狱，操作者包括警察、安保人员、非专业人员、拘禁人员以及消防员。每次参与约束操作的人有 1 ～ 7 个，从约束起始到死亡历时 2 到 12 分钟不等。

案例 2

F 是一名 9 岁的女孩，体重 25 kg，她在矫正学校的椅子上睡着了。之后她被工作人员唤醒，并要求坐直身体，双腿不许交叉。F 在本周内曾经经受过两次此类"姿势行为"约束，每次都持续 1 小时。她在极度疲乏时曾有跺脚和踢飞鞋子的举动，而这些行为被工作人员看成"失控"的征象。因此，工作人员将她按倒在地上并实施了俯卧型约束，一名 113 kg 的工作人员将自己整个身体压在她身上。这个孩子挣扎了 1 个小时，约束期间她不停哭闹并抱怨自己不能呼吸了，此外她还出现了大小便失禁的情况。当她终于"安静"下来的时候，工作人员将其翻转，发现她整个面部都是青紫色的。之后他们对 F 进行了心肺复苏，但是没有成功。死亡原因是挤压窒息，这一事件被定性为谋杀。

约束和隔离行为带来的负面心理影响也应该很好地记录下来。关于被约束患者的主观体验研究发现，约束的含义更多是惩罚性的，带有威胁性的倾向，此外这种行为会对治疗联盟造成负面影响，患者会产生强烈的逆反情绪和行为（Kahng et al. 2001；Magee and Ellis 2001；Zun 2005）。而被隔离时，患者常感到被忽视、孤立、恐惧、不安以及被惩罚（Martinez et al. 1999）。

工作人员也常在约束过程中受伤。在已经减少使用约束治疗的州以及机构当中，不仅工作人员受伤的概率明显降低，医疗机构的财政支出也减少，因为每一次约束行为都需要一大笔费用（LeBel et al. 2004）。

死亡报告

1999 年 7 月 2 日，《患者权利保护法案》颁布（CMS，美国健康与人类服务部 1999），要求医疗机构必须向 CMS 地方办公室上报所有因为行为管理进行约束与隔离而死亡的案例。CMS 还规定必须上报约束与隔离解除后 24 小时内、1 周内发生的死亡事件，尤其是死亡原因疑似直接或间接与约束隔离有关的。从 1999 年至 2002 年，CMS 机构接到死亡事件报告 75 起（CMS，美国健康与人类服务部　2002）。这一数字显然不符合事实，原因在于仅有那些接受了 CMS 资金支持的医疗机构才必须对死亡事件进行报告。

病历书写

病历是其他医务人员了解患者信息的重要资料。医生应当尽可能详细、清晰地记录患者接受约束或隔离的原因，并且按时间顺序记录整个约束 / 隔离过程。病历描述中应当包括急诊的性质或原因，为什么必须对患者实施约束 / 隔离，还应该包括为避免约束 / 隔离所实施的其他治疗措施，工作人员对患者暴力前兆行为的评估，使用的约束方式，参与的人员，约束持续的时间，以及患者在约束过程中及解除约束后的状态。虽然有些时候这些病历书写的任务可能交给了其他工作人员，但是医生必须时刻谨记，许多工作人员，即便是接受过大学教育，他们对于精神科的了解也非常有限。关于约束和隔离的所有知识都来源于当前工作，并不了解如何在病例中正确描述该事件。即便是有了越来越常用的清单式病历，他们可能也并不理解其中各个条目的含义。在发生法律纠纷时这会造成相当大的麻烦（Mohr 2006）。

法律问题

医生应该了解与精神科患者约束相关的一些法律条目。从法律的角度看，医生时刻都处于高危当中，因为他们是患者治疗方案的最终负责人，约束和隔离治疗的医嘱是由他们下的，此外他们还必须详细记录患者的病史和治疗经过，以及所采取方案的原因和结局（Northcutt and Shea 2006）。

在过去，过度使用约束及隔离常常被认为是违法的。包括违反《第十四修正法案》中的人身自由规定，以及违反《第四修正法案》中的非法搜查和扣押的条例。但是在 *Youngberg v. Romeo*（1982）案件中最高法院却支持适当实施约束行为，因为这能够有效避免患者冲动伤人或自伤。这一决定可能再次引起争议，因为该领域内的专业人士强烈支持减少约束的使用。

近年来，法医病理学家逐渐形成一种共识：如果约束过程中出现窒息死亡，不论约束行为的目的是什么，这起死亡事件即可定性为谋杀（美国法医协会 2002）。这样的案例可能促使刑事调查，而在过去是不会调查的。侵权相关诉讼也日益增多，可涉及多种行为：过度使用强制措施、医疗事故、防护失败、人身攻击，以及未能保持一个安全的环境。律师们还审查了《美国残疾人保护法案》（1999）的使用情况，以及 *Olmstead v. L.C.*（1999）案件中约束和隔离使用的决定。美国最高法院认为，如果不公正地隔离残疾人，那么可以认定为是针对残疾群体的歧视。

临床要点

- 危险行为的发生和发展都是动态的复杂事件，需要及时评估和快速干预。
- 当患者有伤人或自伤风险时，为了控制激越，可以使用隔离和物理约束治疗。但是要严格掌握适应证，只有言语劝说和药物控制效果均不理想的情况下才能实施。
- 隔离和物理约束的使用受 CMS 和 TJC 的管控，州与州之间的规定各不相同。

- 物理约束行为本身对工作人员和患者都存在巨大的风险，包括死亡。
- 目前尚缺乏有效处理危险行为的高质量的结果。

参考文献

American Psychiatric Association: The American Psychiatric Association Task Force Report 22: The Psychiatric Uses of Seclusion and Restraint. Washington, DC, American Psychiatric Association, 1984

Americans with Disabilities Act of 1990, 42 U.S.C. § 12101 et seq.

Annas GJ: The last resort—the use of physical restraints in medical emergencies. N Engl J Med 341(18):1408–1412, 1999 10536135

Berrios CD, Jacobowitz WH: Therapeutic holding: outcomes of a pilot study. J Psychosoc Nurs Ment Health Serv 36(8):14–18, 1998 9726081

Centers for Medicare and Medicaid Services, U.S. Department of Health and Human Services: 42 CFR Part 482. Medicare and Medicaid programs; hospital conditions of participation: patients' rights; interim final rule. Fed Regist 64(127):36070–36089, July 2, 1999

Centers for Medicare and Medicaid Services, U.S. Department of Health and Human Services: 42 CFR Part 482. Medicare and Medicaid programs; hospital conditions of participation: clarification of the regulatory flexibility analysis for patients' rights. Fed Regist 67(191):61805–61808, October 2, 2002

Centers for Medicare and Medicaid Services, U.S. Department of Health and Human Services: Medicare and Medicaid programs; hospital conditions of participation: patients' rights. Final rule. Fed Regist 71(236):71378–71428, December 8, 2006 17171854

Equip for Equality: National Review of Restraint Related Deaths of Children and Adults With Disabilities: The Lethal Consequences of Restraint. Equip for Equality, 2011. Available at: http://www.equipforequality.org/wp-content/uploads/2014/04/National-Review-of-Restraint-Related-Deaths-of-Adults-and-Children-with-Disabilities-The-Lethal-Consequences-of-Restraint.pdf. Accessed January 3, 2015.

Evans D, Wood J, Lambert L: Patient injury and physical restraint devices: a systematic review. J Adv Nurs 41(3):274–282, 2003 12581115

Joint Commission on Accreditation of Healthcare Organizations: Preventing restraint deaths. Joint Commission Sentinel Event Alert. November 18, 1998. Available at:

http://www.jointcommission.org/assets/1/18/SEA_8.pdf. Accessed January 3, 2015.

Joint Commission on Accreditation of Healthcare Organizations: Comprehensive Accreditation Manual for Hospitals: The Official Handbook. Oakbrook Terrace, IL, Joint Commission on Accreditation of Healthcare Organizations, 2000

Kahng S, Abt KA, Wilder DA: Treatment of collateral self-injury correlated with mechanical restraints. Behav Interv 16:105–110, 2001

LeBel J, Stromberg N, Duckworth K, et al: Child and adolescent inpatient restraint reduction: a state initiative to promote strength-based care. J Am Acad Child Adolesc Psychiatry 43(1):37–45, 2004 14691359

Magee SK, Ellis J: The detrimental effects of physical restraint as a consequence for inappropriate classroom behavior. J Appl Behav Anal 34(4):501–504, 2001 11800190

Martinez RJ, Grimm M, Adamson M: From the other side of the door: patient views of seclusion. J Psychosoc Nurs Ment Health Serv 37(3):13–22, 1999 10098107

Masters KJ, Bellonci C, Bernet W, et al; American Academy of Child and Adolescent Psychiatry: Practice parameter for the prevention and management of aggressive behavior in child and adolescent psychiatric institutions, with special reference to seclusion and restraint. J Am Acad Child Adolesc Psychiatry 41 (2 suppl):4S–25S, 2002 11833634

Mohr WK: Psychiatric records, in Medical Legal Aspects of Medical Records. Edited by Iyer P, Levin BJ, Shea MA. Tucson, AZ, Lawyers and Judges Publishing, 2006, pp 691–705

Mohr WK, Petti TA, Mohr BD: Adverse effects associated with physical restraint. Can J Psychiatry 48(5):330–337, 2003 12866339

National Association of Medical Examiners: A Guide for Manner of Death Clarification. Atlanta, GA, National Association of Medical Examiners, 2002

Northcutt CL, Shea MA: Generating and preserving the medical record, in Medical Legal Aspects of Medical Records. Edited by Iyer P, Levin BJ, Shea MA. Tucson, AZ, Lawyers and Judges Publishing, 2006, pp 3–10

Nunno MA, Holden MJ, Tollar A: Learning from tragedy: a survey of child and adolescent restraint fatalities. Child Abuse Negl 30(12):1333–1342, 2006 17109958

O'Halloran RL, Frank JG: Asphyxial death during prone restraint revisited: a report of 21 cases. Am J Forensic Med Pathol 21(1):39–52, 2000 10739225

Olmstead v L.C. 527 U.S. 581 (1999)

Peek-Asa C, Casteel C, Allareddy V, et al: Workplace violence prevention programs in hospital emergency departments. J Occup Environ Med 49(7):756–763, 2007 17622848

Youngberg v Romeo, 457 U.S. 307 (1982)

Zun LS: Evidence-based treatment of psychiatric patient. J Emerg Med 28(3):277–283, 2005 15769568

推荐阅读

American Academy of Child and Adolescent Psychiatry (AACAP; http://www.aacap.org): Presents issue briefs on the use of seclusion and restraint with children and adolescents, and summaries of proposed legislation.

American Academy of Physician Assistants (AAPA; http://www.aapa.org: Includes position statement on reducing seclusion and restraint usage.

American Nurses Association (ANA; http://www.nursingworld.org): Contains position statement on reducing seclusion and restraint usage from the nursing perspective.

Judge David L. Bazelon Center for Mental Health Law (http://www.bazelon.org): Provides current information on legislation and court decisions affecting the use of seclusion and restraint in psychiatric facilities. Also contains information on the Americans with Disabilities Act and *Olmstead v. L.C.*

National Alliance on Mental Illness (NAMI; http://www.nami.org): Features position statement on seclusion and restraint and chart summarizing abuse of restraint usage across the country from October 1998 through March 2000.

National Association of Psychiatric Health Systems (NAPHS; http://www.naphs.org): Provides guidelines on the use of seclusion.

National Association of State Mental Health Program Directors (NASMHPD; http://www.nasmhpd.org/): Features a position statement, legislative updates, and free online publications.

National Disability Rights Network (NDRN; http://www.ndrn.org/index.php): Offers information on federally mandated protection and advocacy programs that protect the rights of persons with disabilities, including psychiatric disabilities. Also contains a special report on seclusion and restraint.

National Mental Health Consumers' Self-Help Clearinghouse (http://www.mhself-help.org): Includes information on restraint reduction and other issues from a consumer advocate perspective.

第12章

急诊精神医学的法律与伦理问题

Debra A. Pinals, M.D.
Nancy Byatt, D.O., M.B.A., F.A.P.M.

　　急诊精神科可能是一个令人兴奋、快节奏的部门，这个科没有太多的时间去深思熟虑做出医疗决策。从患者到精神科急诊（PES）的瞬间，对于精神卫生工作者来说，最重要的问题是了解并能在法律、伦理以及规章制度范围内进行工作。比如，工作人员有义务照料独自到急诊科就诊的患者。如果拒绝照料可能会以遗弃患者而招致指控。如果一个患者走进大厅但决定不挂号，可能就不在照顾职责之内。然而一旦挂号，精神卫生工作人员可能要承担与治疗相关的义务。从这一点来看，法律、监管以及与保密、知情同意、紧急约束等相关的一系列问题是司空见惯的。精神卫生急诊工作者有必要了解与急诊精神病学实践相关的法律与伦理问题。所以在本章中，我们回顾一下在急诊精神病学中常遇到的一些法律问题并提供有关的管理信息。

保密

案例

如果你是一位急诊精神科的专业人员，当你接到了一个电话，电话里一位女性说："我的妹妹 P 女士在精神科急诊室里，我想知道她现在怎么样了？"你该如何回应呢？

信任是治疗关系的基础，医生的保密能确保患者的自主权受到尊重。青少年患者不愿意求助或不愿真实地描述相关病史往往与担心自己的信息被暴露有直接关系（Mermelstein and Wallack 2008），也可能和社会焦虑有关（Colognori et al. 2012）。由于担心医生违反保密性原则，患者也会选择性地更改或掩饰自己的真实感受（Mermelstein and Wallack 2008）。对于精神科医生来讲，最大限度地保证患者的隐私是义不容辞的责任。

可能有人会说，在其他医学领域都不需要像精神科那样强调保密的重要性。精神科医生要求患者不仅要暴露他们内心深处的感受，而且要讨论多数人认为难以启齿的问题。患者被置于比较脆弱的位置，他们要依赖精神科医生保护自己分享的隐私，才可能进行治疗。

案例法已认可了精神科交流保密的重要性，并且是成文的法典（Mermelstein and Wallack 2008）。在 *Jaffe v. Redmond*（1996）这个里程碑性案例中，美国最高法院认可了心理治疗师与患者特权的重要性，并且也采取了其他一些与医疗隐私相关的法律行动。例如，1996 年的《健康保险携带和责任法案》（HIPAA）是由联邦政府制定的应对威胁医疗隐私的一套规章制度。HIPAA规定需要患者授权公布信息，并且患者有权了解他们的医疗信息如何使用。

例外

　　隐私权虽然很重要，但是并不是绝对的；有时也会有一些例外打破这种保密性。即使在特定的情况下，出于临床需要合法打破保密性，也一定要仔细考虑并记录必须这样做的原因、沟通的效果、效果风险比以及其他任何可能的替代方法。最常见的例子就是，在急诊科为了收集患者的基本信息需要联系患者家属或者其他医生。如果患者同意这样做，那么不属于违反隐私原则。然而，为了减轻患者对自己或他人的伤害风险，急诊科医生以及精神科医生经常在没有患者同意的情况下，联系家属、朋友或其他人来明确一些临床背景信息。在紧急情况下，PES 医生应坚持获取所需的信息，并且务必向家属或其他人解释清楚在没有患者的同意情况下获取信息的原因（Mermelstein and Wallack 2008）。

　　对患者信息进行保密的另一个例外，就是对第三方有伤害的风险（Herbert 2002）。大多数州已经通过案例法或者立法，这种影响来自加州最高法院关于 *Tarasoff v. 加州大学董事会* 的决议（1976，详见第 3 章的"暴力风险的评估"）。针对如何采取行动来避免第三方可能出现的危险，各州在应用法律法规方面各不相同。为了避免在精神科医生或心理医生诊治下的患者对第三方造成潜在的伤害，一些州规定了实际且明确的责任。然而其他州更宽容，很少有具体的要求，并且这些法律法规会随着时间的推移而不断发展。另外，地区性法律法规可能会（也可能不会）推行一些政策来支持这种对违反保密原则的控诉。有时，根据临床情况和管辖权，医生可以在符合伦理和合法性范围内采取一些行动，包括警告第三方可能存在的危险，但在其他时候，考虑到加州最高法院关于 Tarasoff 案例的分析（*Tarasoff v. 加州大学董事会*　1974），有时不仅仅是警告，还要采取更具体的行动来保护潜在的受害者。例如加州最近通过立法，在 Tarasoff 案例

法之外又明确了责任保护，这项立法承认医生给予警告可得到豁
免，但是也指出在警告没有如愿保护潜在受害者时，可能还会带
来其他的风险（Weinstock et al. 2014）。例如，在特定情况下保
护第三方可能比采取其他的行动更好执行，如把患者送入住院
（Herbert 2002）。

与提供者和急诊科工作人员分享信息

为了患者的诊治利益，PES 工作人员需要从其他医生和急诊
科工作人员那里获取信息或者提供给他们信息，这种情况下工作
人员会尽力遵守保密原则。但是有些时候，当心理健康记录的某
些信息需要与其他的卫生保健提供者分享时，关于保密性的限制
或认识可能会有所不同。需要的信息在医疗提供者之间相互交
流是很有必要的，因为它允许 PES 工作者为了患者利益最大化，
与其他的医疗提供者保持合作关系。然而，信息的自由共享不能
只是为了方便工作人员（Appelbaum and Gutheil 2007）。

PES 工作人员通常会遵循一套危机处理模式，就是专注当下
紧急的问题，例如确保安全和缓解症状，目的是将患者稳定后收
住院或者转为门诊治疗。因此诊治急性患者时，PES 工作人员应
注重获取和分享必要的信息。在 PES，精神科医生应该与其他医
生并肩工作，但与转诊医生在讨论病例的时候需要注意所处的环
境及可能的、无心的（不经意的）暴露隐私的风险（Mermelstein
and Wallack 2008）。

如果时间允许，征求同意后分享信息

除非有特殊要求，HIPAA 授权可以披露患者的医疗信息以
便为其提供恰当的诊治。但是如果时间允许，在披露信息前 PES
人员理应给予患者相关教育并征求患者的同意。关于 P 女士的
案例，在急诊科我们应该获得患者同意后再与其他人坦诚交代

病情。但在 PES，这种情况往往是不可行的，针对急性患者的护理，工作人员应该谨慎地选择哪些内容确实需要与他人交流（Mermelstein and Wallack 2008）。例如，尽管与某些家庭成员分享急诊科患者的信息有助于我们收集更多的信息，但是共享患者的所有信息是不合理的（如患者最近分手或离婚）。

住院

案例（续）

在 PES 中对 P 女士进行了评估，考虑到 P 女士缺乏门诊精神科治疗以及社会心理支持、严重的抑郁状态、消极的自杀观念以及精神病性症状，这些都严重影响其社会功能，毫无疑问对其最有益的就是住院治疗。但是患者保证并没有任何自杀企图或者自杀计划，并且她还陈述了许多不想死的理由。此外，虽然她的家属一直关注她的功能且更愿意住院治疗，但是他们认为如果出院回家她也是安全的。根据评估，你认为最好选择住院，但是这并不符合强制住院的标准，因为 P 女士目前并没有自伤或者伤害他人的风险。你该怎么办呢？

精神科住院治疗通常旨在稳定患者病情并提供有利的治疗环境，但是强制住院可能被认为是一种侵犯公民自由的行为。精神科与其他科的不同在于，当患者不愿住院但又确实需要住院集中治疗时，通常可以采用强制性的住院手段。PES 工作人员必须确保正确使用了住院限制，以免滥用民事关禁的权力（Lidz et al. 1989；Pinals and Mossman 2012）。

自愿住院

自愿入院比非自愿入院（强制入院）更受欢迎，因为这可以促进治疗联盟的开展，并尊重了个体的自主性。关于精神科自愿入院的情况，一些州出台了相关法令，要求机构有能力提供诊治，且患者也需要精神科照料。如在 P 女士案例中，PES 医生必须评估临床指征是否符合自愿住院或者是否有更好的替代方案（例如危机处理方案）可以提供更合适、更有效的治疗（Simon and Goetz 1999）。

自愿治疗有几种不同的形式：完全自愿、条件性自愿和紧急留院观察。不同形式的出院程序也不同（Appelbaum and Gutheil 2007）。

完全自愿形式

在完全自愿情况下，患者可以在任何时间自由离开医院，这在医疗实践中很常见。但是许多州对精神科完全自愿住院的患者也进行了限制，因为患者可能会行使可以随时离开医院的权利，而使医生更愿意被授权进行民事关禁（Appelbaum and Gutheil 2007）。

条件性自愿形式

如果是条件性自愿入院，当患者想要离开时，住院机构通常可以留院观察患者数天，通常最多七天。在留院观察期间，允许患者改变自己的意愿，医院也可以评估患者的病情，看看是否有临床指征需要启动非自愿治疗或需要出院。如果住院机构决定非自愿住院，那么患者可能就需要在医院住院直到听证会的举行。如果患者还未达到非自愿住院的标准，即使患者日后存在住院治疗指征但当前可以随时出院（Appelbaum and Gutheil 2007）。关于这类情况通常会有一个讨论，主要涉及患者出院的各种风险和住院治疗的获益，给出医学建议并记录相关内容。无论患者是否接受建议，我们都应提供后续治疗或转诊服务（Brook et al.

2006）。

　　虽然关注患者权益的人，已开始关注精神心理疾病患者可能会被迫条件性自愿入院，但是研究表明，入院时的法律状况并不是评价患者是否强迫入院的可靠指标（MacArthur Research Network on Mental Health and the Law 2001；Pinals and Mossman 2012）。然而，PES 医生应谨慎的是，当没有意图或理由来判断患者必须强制入院时，医生不能强迫患者同意自愿入院。在 *Zinermon v. Burch*（1979）案中，一位缺乏住院治疗知情同意能力的患者，被以自愿住院的形式收入一个州立医院。美国最高法院判定，未能识别患者缺乏知情同意的能力是对患者权利的侵犯。在临床实践中这类情况是很复杂的，因为知情同意的能力在精神科住院的门槛很低（Hoge 1994）。评估患者在精神科住院治疗的知情同意能力时，PES 医生要把握好两个方面，一方面是自愿住院的愿望及其益处（甚至包括那些对自愿住院选择能力有限的患者），另一方面，需要确保在没有恰当的法律依据下，不能强制这些没有决定能力的患者非自愿入院治疗（Lidz et al. 1989；Simon and Goetz 1999）。

紧急留院观察

　　由警察带到急诊科的精神病患者一般是违背他们个人意愿的。在许多州，警察通过专业人员或者家属获知患者存在伤害自我或伤害他人的风险时，有权强制患者入院。法律准许警察实行"紧急请愿"将患者移送到最近的急诊科就诊，以便做进一步的评估。有时紧急留院观察可能需要数小时，甚至更长时间。在评估患者时，PES 医生需要考虑请愿书（petition）是如何获得的以及在什么情况下获得的。在最初的留院观察机制启动后，PES 第一步要评估患者是需要治疗还是出院，根据临床因素和是否符合法律标准，这些初步的法律依据可能会导致非自愿民事关禁

（Pinals and Mossman 2012）。

摄入特殊物质的患者被送到急诊科时，往往表现为急性精神病性紊乱状态。比如，物质滥用或者酗酒的患者可能因为随时伤害自己或者他人被送到急诊科。酒依赖的患者或对酒精有高度耐受性的患者可能不会有口齿不清或共济失调，但清醒时往往会暴露其自杀意图。对这类患者以及酒精耐受比较差的患者，应该进行毒理学筛查和认知筛查。在醉酒状态下不应对其进行非自愿住院评估，因为患者一旦清醒可能不符合非自愿入住精神病院的标准（Pinals and Mossman 2012；Simonand Goetz 1999）。根据物质使用的具体情况不同，精神卫生法规的标准也会随之变化（Christopher et al. 出版中；Williams et al. 2014）。

非自愿住院（强制住院）

将患者强制带进医院的行为是对个人自由的严重限制，只能用于极端个案（Byatt et al. 2006；Pinals and Mossman 2012）。只有当各种方法都无效时才能寻求非自愿入院方法（Pinals and Mossman 2012）。

由于患有精神疾病，要同时具有下列情况的数条才符合非自愿住院标准：①对他人有危险，②对自己有危险，③没有能力照顾自己，④对财产有危险，⑤需要精神科治疗，⑥有恶化的风险。前三条标准重点强调的是危险原则，自 20 世纪 70 年代中期以来存在一个问题，那就是需要治疗但是没有自伤和伤害他人风险的患者怎么办？因此一些州扩大了民事监禁的范围，增加了后两条标准，即使这种现象并不常见。

一个州有权进行强制的精神科住院，但主要限于至少存在一种精神障碍的个体，这些权力通常由州法律、法规或者案例法规定。但是对于哪种精神障碍属于民事关禁的范围仍有争议（Byatt et al. 2006；Pinals and Mossman 2012；Williams et al.

2014）。没有精神疾病但是对他人可能存在暴力威胁的个体一般不符合非自愿住院的标准（Pinals and Mossman 2012；Simon and Goetz 1999）。

尽管让患者自愿住院是我们治疗的重要目标，但在法院听证会举行之前，对自理能力下降或者带有危险因素的精神疾病患者，在紧急情况下提供短期强制性住院治疗也是非常重要的。根据地域的不同，可能强制患者住院的时间也会不同。常常是法院下令要求住院的患者继续住院。在急诊承诺书规定的时间快要结束时，机构必须决定患者是出院还是向法院申请继续住院治疗。由于等候法院判定时会耽误一些时间，所以急诊承诺书上的时间可能会延长。因此，在听证会前，患者可能由于精神原因造成非自愿住院数周或更长时间（Byatt et al. 2006）。

医疗决策的能力

案例（续）

对 P 女士进行简短的精神检查后发现她存在谵妄状态（精神错乱），伴有注意力和记忆力缺陷。根据患者病情让其出院回家是不可能的，因为目前她的精神状态和正常时完全不同。但 P 女士要求离开。你该怎么办呢？

评估

判断患者是否有做出医疗决策的能力包括两部分，对有能力做出决策的患者，要尊重其自主权；对没有能力做出决策的患者，要对其提供保护（Appelbaum 2007）。能力（competence）通常是假定的，除非患者的能力受到质疑，否则他可以自愿接受或者拒绝医生的治疗建议。能力（capacity）和能力

（competency）两个词通常可以互换；能力（capacity）是基于临床判断的，而能力（competence）是由法律认定的（Appelbaum 2007；Byatt et al. 2006）。

能力与承诺

通常情况下，在急诊科或非自愿住院的患者通常有紧急的问题并且总试图离开医院，但是本人又缺乏违背医嘱离院的能力。要确定与医疗决策相关的能力，个体必须能领会有决定能力和没有决定能力所带来的合理的可预见的结果。能力（capacity）具体是指特定的决策并可以随时间而改变。没有医疗决定能力的患者可能会拒绝医生的建议。在这种情况下，临床医生需要确定适当的行动方针。评估的方法和治疗方案的制订应考虑到康复的预期以及哪种预先指定的医疗保健类型起作用（Byatt et al. 2006）。重要的是要考虑到，没有医疗决策能力的患者不一定需要入住精神科。同样，一些患者由于有伤害自己或者他人的风险符合民事关禁的标准，但是他们可能具有做出医疗决定的能力。

如果患者有决定能力并且选择放弃医生建议的治疗，则必须尊重他们的选择，不能强迫患者接受自己不自愿的治疗，即使这种治疗有助于挽救患者的生命。然而，如果患者缺乏决定能力并且拒绝医生的治疗建议，医疗团队必须采取必要的措施将患者留在急诊科。但是有时却没有明确的步骤来确保将这些患者留在医院。对于那些不符合精神科关禁的患者，启动精神科民事关禁的文件可能并不适合于急诊科（Byatt et al. 2006）。

与 P 女士一样，当患者不想听取医生的建议要求离开急诊科时，急诊科团队应根据需要联系相应的会诊，以便明确患者的自我决策能力以及能否采取民事关禁。在记录中要包括一般的精神病学评估和能力评估，表明患者是原发性精神问题还是继发于一般躯体疾病的精神问题。近亲属的参与有助于医疗决策。除非近亲属已经获得授权，否则不能剥夺患者要求离开医院的权利，但可以为治疗决策提供指导。目前还没有法律规定家属有为患者做决定的权利，重要的是权衡保密性和在紧急情况下如何尽可能少地向家属提供信息以获得指导建议（Byatt et al. 2006）。

医疗团队可能需要将缺乏决策能力的患者强制性地留在急诊科或者住院部，但不能违背患者的意愿予以治疗，除非不予治疗会导致患者的病情恶化甚至死亡。

内科或精神科团队应尽量少用限制性方法将患者留在急诊科（Knox and Holloman 2012）。选择治疗方法时应了解患者的精神创伤，因为精神疾病患者有创伤史是很常见的（Alvarez et al. 2011）。对患者一般不直接采取约束手段，而是使用更少限制、效果更好的替代方式。内科或精神科团队只有在不使用物理约束或机械约束无法管理患者的情况下，才能通知警务人员或医院安全人员来约束患者，以降低风险。当需要通过机械约束处理患者时，法律或行政审查可能有利于维护患者的合法权益，并且可以解决关于不恰当强制患者治疗的伦理问题。通过整理强制治疗有关的问题，发现医院在法律、管理和伦理方面的人员投入是非常关键的。如果怀疑没有这种能力，医疗团队可以考虑寻求监督；在等待监督之际，内科或急诊团队可以给予患者紧急治疗（Byatt et al. 2006）。

知情同意

案例（续）

短暂的住院后，P 女士的谵妄（精神错乱）症状好转。一个星期后回到急诊科时，她仍然处于抑郁状态并伴有幻听，坚信自己身体的一部分正在腐烂。医生认为她需要抗精神病药物治疗。

你该如何进行呢？

知情同意的要素包括公开、能力和自愿性（Appelbaum and Gutheil 2007；Pinals 2009）。知情同意的原则要求医生向患者公开信息，以便患者能够对自己的诊疗做出决定。我们确定要公开多少信息可能是复杂的；一般来说，主题应包括所推荐治疗方案的风险和获益、可替代的治疗方案，以及不治疗的风险（Murray 2012）。此外，为了在医生和患者之间展开有效的知情同意过程，患者必须自愿选择医生提供的方案，除非法律和伦理允许，否则强制治疗是不合理的。

知情同意的前提条件是患者有能力做出治疗决定。如果没有特殊情况，假定患者能够对自己的躯体和精神疾病诊疗有决定能力（详见前文与急诊科相关的具体情况）。例如，与医疗卫生服务相关的法律通常规定，预先指定一个医疗卫生机构或者个人，授权为患者做医疗决策，一旦医生确定患者没有医疗决定的能力，可以为其做决定。对于没有决定能力的患者，可能需要为其寻求监护人。在这种情况下，法院会对患者的能力做出正式裁决，并批准正式的代理者代表患者做出医疗决定，即是否同意医生建议的治疗方案。确定监护人通常需要一段时间，但是在紧急情况下也可以立即确定。在急诊科，重要的是确定患者是否有预先指定的医疗卫生代理人或被合法授权为患者做出医疗决定的监护人。如果可以的话，特别是急诊科患者缺乏自主做出决定的能力时，在知情同意过程中，家属的参与也是有帮助的。如前文所述（见本章"医疗决策的能力"），家属的角色可能有一些伦理和法律的限制，这点需要医生进行权衡。

知情同意的一个例外是在紧急情况下。当患者有精神病急症时，如果存在以下情境：①若不干预就不可避免地对自身或他人造成伤害的风险，②少约束的替代方案不足以解决急诊问题的，则允许内科医生对患者进行非自愿药物治疗，并且可以没有完整的知情同意对话（Appelbaum and Gutheil 2007；Pinals 2009）。

需要患者知情同意的另一个例外是患者已经指定了监护人。然而，就算患者有监护人，与没有决策能力的患者进行治疗方案的讨论，仍然是急诊科精神治疗的重要组成部分。这样的讨论可以减轻患者的担心，有助于建立良好的治疗联盟并且维持长期的治疗关系。对话应该在患者可理解的范围内进行。虽然对监护人保持完全的公开是知情同意的一部分，但应提供有限的信息（Pinals 2009）。

另一个比较复杂的知情同意的例外是放弃治疗，即有决策能力的患者同意治疗，但不希望听到医生提供的任何有关治疗的信息。这种例外通常需要患者签署放弃知情同意的文件并表明患者有能力做这样的决定。

另一个复杂的例外是治疗特权，即医生选择不完全公开知情同意的内容，因为医生认为该信息本身是有害的，如果医疗条件和推荐治疗完全公开，可能会阻碍理性的沟通。这种例外很少见，不能简单地认为患者听到所有的风险因素会拒绝某种特殊的治疗而使用（例如，参见 Murray 2012）。事实上，如果认为将可能的风险公开，精神病患者可能会拒绝治疗，那么这种假设往往是有问题的。例如，研究显示，公开与迟发性运动障碍相关的信息并不会伤害患者或使患者拒绝治疗（Munetz and Roth 1985）。虽然这种例外不常见且不轻易使用，但如果使用这种治疗特权的话，就应该详细记录不提供知情同意的理由。

在 P 女士的案例中，临床医生应向患者推荐所需治疗的药物，使用患者能够理解的语言来解释目前的状况。急诊科医生也应该和患者一起评估推荐治疗方案的利与弊，以及不治疗的风险和可能的替代方案。如果 P 女士不能参与讨论，在推荐用药之前，临床医生应考虑并记录前面所说的知情同意例外情况。

转诊

案例（续）

几个小时后，急诊科医生说 P 女士已经被转到附近的精神卫生专科医院。P 女士的实验室检查没有结果，目前思维混乱。此时适合将 P 女士转诊吗？

近十年里，为了患者和医疗卫生提供者免受资金、体制和政策的压力，减少这些因素对 PES 患者评估和治疗的干扰，制定相关法律和政策受到了广泛关注（Quinn et al. 2002；Saks 2004）。

放弃

20 世纪 80 年代，有报告显示，对病情不稳定的患者进行不恰当的转诊，导致发病率和死亡率增加。大家普遍认为这种不恰当的转诊是为了应对日益增加的财政压力，促使私立医院在没有足够的评估和治疗之前就把患者转诊到社区或者公立医院。为此国会发起了《1986 年紧急医疗救治和积极劳动行为法案》（EMTALA；参见 www.cms.hhs.gov/EMTALA）。此法案是《1985 年综合预算调整法案》（COBRA）的一部分。EMTALA 要求无论患者有无支付能力，所有接受医疗保险基金的医院必须充分筛查、评估、稳定并且转诊患者。在转诊之前，必须先评估并稳定病情，接收医院必须同意转诊并有相应的设施提供所需要的治疗。根据 EMTALA 的规定，在没有充分评估和稳定病情前，不能将 P 女士转诊。EMTALA 同时也适用于躯体和精神科情况，因此，学习关于医疗的法律与伦理标准将有益于 PES 工作人员的医疗行为（Quinn et al. 2002；Saks 2004）。在精神科急诊室里对违反 EMTALA 被控诉的案例进行初步的回顾，发现这种情况并不常见且很少成功（Lindor et al. 2014）。然而，标准化的筛查证明患者没有需要处理的紧急情况，可以避免 EMTALA 引起的责任纠纷（Lindor et al. 2014）。

沟通

合理转诊的患者需要恰当的躯体或精神科评估的记录以及与接收单位的沟通。转诊单位必须确保接收单位有足够的空间和人员，接收单位同意接收患者并将相关记录转送过去。此外，转诊证明必须明确记录转诊的风险和获益，并由医生签字授权（Quinn et al. 2002；Saks 2004）。

转诊问题

EMTALA 要求必须有专业能力的医院才能接收患者，例如急性精神障碍病房，不管患者有无支付能力，只要接收单位有能力就要接收患者（Quinn et al. 2002；Saks 2004）。Heslop 指出，在确保获得适当的治疗方面，因没有可接受的标准化治疗而遭遇困难和延误时，精神科工作人员和患者常常有挫折感。

治疗可能因为污名化而受到阻碍，如人格障碍、激越性精神病患者或药物滥用，以及因为经济或现实问题，比如没有保险或共病躯体问题（Bazemore et al. 2005）。人们越来越认识到，医院归属以及市场因素可能影响精神病患者转诊到某些机构（Shen et al. 2008）。Heslop 等人（2000 年）认为，精神科急诊和住院部门之间缺少沟通和协调。更糟糕的是，转诊延误常常导致其他患者等待更长时间（Heslop et al. 2000）。如果一家医院有能力、有空间接收患者但却拒绝收治时，就违反了 EMTALA。如果医生或者机构违反了法规，会承担民事责任，也可能导致该机构被终止提供医疗服务。拒绝转诊所带来的负面影响值得注意（Quinn et al. 2002；Saks 2004）。

责任管理

案例（续）

　　P 女士的医疗检查是全面的，躯体情况稳定，可以收入精神科住院治疗。她承认有自杀观念，有对死亡的强迫性思维，常感到无助无望。P 女士的家人请求尽快到精神科治疗，但他们认为她不存在急性自杀自伤的风险。P 女士要求离开 PES，否认自伤的意图，自诉绝对会保证自己的安全。虽然 P 女士要求回家并否认任何自伤自杀的意图，但是你仍然感觉她急需住院治疗。你该如何处理这位患者并做好记录呢？

　　精神科临床中常有不确定性因素，特别是在 PES，精神科医生常常会面对一些控诉也是可以理解的。虽然负面结果经常导致悲剧性的痛苦和伤害，但是这样的结果并不是医疗事故。医疗事故是指由于医生的疏忽大意导致一些伤害性的错误（非犯罪性质的）。即使再优秀的诊治，也会有治疗失败的风险，PES 医生需要通过专业训练与实践为这类控诉做好准备——在疑难案例中寻求帮助，进行清晰的记录，进行充分的风险评估并安排明确的随访（Appelbaum and Gutheil 2007）。

病历记录

　　与"不伤害"要求一样，重要的是"写下来"，因为法律判决最重要的决定因素是病历记录所提供的证据。写得多不见得能够减少责任。有效的记录包括风险和获益的分析、临床决策的缘由、患者参与治疗计划的决策能力等都是最有效的（Gutheil 1980）。当我们把详细的风险 - 获益分析记录下来后，即使不良的后果证明决策是错误的，患者家属的控诉也可能被驳回。PES

医生在病历记录中应简洁明了地总结整个决策过程，而不仅仅记录最终的决策。有时，PES 医生可能认为他们被期望能读懂别人的思维或预测未来的事情以减少伤害。风险获益的决策记录在案以及患者参与治疗的能力至关重要。简单地引用患者关于治疗决策的观点，也能证明进行过知情同意的讨论（Appelbaum and Gutheil 2007）。

标准化风险评估工具的趋势

PES 的自杀和暴力风险评估趋于采用多元化的方法。传统方法包括临床访谈和临床判断，并没有强调采用一个标准的机制来考虑那些统计学上与自杀和暴力风险增加有关的因素。考虑到风险评估的复杂性以及患者的个体差异，这种方法具有局限性。虽然这个领域还在不断发展，但有证据表明正式的风险评估工具，包括提供评估模板，可以减少自杀风险（Cutcliffe and Barker 2004）。目前已开发了类似于暴力风险评估的工具（Lamberg 2007）。然而在使用这些工具之前，医生需要知道这些工具是否适合于急诊科。

后续治疗计划

对随访的适当安排和病历记录是强有力的风险预防手段。随访应当包括：适当的地方，有措施缓解持续存在的风险以免患者再次自愿或非自愿住院，也要考虑选择不同的照料水平（如暂时休息床、危机稳定床、钟点或日间治疗）。如果考虑这些方法，需要记录选择的理由。另外，治疗方法、干预措施、出院后随访安排的病历记录可以表明后续诊治的质量。详细评估后，PES 医生应该确定适当的后续治疗，如果没有推荐后续的照料，那么病历要认真记录缘由（Appelbaumand Gutheil 2007）。

管理式医疗

案例（续）

当你与 P 女士及其家人见面后，P 女士同意自愿接受精神科住院治疗。但是 P 女士的保险公司通知 PES 医生，如果医生没有经过缜密的讨论，保险公司是不同意患者在精神科住院治疗的。为了让 P 女士得到你认为有必要的治疗，该如何与审查人员沟通呢？

费用的考虑

管理式医疗对精神科产生了巨大的影响，并引起了独特的伦理问题。大多数保险公司都有精神健康管理机构，隶属于行为健康保健分公司，提供所有的精神卫生服务，往往也有物质滥用方面的服务。许多行为健康保健机构根据风险或者按人提供服务。在风险模型中，只有存在高度风险、足够证据需要这种治疗的情况下，才会批准支付临床服务的费用。在按人服务中，无论临床情况如何以及日后会不会恶化，医院或医生都要预先确定临床服务的费用（Lazarus and Sharfstein 2002）。

伦理和法律的考虑

资金安排与管理式医疗前瞻性的使用评价有关，这给医疗工作者带来了前所未有的伦理困扰。临床医生发现他们经常处在使用评价带来的利益冲突中，付款方关注成本控制，同时也需要接受外部监管。精神科医生在给患者提供诊疗时可能会遇到挑战，与医生既往的比较权威的角色身份不同，目前更强调患者的自主权和知情同意（Lazarus and Sharfstein 2002）。在管理式医疗体制下工作，临床医生了解相关的法律责任是至关重要的，特别是在面对管理式医疗组织有限的责任时（Appelbaum 1993）。

使用评价

使用评价带来许多伦理困境，往往与保密性、利益冲突和知情同意有关。该过程本身也影响医患关系。第三方审查人员向精神科医生询问患者信息时可能涉及其保密性。医院可能不清楚所要求的信息是否过分或者有无必要，因为成本控制是审查的主要原因。

精神科医生应该制定相关的原则和惯例，帮助他们在患者有限的保险服务之内没有所需的服务或没有合格的专业人员时知道如何告知患者。如果需要，可以推荐系统以外的服务以确保恰当的医疗。医生还需要告知超出保险之外的治疗选择。因为大多数保险公司有精神卫生方面的限制。此外，重要的是对于不利的管理式医疗决定要进行上诉，因为在某些情况下即使管理式医疗组织不能报销费用，也有必要在急诊科提供必需的治疗（Appelbaum 1993）。虽然 PES 医生可能试图修改报告以获得事先批准，但是诚信是医患关系的基础，不应该妥协（Lazarus and Sharfstein 2002）。精神科医生和 PES 医生有义务适应管理式医疗的约束，同时坚守其职业道德（Lazarus and Sharfstein 2002）。

临床要点

- PES 医生在临床实践中需要在法律、伦理和法规的界限内执业，并要了解这些界限。
- 精神科医生应该尽最大努力保护并尊重患者隐私。
- PES 工作人员应该确保进行了恰当的评估并且列出与非自愿住院（强制住院）要求相关的问题，避免滥用民事关禁权力。

- 确定医疗决策的能力，对能够做出医疗决定的患者，尊重其自主权；对那些没有决策能力的患者，要保护他们。
- 知情同意的组成部分包括公开、能力和自愿性。知情同意要求医生向患者公开某些信息，并允许患者对他或她的诊疗做出合理的决定。
- 在 PES，财政、制度和政策等方面的压力可能会干扰医生对患者进行评估和治疗的能力。已有立法和政策来保护患者和医疗卫生提供者免受这些压力。
- PES 医生和精神科医生为防止有关行为不当的诉讼可以做一些准备工作，如专业实践，疑难病例寻求会诊，详细的记录，使用足够的风险评估技术以及安排明确的随访。
- 精神科医生和 PES 医生通常需要平衡管理式医疗的限制与保持高道德水平之间的关系。

参考文献

Alvarez MJ, Roura P, Osés A, et al: Prevalence and clinical impact of childhood trauma in patients with severe mental disorders. J Nerv Ment Dis 199(3):156–161, 2011 21346485

Appelbaum PS: Legal liability and managed care. Am Psychol 48(3):251–257, 1993 8317777

Appelbaum PS: Clinical practice. Assessment of patients' competence to consent to treatment. N Engl J Med 357(18):1834–1840, 2007 17978292

Appelbaum PS, Gutheil TG: Clinical Handbook of Psychiatry and the Law, 4th Edition. Philadelphia, PA, Wolters Kluwer/Lippincott Williams & Wilkins, 2007

Bazemore PH, Gitlin DF, Soreff S: Treatment of psychiatric hospital patients transferred to emergency departments. Psychosomatics 46(1):65–70, 2005 15765823

Brook M, Hilty DM, Liu W, et al: Discharge against medical advice from inpatient psychiatric treatment: a literature review. Psychiatr Serv 57(8):1192–1198, 2006 16870972

Byatt N, Pinals D, Arikan R: Involuntary hospitalization of medical patients who lack decisional capacity: an unresolved issue. Psychosomatics 47(5):443–448, 2006 16959935

Christopher PP, Pinals DA, Stayton T, Sanders K, Blumberg L: Nature and utilization of civil commitment for substance abuse in the United States. J Acad Psychiatry Law (in press)

Colognori D, Esseling P, Stewart C, et al: Self-disclosure and mental health service use in socially anxious adolescents. School Ment Health 4(4):219–230, 2012 24015156

Cutcliffe JR, Barker P: The Nurses' Global Assessment of Suicide Risk (NGASR): developing a tool for clinical practice. J Psychiatr Ment Health Nurs 11(4):393–400, 2004 15255912

Gutheil TG: Paranoia and progress notes: a guide to forensically informed psychiatric recordkeeping. Hosp Community Psychiatry 31(7):479–482, 1980 7380415

Herbert PB: The duty to warn: a reconsideration and critique. J Am Acad Psychiatry Law 30(3):417–424, 2002 12380423

Heslop L, Elsom S, Parker N: Improving continuity of care across psychiatric and emergency services: combining patient data within a participatory action research framework. J Adv Nurs 31(1):135–143, 2000 10632802

Hoge SK: On being "too crazy" to sign into a mental hospital: the issue of consent to psychiatric hospitalization. Bull Am Acad Psychiatry Law 22(3):431–450, 1994 7841515

Jaffe v Redmond, 518 U.S. 1 (1996)

Knox DK, Holloman GH Jr: Use and avoidance of seclusion and restraint: consensus statement of the American Association for Emergency Psychiatry Project BETA Seclusion and Restraint Workgroup. West J Emerg Med 13(1):35–40, 2012 22461919

Lamberg L: New tools aid violence risk assessment. JAMA 298(5):499–501, 2007 17666664

Lazarus JA, Sharfstein SS: Ethics in managed care. Psychiatr Clin North Am 25(3):561–574, 2002 12232970

Lidz CW, Mulvey EP, Appelbaum PS, et al: Commitment: the consistency of clinicians and the use of legal standards. Am J Psychiatry 146(2):176–181, 1989 2912259

Lindor RA, Campbell RL, Pines JM, et al.: EMTALA and patients with psychiatric emergencies: a review of relevant case law. Ann Emerg Med 64(5):439–444, 2014 24491351

MacArthur Research Network on Mental Health and the Law: MacArthur Coercion Study executive summary. February 2001. Available at: http://macarthur.virginia.edu/coercion.html. Accessed January 5, 2015.

Mermelstein HT, Wallack JJ: Confidentiality in the age of HIPAA: a challenge for psychosomatic medicine. Psychosomatics 49(2):97–103, 2008 18354061

Munetz MR, Roth LH: Informing patients about tardive dyskinesia. Arch Gen Psychiatry 42(9):866–871, 1985 2864030

Murray B: Informed consent: what must a physician disclose to a patient? AMA Journal of Ethics (formerly Virtual Mentor) 14(7):563–566, 2012. Available at: journalofethics.ama-assn.org/2012/07/hlaw1-1207.html. Accessed April 8, 2015.

Pinals DA: Informed consent: is your patient competent to consent to treatment? Curr Psychiatry 8:33–43, 2009

Pinals DA, Mossman D: Evaluation for Civil Commitment: Best Practices in Forensic Mental Health Assessment. New York, Oxford University Press, 2012

Quinn DK, Geppert CM, Maggiore WA: The Emergency Medical Treatment and Active Labor Act of 1985 and the practice of psychiatry. Psychiatr Serv 53(10):1301–1307, 2002 12364679

Saks SJ: Call 911: psychiatry and the new Emergency Medical Treatment and Active Labor Act (EMTALA) regulations. J Psychiatry Law 32(4):483–512, 2004 16018118

Shen JJ, Cochran CR, Moseley CB: From the emergency department to the general hospital: hospital ownership and market factors in the admission of the seriously mentally ill. J Healthc Manag 53(4):268–279, discussion 279–280, 2008 18720688

Simon RI, Goetz S: Forensic issues in the psychiatric emergency department. Psychiatr Clin North Am 22(4):851–864, 1999 10623974

Tarasoff v Regents of the University of California, 118 Cal Rptr 129, 529 P2d 553 (1974)

Tarasoff v Regents of the University of California, 17 Cal. 3d 425, 131 Cal Rptr 14, 551 P2d 334 (1976)

U.S. Department of Health and Human Services: The Health Insurance Portability and Accountability Act of 1996 (HIPAA) privacy rule. Available at: http://www.hhs.gov/ocr/privacy. Accessed January 5, 2015.

Weinstock R, Bonnici D, Seroussi A, et al: No duty to warn in California: now unambiguously solely a duty to protect. J Am Acad Psychiatry Law 42(1):101–108, 2014 24618525

Williams AR, Cohen S, Ford EB: Statutory definitions of mental illness for involuntary hospitalization as related to substance use disorders. Psychiatr Serv 65(5):634–640, 2014 24430580

Zinermon v Burch Z, 494 U.S. 418 (1979)

推荐阅读

American Medical Association: Informed Consent. Available at: http://www.ama-assn.org/ama/pub/physician-resources/legal-topics/litigation-center/case-summaries-topic/informed-consent.page?. Accessed April 8, 2015.

Appelbaum PS: Clinical practice. Assessment of patients' competence to consent to treatment. N Engl J Med 357(18):1834–1840, 2007

Appelbaum PS, Gutheil TG: Clinical Handbook of Psychiatry and the Law, 4th Edition. Philadelphia, PA, Wolters Kluwer/Lippincott Williams & Wilkins, 2007

U.S. Department of Health and Human Services: The Health Insurance Portability and Accountability Act of 1996 (HIPAA) privacy rule. Available at: http://www.hhs.gov/ocr/privacy. Accessed January 5, 2015.

第13章

精神科急诊服务中对实习人员的督导

Monique James, M.D.
Erick Hung, M.D.

PES 总是在紧张、繁忙的环境中为病情严重的精神病患者提供评估和治疗。它已成为许多患者进入精神卫生系统的主要窗口，通常也是慢性精神病患者唯一的治疗场所（Allen 1996；Schuster 1995）。繁忙的 PES 对于精神健康服务的实习生来说是一个很好的地方，因为它提供了大量的了解精神病理学的机会。从 20 世纪 80 年代初开始，很多文章都关注 PES 中令人兴奋的学习机会并讨论如何优化学习经验（毕业生医学教育认证委员会 2007；美国急诊协会精神病学教育委员会 1998；美国医学协会 2002；Brasch 和 Ferencz 1999；Muhlbauer 1998）。此外，一些组织，包括美国急诊精神病学协会已经概述了急诊精神病学培训的精品课程（Brasch et al.2004）。既然有了这些精品课程，精神科的督导者和教育者必须要了解他们该如何进行督导和传授急诊精神病学。急诊精神病学让督导者既感到兴奋又感到挑战的是情况多变，多学科交叉，毫无疑问督导者也必须扮演多种角色。

研究证实，医学生的表现（对知识和技能的评估）与教师的实力直接相关（Paice et al. 2002）。优秀的教师不仅具有教学能力（即组织能力、表达能力、热情、兴趣激发能力、小组互动技能），还应具有督导技能和"医治（doctoring）"品质（即工作能力、临床知识、分析能力、专业精神）（Kilminster and Jolly 2000）。

遵循良好的督导原则不仅对患者的疗效有积极的影响（Grainger 2002；Kilminster and Jolly 2000；McKee and Black 1992；Osborn et al. 1993），而且有益于实习生的学习（Luck 2000）。当提供更多的督导时，患者的满意度会更高，产生的诊治问题就会越少，发病率和死亡率也较低。当实习生经验较少而情况较复杂时，良好的督导起到的作用更大（Kilminster and Jolly 2000）。良好的监督能减轻实习生的压力，增强他们的学习能力（Luck 2000）。实习生如果得到良好的支持，并不会介意工作时间长（Kilminster and Jolly 2000）。

医疗工作会面临许多应激源，如果不能很好地处理这些压力会导致情感衰竭和职业倦怠（Luck 2000；Willcock al. 2004）。不能应对压力的实习生更容易犯错误（Jones et al. 1988）。日益增长的压力会导致成本增加，因为实习生可能缺勤或被诉讼，因为无法为患者提供好的医疗服务（Firth-Cozens 2003）。表现不佳的原因可能源于个人、系统或督导者（Lake and Ryan 2005）。实习生认为督导机会少，缺乏督导者是他们最大的压力源之一（Paice et al. 2002）。相对于为患者提供帮助的临床医生来讲，督导的概念应更加全面（Kilminster and Jolly 2000）。需要进行规划以确保实习生始终为患者提供高质量的诊疗工作，确保在临床工作中创造更多促进个人专业技能提高的机会，并且能够具有预防问题发生的能力（Busari et al. 2005；Kilminster and Jolly 2000）。

精神科急诊的环境因以下条件而不同：①场地类型（例如，独立的社区与教学医院），②邻近医疗紧急服务，③医疗提供者的类型（例如精神科医生、其他医生、心理学家、治疗师、护士、社会工作者、技术人员）。因此，急诊精神病学督导者的作用是广泛的。如图 13-1 所示，督导者的职责包括向患者提供临床诊疗，确保每个患者获得高质量的标准化诊疗，遵守法律法规，在复杂的系统中工作和进行行政管理，以及专业示范。此外，督导、教育精神卫生专业的实习生或许是最重要的一项核心责任。

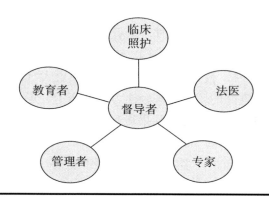

图 13-1　急诊精神科服务督导者的角色

虽然急诊精神病学督导者有很多职责，但在本章中我们主要关注督导者在 PES 中教育者的角色。为了成为一名有能力的急诊精神病学临床教育者——督导者首先应能够诊断和治疗患者，然后修正初学者的诊断和治疗，最终进行诊断和治疗督导（图 13-2）。

督导者的职责包括了解和评估学习者，然后按照学习者的水平与需求进行教授。作为教育工作者如果想提高自己，督导者必须学会自我反省，与同事合作并征求学生们的反馈。在"诊断"督导中，督导师需要评估教学中遇到的资源和不足。在"治疗"

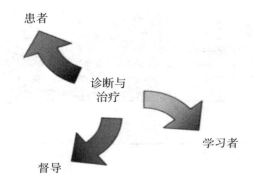

图 13-2 诊断与治疗导向

督导中，督导老师需要澄清混淆的部分，改变教学风格，解决学习中遇到的困难。

诊断和治疗患者

本书其他章节涉及急诊科有关急诊精神病学诊断和治疗的具体临床问题。在精神科急诊培训服务中，督导者的挑战是必须在学习环境中诊断和治疗患者，同时还要处理患者与实习生的需求冲突。因此，督导工作可能需要采取各种形式。图 13-3 是一种基于学习者自主性的督导形式的组织图示。

在图示的左端，当 PES 督导者提供直接的临床诊治时，学习者基本上只是跟随督导者。在这个阶段，学习是观察的过程。学习者要讨论督导者关于案例的想法，同时也要参与鉴别诊断或治疗计划的决策过程。随着学习者自主性逐渐增强，在临床面诊之后督导者可能要提问学习者对案例的印象。督导者通过摆脱自己的思维过程将注意力转到学习者对案例的印象与看法上，从而提高学习者的自主性和学习的潜力。

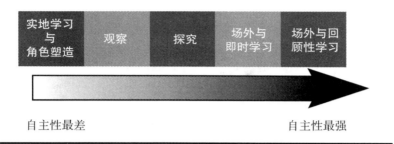

图 13-3　督导阶段

　　当督导者要求学习者参与面诊时，学习者自主性进一步增加。在这个阶段，督导者更多的是扮演一位直接观察员，允许学习者独立地进行精神检查。督导者可以在关键的教学时刻间断打断访谈过程，但是打断的次数尽可能少，以充分保证学习者的自主性。当学习者能在 PES 中独立地访谈患者并且将访谈后的印象报告给督导者时，学习者的自主性进一步提高。在这种情境下督导者在关键时刻随时给予案例点评。督导者不在学习者身边时，学习者可以直接面诊患者，进行初步评估并制订计划，然后立即与场外督导者讨论病例。在这个阶段，实时督导可以促进临床诊疗的进展，并且进一步增加了学习者的自主性。通常情况下，这个阶段可能发生在 PES 的夜班中，督导者通过电话与实习生讨论案例，并协同做出诊断和治疗计划。

　　在督导的最后阶段，监督经验与直接的临床诊治是分开的。在这个阶段，监督发生在场外，并且是回顾性的。督导可能在临床诊治的第 2 天、第 2 周甚至第 2 个月。毫无疑问，督导的最后阶段最大限度地提高了学习者的个人自主性。应该注意的是，在培训的第一年学习者并不完全是实习生或医学生。在某些情况下，学习者可能是具有多年临床经验的高级学员。同时要求学习者在同行之间进行监督咨询和自我成长。

因此，督导的阶段是广泛而复杂的。教学和有效的督导不可避免地发生在每一个阶段。然而，成功的督导并不在于督导者要处于哪个阶段，而在于督导者在具体的阶段如何选择并使用自我的督导经验。这种选择取决于几个因素，包括学习者的需求、临床思考、法医学的考虑和系统的限制（图 13-4）。在 PES 中督导者常常遇到这些因素与学习者教学需求之间的紧张关系。考虑到这种紧张关系，还需要关注学习者的教育需求，从而促进有效的督导经验，如在下一节所讨论的内容。

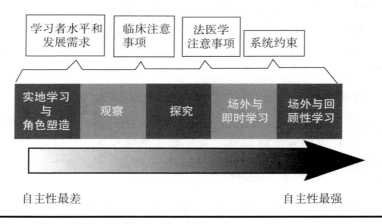

图 13-4 影响督导的系列因素

诊断和治疗学习者

对于督导者来说，诊断和治疗学习者是一种具有挑战，但令人兴奋的经验。督导者如何知道学习者是否真的从教学课程中有所学习？督导者如何评估学习者的需求？即使能够准确评估，那么督导者如何更好地指导学习者呢？有些督导者［特别是"天生的教师（natural teacher）"］可以直观地完成诊断和治疗学习者。

但对许多督导者来说，临床教学技能不是天生的。大多数督导者在自己的培训过程中经历了有效的教学方式和较差的教学方式，督导者需要敏感地了解这些方式对学员的能力和信心的影响。然而，对于督导者来说，在教学初期可能并不确定怎样才能产生有效的教学互动。幸运的是，近 20 年来，发表了很多有关医学教育的研究。易于使用的几个模型可以帮助督导者了解学习者的教育需求，根据学习者的水平教学并提供有效的反馈（Neher and Stevens 2003；Neher et al. 1992；Pangaro 1999；Wolpaw et al. 2003）。在本节中，我们重点介绍一些最有帮助的模型，在繁忙的 PES 中这些模型可提供有效的教学方法以及反馈。

RIME 模式（RIME 模型）

Pangaro（1999）最初把 RIME 模型描述为在临床环境下评估学习者的一个发展性框架，共包含不断进步、连续统一的 4 个水平，分别为：报告者、解释者、管理者和教育者。2002 年 Battistone 等人为该模型提出了另外一个导入阶段——观察员的模型。

在 PES 案例报告时，指导老师可以使用该模型来评估学习者的临床成绩。当学习者处于观察者水平时（如一年级的医学生），还没有采集病史或发现当前问题的技能。报告者水平的学习者（如二年级的医学生）将有能力真实、可靠地收集信息，撰写基本的笔记，区分正常与异常，报告他们的发现结果。解释者（如三年级的医学生）则能够报告病例，选择重要问题，提供鉴别诊断，支持或反对各种诊断。处于管理者级别的学习者（如三年级后半期的大多数医学生）将能够报告病例，提供鉴别诊断并且制订诊断和治疗计划。达到教育者水平的学生将能够做上述所有的工作，能够精确解释重要的问题，研究有关该主题的信息并教授他人。有些学生从医学院毕业时便能获得教育者水平的技能，另外一些学生在成为住院医师前可能还达不到这个水平。

RIME 模型的价值在于它提供了通用的描述性术语，这对学习者和指导老师来说是很容易接受的（Ogburn and Espey 2003）。RIME 的描述性术语是非判断性的，并且有助于督导者做出有意义的反馈。这个模型可介绍给 PES 新生中任何训练水平的学习者，并将建立一个共享的反馈词汇。

表 13-1 给出了在临床场景下使用 RIME 模型的例子，一个急性躁狂发作的年轻女性进行精神健康的评估和诊疗。随后的教育模型会使用同样的临床场景，以便各种模型进行比较和对照。

一分钟教学模式

通常情况下，学习者将患者情况汇报给指导医师后，往往会等待指导老师分析该病例并讨论患者的评估和治疗计划。但是在繁忙的急诊科，指导老师通常会在听完案例报告后，立即表达并讨论自己的想法和意见。这种做法的问题是，指导医师没有时间评估初学者的知识或技能水平。因为这种互动模式是许多教学中遇到的典型问题（Irby and Papadakis 2001；Parsell and Bligh 2001；Tiberius et al. 2002；Ullian et al. 1994），指导老师认为自己的教学方式效率很高，但并没有让学习者完全参与到学习中来。因此 1992 年 Neher 等人最先提出一分钟教学模式。此后 Neher 和 Stevens 于 2003 年进行了修改，形成了五步模式，可以帮助督导者评估并依据学习者的水平进行教学。以下是该模式的五部分或微技能模式：获得承诺，寻找支持的证据，教授一般规则，强化正确做法，以及纠正错误。

基于该模式向学习者询问一些具体的问题，指导老师可以快速了解学习者当前的知识和技能水平，根据实际需求制订教学方案，并且向学习者提供格式化的、具体的反馈。已在多个专科门诊中对该模式进行过研究，学习者和指导老师都反映使用该模式

表 13-1　RIME 模型的使用示例

RIME 水平	描述	RIME 水平的案例	指导教师的辅导
观察者	只了解正在发生的事情	"患者，女性，26 岁，被警察强制性地带到了 PES。"	"好，现在继续往下问，让患者描述她的感受。"
报告者	了解问题是"什么"	"警察陈述她半裸着身子在主街上奔跑，大叫上帝已经给她力量让她飞起来了。她感觉在世界之顶，思维奔逸、语速快、夸大观念，睡眠需求减少并目冲动性街头服用药。她否认精神病或焦虑症状。"	"非常好的记录，现在解释一下这些症状。你认为可能发生了什么？让我们提出不同的诊断。"
解释者	了解"为什么"会出现这样的问题	"基于患者症状和既往的精神病史，我认为患者是双相障碍的急性躁狂发作，继发于目前药物治疗的不依从性。其他可能诊断是分裂情感障碍、物质所致心境障碍，药物中毒或激安状态等。"	"非常好的鉴别诊断。那么接下来我们如何继续处理该案例呢？"
管理者	了解"如何"解决这个问题	"我将完成一系列基本检查，包括血锂水平测定和尿毒理学检查，还要做 MMSE。计划给予 X 类药物治疗躁狂症状。我认为有必要选择较为封闭的病房，避免与其他患者接触。"	"听起来确实是一个很好的计划，那么你为什么不使用 Y 类药物而使用 X 类药物呢？"
教育者	致力于团队的自我学习与教育	"这个案例似乎是典型的躁狂发作。根据得克萨斯州针对躁狂症状的算法，我们应该使用抗精神病药物和心境稳定剂。另外，此药物算法认为 X 类药物比 Y 类药物成本效益更高，更有效。"	"你做得非常棒！现在我将给你呈现更为复杂的案例。"

后有很大的提高，而且对他们的教学技能更有信心（Aagaard et
al. 2004；Furney et al. 2001；Irby et al. 2004；Neher and Stevens
2003；Parrot et al. 2006；Salerno et al. 2002）。

　　使用一分钟教学模式的 5 个步骤将有助于督导者更有效地评
估学习者，提供更有针对性的教学方法，创建正性强化的文化和
建设性的反馈，最终改善学习者和教师教学中遇到的问题。该模
式在繁忙的 PES 中可以轻松应用。表 13-2 是应用一分钟教学模
式的案例，患者是表 13-1 临床场景中急性躁狂发作的年轻女性。

SNAPPS 模式

　　在繁忙的急诊工作中，学习者往往不太主动向指导老师报
告患者的病史与客观结果（Wolpaw et al. 2003）。Foley 等人对教
学过程进行了直接的观察，发现学生是比较被动的，往往得到
大量低层次的、事实性的信息。指导老师很少提问学习者，也
很少会要求学习者用语言表述他们为解决问题做了怎样的努力。
SNAPPS 模式是基于对学习者认知性学习和反思性实践的基础上
进行工作的。SNAPPS 模式是一种协作的模式，用于在门诊中进
行病例汇报，因此可以很容易地被运用到急诊中。案例报告的
SNAPPS 模型包括 6 个步骤：概述、聚焦、分析、探究、计划和
选择（表 13-3 中描述了步骤和示例问题）。

　　SNAPPS 模式是一个积极的教学对话过程，能将学习者的主
动性和指导教师的促进作用很好地联系起来。该模式强调指导教
师能做什么来增强学习者的自主性，使他们能在临床实践中有更
多的贡献，而不是被动地等待指导老师来评估学习氛围。学习者
需要确定自己的学习目标。急诊中学习者驱动的教学实践强调学
习者和指导教师的角色是合作的、对话的。在这种教与学的"共
舞"中，其中一方可能是主导者，但另一方也必须了解所有的步
骤。Wolpaw 等人于 2003 年提出学习者应该成为主导者。指导老

表 13-2　一分钟教学模式案例

基本技能	描述	指导教师提问/评论	常见误区
获得承诺	听完案例报告或看完患者后提问学习者对案例有什么看法 合理性：学习者应该参与处理和解决问题的过程，而不仅是收集数据	"你认为患者正在经历着什么？" "你认为今天最需要解决的问题是什么？" "在评估期间你想完成什么？" "你认为是什么导致患者躁狂发作？" "你认为是什么问题使患者的药物依从性变差？"	过快提出你的观点 只是询问更多的数据 直接进入教学环节
寻找支持证据	要求学习者提出证据并支持其观点 合理性：要求学习者暴露自己的思考过程，以便了解他们在做什么或者他们所不了解的知识	"是哪一个重大发现使你得出这样结论？" "你还想到了什么？" "什么原因让你判断是急性躁狂发作？"	提问学习者 过早透露答案
教授一般规则	提出一或两个有关案例的教学要点 合理性：当知识点与案例相结合时，此时所教授的内容令人印象深刻，易于融会贯通	"就算我们看到的患者一样，大多数躁狂发作的患者会有这些核心症状……"	提出不支持的一个教学问题，试图讲授大多内容带有异质性的个人观点

续表

基本技能	描述	指导教师提问 / 评论	常见误区
强化正确做法	具体点评做得比较好的地方或者治疗效果好的方面。 合理性：强化学习者技能	"你的工作做得非常具体、细致，询问了患者整个晚上的睡眠情况。" "不加批判地询问患者最近的物质滥用情况，很细致。"	反馈过于笼统（如"好样的。"）
纠正错误	在适当的环境下尽快确定学习者的问题，并讨论如何改正和避免将来的错误 合理性：疏忽大意的错误很有可能重犯	"考虑到患者最近的自杀企图，我们需要从家属和治疗师那里获取更多信息，而不仅仅依赖于今天的访谈信息。"	给予批判性的反馈（如"太糟糕了，即使一个高中生也知道询问目前的自杀问题。"）

表 13-3　使用 SNAPPS 模式的案例

步骤	教师指导	学习者对案例的反应
概述	简单概述病史和发现	"患者，女性，26 岁，被警察强制性地带到了 PES。她目前的症状包括情感高涨，夸大观念，思维奔逸，语速快，睡眠需求减少，冲动性地服用街头药物。目前一直不愿意服用治疗双相障碍的药物。"
聚焦	将鉴别诊断聚焦到 2 ~ 3 个相关的可能性上	"患者的临床表现与急性躁狂发作症状一致，该发作可用以下几种可能性解释： （1）由于服药依从性差，双相障碍的病情恶化； （2）物质滥用所致情绪障碍，继发于最近的兴奋剂中毒； （3）电解质异常所致谵妄状态。"
分析	通过对比与比较各种可能性分析鉴别诊断	"我认为最大可能性是由于药物不依从导致双相障碍的病情加重。这一推断的依据是患者家属告诉我们患者已经 1 个月没有服药了。物质所致心境障碍可能性不大，因为患者否认最近使用物质情况。谵妄的可能性不大，因为患者定向力完好，并且没有电解质异常等躯体风险因素。"
探究	通过求助指导老师来询问不确定的问题或可选择的路径	"我不太确定是否相信她说最近没有物质使用情况。我曾经失误过。客观临床检查结果并没有发现患者有兴奋剂中毒的表现。" "我不知道如何与躁狂患者进行定式访谈，在访谈中我感觉患者掌控话题，我很难转移患者的话题。"
计划	为患者的精神病问题制订治疗计划	"我想从精神科门诊的患者中收集更多相关的信息，考虑到目前患者处于急性躁狂发作，我打算给她做尿液毒理学筛查和基本的化验检查。另外，我想让患者兴奋性降低到最低限度，并开始选用非典型抗精神病药物和苯二氮䓬类药物。您认为这个治疗计划怎么样？"
选择	为自我定向学习选择一个与案例相关的问题	"我完全不确定什么算法对急性躁狂治疗有效，我听说过得克萨斯算法，但是很想进一步了解它，也许我将查阅治疗的流程图并在我们下一次教学碰到这类问题中呈现给您。"

师或督导者需要训练学习者，直到他们能熟练运用这些步骤，但是应该避免主导对话。

SNAPPS 使学习者通过不断地整理自己的思路并且探索他们所不知道的问题（不是老师来询问他们知道什么）来完成大部分工作。SNAPPS 研究表明，该模式不同于传统的模式，它让学习者更加积极主动地参与并且思考问题（Wolpaw et al. 2003）。与传统的互动也不同，SNAPPS 使学习者更加积极地参与并且易于提出问题（Wolpaw et al。2003）。督导者不是提出新的问题，而是回应学习者的问题（Wolpaw et al. 2003）。

教学过程中，临床医生经常询问一些问题，目的在于阐述一些初级水平的知识。John Dewey 是 20 世纪最有影响力的教育思想家之一。他于 1933 年提出，回答教师提出的问题，并不能促进思考和问题解决，只有在试图解决于学习者而言重要的问题时才能激发其思考和解决问题的能力（Irby and Papadakis 2001）。人们往往能从未知中学到更多。因此，从询问"病因是什么"转变为询问"你不确定的是什么"，促进学习者从对简单事实的回忆转变到对问题的思考。SNAPPS 就是这样的方法。

有效反馈的技巧

提供反馈是所有督导者的必备技能，但是在临床教学中很少会教授有效反馈的技术。反馈的定义是基于直接的观察，目的在于改变或者维持某种行为，对学员的表现进行连续性评估（Aagaard et al. 2004）。文献中提出了有效反馈的几个策略：创建一个安全的反馈环境，回顾教学目标，提供表达反馈的模式，处理成绩不佳的学员（Gordon 2003）。表 13-4 总结了以下指南，可以提高督导者为学员提供有意义反馈的有效性。

表 13-4　有效反馈的 10 个小窍门

1. 首先要了解教育的目标和目的
2. 保持安全的学习环境
3. 促进相互尊重
4. 及时提供反馈
5. 提供具体的反馈
6. 每一次反馈限制在少数几个目标上
7. 以特定格式提供反馈
8. 将反馈标记为反馈
9. 限制反馈是补救行为
10. 征求反馈而不是强加反馈

1. 首先要理解教育的目标和目的　实习生在 PES 开始工作前，督导者应该简要做一个入职培训，介绍在此期间的教育目标和目的。教育的学习目标和目的通常是与服务的期望和需求重叠的，但要强调将教育目标与服务需求区分开来。为了有效地进行反馈，学习者需要了解实际的教育目标其目的是什么，因为这些是衡量培训的指标。

2. 保持安全的学习环境　为学生提供一个安全的学习环境，让他们可以收集数据以及体验初步评估患者的自主性。对于不太紧急的患者，应该鼓励学习者成为分诊前的第一个"医生"。对于较为紧急的患者（例如，需要紧急药物、隔离或约束的患者），学习者应参与更多的外围工作或处于观察者的位置；然而，一旦患者病情稳定，督导者必须确保处理好学习的问题与学习者的操作。

3. 促进相互尊重　督导者应该像尊重其他同事一样尊重学习者。任何学员能看到的反馈，非评价性的、客观的操作指标，都是有帮助的，目的是提高学员的临床技能（而不是评估学员的个人价值)。当反馈失败时，通常是因为它导致了学员的愤怒、防御或尴尬。

4. 及时提供反馈　反馈不一定仅限于专门为评估的目的而预先安排的会议。事实上最有效的反馈一般发生在日常工作中，应作为服务工作的一部分并且尽可能接近现实事件。这能使学员和督导者最大限度地记住临床和教学互动的具体内容。此外，反馈为学员提供了提高技能的机会，并向督导者证实他们的进步。当然，PES 的紧急事件对经验丰富的指导老师来说也是个挑战，会使实习生不知所措。尽管是个挑战，但是在督导者回顾有关案例进展或有关实习生在传达基本信息过程中的沟通技巧时，反馈也可以有效地"运行"。

5. 提供具体的反馈　反馈应该处理具体细节并且采用实例说明，例如实习生的组织能力、效率或勤奋水平。这些很少传达有用的信息且过于宽泛，无法作为有效的反馈。例如，说："你做得太棒了。"这样可以提高初学者的自尊心，但不会对他（她）的表现提供真正有意义的评估。

6. 每一次反馈限制在少数几个目标上　初学者进入临床后，督导者经常可以向其提供许多非常有益的反馈。然而，如果督导者提供详尽的、完整的列表，即使出于好意让其增长见识，但信息的反馈会减少。一次反馈限制在几个关键点上（通常 1 ~ 3 个点）不仅考虑到学习者恰当地消化这些信息，而且可以迫使督导者频繁地反馈学习的课程。另外，限制性反馈会激励督导者主动地确定他或她需要教授的 2 ~ 3 个重要的关键点。

7. 以特定格式提供反馈　许多教育工作者喜欢"反馈三明治"技术：①首先认可学习者所做的好的方面，②对提高的部分给出建设性的评价，③以学习者的另一个优势完成反馈。其他教育者认为，过分地强调"肯定"可能会削弱对不足的关注。无论具体的反馈格式如何，提供反馈的关键要素应该是描述性的而非判断性的。

与实习生分享的信息应该侧重于行动，而不是解释或假设意图。基于行动的数据不仅更准确，而且还会考虑到心理上的距离，如果反馈是负性的或让实习生感到不安全时，这就是关键的组成部分。主观数据也完全适用于临床技能的反馈。当主观数据作为反馈的一部分时，它应该被清楚地标记。在处理个人反应和意见时，应使用"我"的陈述。例如当督导者说："在看这个录像带时，我感觉我们在谈论患者最近的企图自杀时，你不太舒服。"实习生可能会把这种评估作为个人的反应。最好的陈述是诸如"我看见你的手颤抖，你突然改变了主题"，并允许实习生解释这种行为。

8. 将反馈标记为反馈　除非反馈被明确地标记，否则学习者将无法识别反馈，而且督导者的努力也不会被认可。督导者需要明确他们的评论对于临床实践是建设性的或有重要影响的反馈。帮助学习者理解这些评论是为了使他们进步，而不是降低他们的学习热情。

9. 限制反馈是补救行为　学习者可以矫正或改善自己的行为，督导者应该限制反馈。如果观察到的行为超出了实习生改变的能力范围，或者远超他们的发展水平，那么这些问题就不应该出现在反馈内容里。如果这些缺陷是实质性的，这意味着实习生应该改变他或她的目标，而不要作为他（她）试图达到目标的过程。指导老师如果对实习者感到失望，在提出批评前应当冷静5分钟。

10. 征求反馈而不是强加反馈　当反馈是征求意见而并非强加时，反馈起到的作用才是最明显的。首先征求学习者对他（她）自己表现的反馈，这样就传达了积极的信息，包括督导者和学习者都可能提高其沟通能力与表现能力。此外，学习者应积极参与这一过程，督导者提出开放式问题可能有助于打破沉默。如果双方就这些问题能够达成一致，那么他们可以安排何时再讨论遗留问题。

停止、保持和开始反馈的方法

向学习者提供简明、具体的反馈的有效途径是采用停止、保持、启动的方法（DeLong 2011；DeLong and DeLong 2011）。使用这种技术，督导者可以从以下 3 个类别中选择一个问题与学习者进行讨论。

停止：学习者正在做一件事情，哪些是无效的，应该停止的？

保持：学习者正在做的，并且做得很好的，应该继续保持的一件事情是什么？

开始：学习者需要在未来做的一件新的事情是什么？

督导者应该努力与学习者交流符合其目前知识和技能水平的具体要点。像"继续采集更多的病史"并非具体的反馈，因此对学习者无益。相反，诸如"继续询问之前用药的时间和服药后的副作用"的反馈则更具体，并且可以进一步讨论具体病史的采集技巧。督导者应该坚持在每个类别中只引用一个问题。否则，学习者可能变得不堪重负，很难分清主次变化。此外，使用这种方法，督导者和学习者可能更容易追踪学习者对具体反馈的整合效果。

诊断与治疗督导

督导者需要评估自己的教学技能。有时候会有一些失败的教学，这时如果没有教学评估，就会给学习者带来混乱。本节将探讨督导的关键要素，反思教学的机制，通过评估结构与教师 - 学习者的双重障碍，使不成功的教学经验转变成为好的教学。

优秀督导师的品质

一位优秀的督导师应做到如下：

- 确保督导师和实习生清楚地了解他们各自的角色和责任，特别是有关患者诊疗方面的。
- 告知实习生将进行什么样的督导（例如，留出时间观察实习生的表现）。
- 以积极的方式提供反馈。要明确地反馈不足，如果是模糊不清的，实习生可能接收不到这样的信息。
- 花时间去把实习生当成一个个体来了解，因为每个人除了医学之外还会有其他生活。了解实习生可能做什么，同时也让实习生了解督导者的生活，这可能是有益的且给人留下深刻印象的。
- 认识到某些重要的因素（例如年龄、性别、性取向、种族）可能会影响师生关系。如果其中任何一个因素发生问题且不能令人满意地解决，那么应该为实习生换其他的督导师。

另一种判断督导师是否优秀的方法是调查能使实习生快乐的因素（Firth-Cozens 2003；Jaques 2003；Jones et al. 1988；Lake and Ryan 2004a，2004b，2004c，2005；Luck 2000；Paice et al. 2002；Willcock et al. 2004）。这些因素包括：

- 获得支持，特别是在非工作时间。
- 被赋予诊治患者的职责。
- 参与到良好的团队工作中。
- 有反馈。

- 拥有支持性的学习环境。
- 获得学习的激励。
- 有一位对他（她）感兴趣的督导师。

在教学中反思

督导师只有对自己的每一次督导进行反思，自己的教学水平才能有所提高（Irby and Papadakis 2001；Wall and McAleer 2000）。督导者以简单的方式就可以做到以下几点，例如：

- 问自己："怎么回事？什么是好的？如果明天再遇到相同的问题，我做出哪些改变会更好？"督导师往往都会急急忙忙地进行下一项工作而没有及时反思，然后发现自己年复一年重复同样的事情。
- 要求学习者口头和书面反馈。询问他们哪些做得好，哪些需要改进。请他们写下来所有不清楚的地方，然后收集并阅读评论找出学习者仍然感到困扰的问题。此外，要求学习者填写评估表。
- 回顾学习者的进步。下一次要考虑他们是否记得所教的课程，以及在评估中是否表现良好。不要问："我教了什么？"而是要问："你们学到了什么？"
- 请同事观摩自己的教学，并提供结构式的反馈。

虽然看起来似乎并不可能，但是应该考虑把"及时"的教学当成是一个有计划的学习活动（Cantillon 2003；Gordon 2003；Kaufman 2003；Lake and Ryan 2004a，2004b；Morrison 2003）。PES 的督导师知道：①他们会很忙，②他们将要教学，③某些话题可能会再发生。因此，计划性对于有效的"及时"教学至关重要。通过教学反思，督导师可以完善他（她）的课程，这样以后每一次都会比上一次更好。根据经验，督导师可以就同一主题做出教学大纲（如急性躁狂），包括与诊断、管理、社会环境等相关的内容（Kaufman 2003）。然后督导师在评估患者时可以利用这些教学大纲来引导自己讲解基本的教学要点。这可以是一个 5 分钟的教学，也可以是 20 分钟的互动或 1 小时的讲座，根据情况而定。

解决不成功的教学事件：结构性问题

督导师列举了几个可能导致教学困难的因素，每个因素都可以通过个人努力来解决，可以阅读本书有关教学的章节并做一些准备工作，比如本书前两小节给出的提示和建议（见"优秀督导师的品质"和"在教学中反思"）。导致教学困难的因素包括：

- 缺少时间　导致医生时间不够的最主要的因素是，患者数量与行政工作的增加。另外一些因素还包括患者住院时间短、病情重以及适合做"教学案例"的患者较少等。这些压力在短时间内不可能得到完全解决（Spencer 2003）。
- 缺乏培训　大多数临床教育者从来没有学习过如何教学、督导或评估，不管这些实习生是学生、初级医生还是其他专业的保健人员（Gibson and Campbell 2000）。
- 评价教学　虽然大多数教育者都想尽力教好学生，但往往学员对其评价不佳，导致教学改进的动机减弱。一些临床督导者是通过羞辱和讽刺的方法教导学员，督导的效果和评估比较差，教学方式易变，不可预测，并且反馈不足（Irby 1995）。对三级医院临床服务的一个调查表明，督导和培训的效果不佳，建议所有高级医生都应参加"培训师培训"课程（Douglas et al. 2001）。

- 缺乏奖励　对教学的物质奖励和认可依然不足。为了应对这些挑战，教育者在临床教学中不仅需要知识还需要技能（Spencer 2003；Wall and McAleer 2000）。

尽管督导者做了最大努力，但仍然会有一些障碍削弱教学质量。督导者需要认识到临床教学中并非所有的"片刻"都适合教学。为了提高良好教学时间的数量、时长和频率，督导师需要考虑以下因素（Douglas et al. 2001）：

- 学习者（或督导师）是否因为其他的职责、时间的限制或疲劳、饥饿而分心？
- 学习的地点是否繁忙、嘈杂、人太多或令人不舒服？
- 什么是氛围？当学习者因不会提出问题时，是否感到不舒服，或者害怕被羞辱？
- 学习者是否有归属感？他们认为自己的意见会被重视吗？
- 患者了解病情的预期如何？他们同意参与吗？他们受到尊重了吗？

急诊科的患者可能会对他人造成威胁或不安，因此评估教学不成功的因素时，环境是否安全是一个至关重要的因素。如果没有安全的环境（如在患者的威胁行为情况下），那么恐惧会阻碍学习者的自主性，而且不可能参与并从临床中获得学习。甚至需要具体的指导来确保安全，以便知道即使面对危险的情境依然能保证安全。

解决不成功的教学事件：双方的问题

如果环境合适，教师也适合这个教学位置，但教育干预仍然失败，那可能是教师和学习者的关系所致。为解决这种可能性，教师应该意识到两个关键的理论概念：①师生之间的心理距离；②基本的成人学习理论。

师生关系对教与学的质量有深远的影响，人际因素在教学效果中占了将近一半（Tiberius et al. 2002）。师生之间积极的人际关系能够提高教学质量（Deci et al. 1991）。一些概念如心理大小（psychological size）和心理距离（psychological distance）对理解人际中哪些方面会带来成功的学习氛围至关重要（Vaughn and Baker 2004）。心理大小被定义为一个人与另一个人关系的感知状态（例如，实习生和教师之间的差异）。心理距离是指一段关系中积极情绪与消极情绪的关联程度。2004 年，Vaughn 和 Baker 在 45 对参加纵向的连续培训的儿科指导医师和住院医师中对这些概念进行了研究，发现指导医师和住院医师双方都认为住院医师的心理大小更小，也感知到更大的心理距离。这种距离与他们对特定指导医生的满意程度以及对指导效果的感知呈显著相关。如果教师能够运用具体的策略来强化师生关系（即减少关系中的心理大小差异和心理距离），就可以从总体上促进学习过程，并同时增加学习者的自我意识、专业和个人胜任力。可以考虑的一些具体策略包括相互之间称呼名字，分享自己当实习生的经历，恰当的自我表露，以及花时间了解实习生的爱好或其他专业和个人责任。

PES 的实习生都是想要学习的成年人了。如果学习没有进展，督导师应该考虑自己的教学风格和实习生的学习风格是否一致，以及临床环境是否有利于学习。成年人都喜欢学有所获。成年人的学习原则不是循证的，而是应该被视为关于"学习的假设模型"（Deci et al. 1991；Kaufman 2003；Newman and Peile 2002）。在优化学习氛围时需要考虑的问题见表 13-5。

表 13-5　优化学习氛围问题

种类	具体问题
个人动机	实习生有兴趣或渴望学习（内部动机），还是只想通过考试（外部动机）？
有意义的主题	主题与实习生目前工作或未来计划有关吗？有没有澄清主题为什么如此重要？
以经验为中心	学习内容是否与实习生正在做的工作相关？学习内容是否与患者的治疗相关？
适当的知识水平	学习内容是否符合实习生培训阶段的知识水平？
清晰的目标	你是否清楚地表达预期的目标，使每个人都知道学习的方向？
积极参与定期反馈	实习生有机会积极参与学习过程，对结果和过程有影响吗？实习生知道自己在做什么吗？你告诉过他们哪些地方做得非常好（积极评价）或者哪些地方需要改进吗？
定期反思	你给学员留出时间并鼓励他们对主题和自我的表现进行反思了吗（自我评估）？教学思路由你想要教什么转变为实习生想要学什么（例如：问问他们还有哪些不明白的地方），从而以教师为中心转变为以学习者为中心

　　作为教育工作者，PES 的督导师需要灵活适应学习者和环境。学习是整合新旧信息、创造新知识的过程，是一个挑战学习者既往知识的积极过程（Peyton 1998；Vaughn and Baker 2001）。每一个学习者随着进步会发生一些转变，从依赖（学习者需要大量输入和指导）到感兴趣（学习者需要一些引导）再到自我导向（学习者对自己的学习负责）。督导师的教学风格需要考虑学员的既往知识以及所处的学习阶段（Hutchinson 2003；Parsell and Bligh 2001；Vaughn and Baker 2001）。

　　期待一个纠结的实习生能明确他（她）的需求，或给一个经验丰富的实习生做一个小型讲座，这样会使双方都感到沮丧。然而，一定程度上的不匹配，对学习者来说是一种挑战，也可能是一件好事情。将教学风格从权威型（告诉学生要学习什么）转变为自住型（让学习者自己决定他们需要了解什么），能减轻督导师的工作负荷，也能使教学和学习更加有趣。此外，学习者喜欢在不同时间运用不同的学习方式，有时一个教学演讲就足够了。关键是我们需要将教学目标定位在"学习边界"，无论在什么情况下，对每一个学习者的特定时刻都可能如此。图 13-5 提供了一个框架以使教师风格与特定学生学习阶段的不匹配最小化，使教学过程达到最佳。

		教学风格		
		权威型	激励/促进型	授权型
学习者所处阶段	依赖型学习	匹配	轻度不匹配	重度不匹配
	兴趣型学习	轻度不匹配	匹配	轻度不匹配
	自我引导学习	重度不匹配	轻度不匹配	匹配

图 13-5 学习者阶段与教学风格的匹配

结论

PES 为实习生提供了大量接触患者、快速制定临床决策以及参与治疗策略实施的机会。虽然急诊精神科的督导者在 PES 中担任许多角色，但教育工作者的角色在任何教学服务中都是至关重要的。在本章中，我们讨论了成为优秀督导者的 3 个组成部分：了解如何诊断和治疗患者、学习者、督导本身。我们概述了 3 个部分，介绍了相关策略，使督导师将能够成为实习生有效的、有意义的、有影响力的教育工作者。优秀的教学不仅能满足急诊科的临床工作，而且对于未来精神卫生工作者的培训也是必不可少的。

临床要点

- 一个有效的教育工作者应该在督导框架下诊治患者，并匹配临床需求和学习者的需要。
- 有效的教学包括了解和评估学习者，并针对学习者的水平教授他（她）。
- RIME 模型有益于评估学习者的临床成绩水平。
- 有效的教育工作者需要在教学前、中和后期对自己每次教学中遇到的问题进行积极反思。
- 在评估教学冲突时，教育者应该澄清疑难部分，调整教学风格，处理教学过程中的紧张气氛。
- 一分钟教学模式和 SNAPPS 模式是高效和有效的教学模式。
- 为学习者提供有效的反馈是很重要的教学技巧，应该应用一种及时性、具体化、限制性、行为导向性以及学习者自发的方式。

参考文献

Aagaard E, Teherani A, Irby DM: Effectiveness of the one-minute preceptor model for diagnosing the patient and the learner: proof of concept. Acad Med 79(1):42–49, 2004 14690996

Accreditation Council for Graduate Medical Education: Common program requirements: general competencies. February 13, 2007. Available at: https://www.acgme.org/acgmeweb/Portals/0/PFAssets/ProgramRequirements/CPRs2013.pdf. Accessed May 25, 2015.

Allen MH: Definitive treatment in the psychiatric emergency service. Psychiatr Q 67(4):247–262, 1996 8938826

American Association for Emergency Psychiatry Education Committee: A model curriculum for psychiatric resident education in emergency psychiatry. Emergency Psychiatry 4:18–19, 1998

American Medical Association: Graduate Medical Education Directory, 2001–2002. Chicago, IL, American Medical Association, 2002, p 317

Battistone MJ, Milne C, Sande MA, et al: The feasibility and acceptability of implementing formal evaluation sessions and using descriptive vocabulary to assess student performance on a clinical clerkship. Teach Learn Med 14(1):5–10, 2002 11865750

Brasch JS, Ferencz JC: Training issues in emergency psychiatry. Psychiatr Clin North Am 22(4):941–954, x, 1999 10623980

Brasch J, Glick RL, Cobb TG, et al: Residency training in emergency psychiatry: a model curriculum developed by the education committee of the American Association for Emergency Psychiatry. Acad Psychiatry 28(2):95–103, 2004 15298860

Busari JO, Weggelaar NM, Knottnerus AC, et al: How medical residents perceive the quality of supervision provided by attending doctors in the clinical setting. Med Educ 39(7):696–703, 2005 15960790

Cantillon P: Teaching large groups. BMJ 326(7386):437–440, 2003 12595386

Deci E, Vallerand R, Pelletier L, et al: Motivation and education: the self-determination perspective. Educ Psychol 26:325–346, 1991

DeLong T: Flying Without a Net: Turn Fear of Change Into Fuel for Success. Chapter 11: Second Captain First Choose. Boston, MA, Harvard Business Review Press, 2011, pp 199–201

DeLong TJ, DeLong S: The paradox of excellence. Harv Bus Rev 89(6):119–123, 139, 2011 21714389

Douglas N, Robinson J, Fahy K: Inquiry into the obstetric and gynaecological services at King Edward Memorial Hospital 1990–2000. Perth, Australia, Department of Health, Government of Western Australia, 2001

Firth-Cozens J: Doctors, their wellbeing, and their stress. BMJ 326(7391):670–671, 2003 12663377

Foley R, Smilansky J, Yonke A: Teacher-student interaction in a medical clerkship. J Med Educ 54(8):622–626, 1979 469911

Furney SL, Orsini AN, Orsetti KE, et al: Teaching the one-minute preceptor. A randomized controlled trial. J Gen Intern Med 16(9):620–624, 2001 11556943

Gibson DR, Campbell RM: Promoting effective teaching and learning: hospital consultants identify their needs. Med Educ 34(2):126–130, 2000 10652065

Gordon J: ABC of learning and teaching in medicine: one to one teaching and feedback. BMJ 326(7388):543–545, 2003 12623919

Grainger C: Mentoring: supporting doctors at work and play (Career Focus). BMJ Classified 324:s203, 2002

Hutchinson L: Educational environment. BMJ 326(7393):810–812, 2003 12689981

Irby DM: Teaching and learning in ambulatory care settings: a thematic review of the literature. Acad Med 70(10):898–931, 1995 7575922

Irby DM, Papadakis M: Does good clinical teaching really make a difference? Am J Med 110(3):231–232, 2001 11182114

Irby DM, Aagaard E, Teherani A: Teaching points identified by preceptors observing one-minute preceptor and traditional preceptor encounters. Acad Med 79(1):50–55, 2004 14690997

Jaques D: Teaching small groups. BMJ 326(7387):492–494, 2003 12609949

Jones JW, Barge BN, Steffy BD, et al: Stress and medical malpractice: organizational risk assessment and intervention. J Appl Psychol 73(4):727–735, 1988 3209582

Kaufman DM: Applying educational theory in practice. BMJ 326(7382):213–216, 2003 12543841

Kilminster SM, Jolly BC: Effective supervision in clinical practice settings: a literature review. Med Educ 34(10):827–840, 2000 11012933

Lake FR, Ryan G: Teaching on the run tips 2: educational guides for teaching in a clinical setting. Med J Aust 180(10):527–528, 2004a 15139832

Lake FR, Ryan G: Teaching on the run tips 3: planning a teaching episode. Med J Aust 180(12):643–644, 2004b 15200365

Lake FR, Ryan G: Teaching on the run tips 4: teaching with patients. Med J Aust 181(3):158–159, 2004c 15287835

Lake FR, Ryan G: Teaching on the run tips 11: the junior doctor in difficulty. Med J Aust 183(9):475–476, 2005 16274350

Luck C: Reducing stress among junior doctors (Career Focus). BMJ 321(7268):S2–S7268, 2000 11053204

McKee M, Black N: Does the current use of junior doctors in the United Kingdom affect the quality of medical care? Soc Sci Med 34(5):549–558, 1992 1604361

Morrison J: ABC of learning and teaching in medicine: evaluation. BMJ 326(7385):385–387, 2003 12586676

Muhlbauer HG: Teaching trainees in turbulent settings: a practical guide. Emergency Psychiatry 4:28–30, 1998

Neher JO, Stevens NG: The one-minute preceptor: shaping the teaching conversation. Fam Med 35(6):391–393, 2003 12817861

Neher JO, Gordon KC, Meyer B, et al: A five-step "microskills" model of clinical teaching. J Am Board Fam Pract 5(4):419–424, 1992 1496899

Newman P, Peile E: Valuing learners' experience and supporting further growth: educational models to help experienced adult learners in medicine. BMJ 325(7357): 200–202, 2002 12142310

Ogburn T, Espey E: The R-I-M-E method for evaluation of medical students on an obstetrics and gynecology clerkship. Am J Obstet Gynecol 189(3):666–669, 2003 14526289

Osborn LM, Sargent JR, Williams SD: Effects of time-in-clinic, clinic setting, and faculty supervision on the continuity clinic experience. Pediatrics 91(6):1089–1093, 1993 8502507

Paice E, Rutter H, Wetherell M, et al: Stressful incidents, stress and coping strategies in the pre-registration house officer year. Med Educ 36(1):56–65, 2002 11849525

Pangaro L: A new vocabulary and other innovations for improving descriptive in-training evaluations. Acad Med 74(11):1203–1207, 1999 10587681

Parrot S, Dobbie A, Chumley H, et al: Evidence-based office teaching—the five-step microskills model of clinical teaching. Fam Med 38(3):164–167, 2006 16518731

Parsell G, Bligh J: Recent perspectives on clinical teaching. Med Educ 35(4):409–414, 2001 11319008

Peyton JWR: The learning cycle, in Teaching and Learning in Medical Practice. Edited by Peyton JWR. Rickmansworth, UK, Manticore Europe, 1998, pp 13–19

Salerno SM, O'Malley PG, Pangaro LN, et al: Faculty development seminars based on the one-minute preceptor improve feedback in the ambulatory setting. J Gen Intern Med 17(10):779–787, 2002 12390554

Schuster JM: Frustration or opportunity? The impact of managed care on emergency psychiatry. New Dir Ment Health Serv 67(67):101–108, 1995 7476804

Spencer J: Learning and teaching in the clinical environment. BMJ 326(7389):591–594, 2003 12637408

Tiberius RG, Sinai J, Flak EA: The role of teacher-learner relationships in medical education, in International Handbook of Research in Medical Education. Edited by Norman GR, van der Vleuten CPM, Newble DI. Dordrecht, The Netherlands, Kluwer Academic, 2002, pp 463–497

Ullian JA, Bland CJ, Simpson DE: An alternative approach to defining the role of the clinical teacher. Acad Med 69(10):832–838, 1994 7916801

Vaughn L, Baker R: Teaching in the medical setting: balancing teaching styles, learning styles and teaching methods. Med Teach 23(6):610–612, 2001 12098485

Vaughn LM, Baker RC: Psychological size and distance: emphasizing the interpersonal relationship as a pathway to optimal teaching and learning conditions. Med Educ 38(10):1053–1060, 2004 15461650

Wall D, McAleer S: Teaching the consultant teachers: identifying the core content. Med Educ 34(2):131–138, 2000 10652066

Willcock SM, Daly MG, Tennant CC, et al: Burnout and psychiatric morbidity in new medical graduates. Med J Aust 181(7):357–360, 2004 15462649

Wolpaw TM, Wolpaw DR, Papp KK: SNAPPS: a learner-centered model for outpatient education. Acad Med 78(9):893–898, 2003 14507619

推荐阅读

Neher JO, Gordon KC, Meyer B, et al: A five-step "microskills" model of clinical teaching. J Am Board Fam Pract 5(4):419–424, 1992

Pangaro L: A new vocabulary and other innovations for improving descriptive in-training educations. Acad Med 74(11):1203–1207, 1999

Wolpaw TM, Wolpaw DR, Papp KK: SNAPPS: a learner centered approach for outpatient education. Acad Med 78(9):893–898, 2003